不安食品
見極めガイド

食べるなら、どっち!?

渡辺 雄二
Yuji Watanabe

sanctuary books

はじめに

コンビニやスーパーなどには子どもたちが大好きなお菓子や清涼飲料、カップラーメン、ソーセージ、プリン、ゼリーなどがズラッと並んでいます。しかし、子どもたちの体にとって良いものがどれだけあるのかというと、はなはだ疑問です。子どもは大人と違って成長過程にあり、体も脳も発達し続けています。それだけ食品からとる栄養素が大切であり、タンパク質や脂肪、炭水化物、ビタミン、ミネラル、食物繊維などをバランス良くとる必要があります。しかし、市販の食品がそれらを考慮して製造されているといえるでしょうか？　糖分や脂肪、塩分などを過剰にふくむ製品が多く、子どもたちの肥満や高血糖、高血圧などの原因となっています。

また、安全性の疑わしい食品添加物が安易に使われた製品がとても多いのです。強烈なにおいの香料が添加されたグミやガム、赤や黄色の合成着色料で色付けされたソーセージや漬け物、カラメル色素で茶色く色付けされたカップ焼そばやレトルトカレーなどなど。とても子どものことを考えているとは思えない製品ばかりです。さらに最近では、肥満の子どもが増えているためか、安全性の疑わしいゼロカロリーの合成甘味料がお菓子や飲料などにやたらと使われています。原材料に「スクラロース」、あるいは「アセスルファムK（カリウム）」と書かれているのを見たことがあると思いますが、それらがそうです。

添加物は、食品を加工しやすくする、色やにおいを付ける、保存性を高めるなど、業者にとってはとても便利なものです。しかし、消費者にとってほとんどメリットはありません。それどころか、発がんの危険性を高めたり、臓器の機能や免疫力などを低下させる可能性のあるものが少なくありません。また、口内や胃腸の粘膜を刺激して、不快な症状をもたらすものもたくさんあるのです。

添加物には、石油製品などから化学的に合成された合成添加物と、自然界にある植物、海藻、昆虫、細菌などから抽出された天然添加物とがあります。とくに問題なのは合成添加物で、それは次の2種類に大別されます。

① 自然界にまったく存在しない化学合成物質
② 自然界に存在する成分をまねて、化学的に合成されたもの

このうちとりわけ問題なのは、①に当てはまる添加物です。これらは、実は人間にどの

ような影響をもたらすかはほとんどわかっていません。なぜなら、人間で安全性が調べられているわけではないからです。ネズミなどを使って動物実験が行われ、「害をもたらさないだろう」という推定のもとで、食品に使用が認められているにすぎないのです。しかし、体の構造が複雑でデリケートな人間と動物とでは当然違いがあり、人間に悪影響をおよぼす可能性は否定できないのです。そもそも、これらの化学合成物質は未知な部分がひじょうに多く、人間の体内でどのような作用を示すかも、また未知なのです。したがって、本来なら誰もが口にする食品に混ぜるべきではないのです。ところが、実際にはアセスルファムKやスクラロースのほか、合成着色料の赤色102号、黄色4号、黄色5号、青色1号など、①に該当《がいとう》するものが数多く使われているのです。

ちなみに、②に当てはまる添加物は、ビタミンA、B_1、B_2、C、Eなどのビタミン類、クエン酸、リンゴ酸などの酸、L-グルタミン酸ナトリウムなどのアミノ酸類など、もともと食品にふくまれている成分が多いため、比較的安心できるものが多くなっています。ただし、一度に大量にとったり、数多くのものをとったりすると、顔や腕などに灼熱感《しゃくねつかん》を覚えたり、あるいは胃がもたれる、重くなる、張る、痛むなどの胃部不快感をもたらすことがあるので、注意が必要です。

①に該当するものでとくに問題なのは、スクラロースとアセスルファムKです。これらは、スナック菓子やスポーツドリンク、炭酸飲料など実に多くの製品に使われていますが、人間の体の中で代謝されません。つまり、砂糖などと違って、分解されてエネルギーとして使われることがないのです。だから、ゼロカロリーなのです。

もしプラスチックが食品に混ぜられていたら、みなさんは「食べたくない」と思うでしょう。プラスチックは、いうまでもなく食べ物ではありません。体内に入った場合、代謝されることはなく、何もプラスになることはありません。ところが、スクラロースとアセスルファムKもプラスチックと同じようなものなのです。それは体内に入っても、同様に代謝されません。そして、腸から吸収されて血液中に入って、体中をグルグル巡ります。その結果、肝臓や腎臓にダメージを与えたり、さらに細胞の遺伝子に影響することが心配されます。厚生労働省は、スクラロースとアセスルファムKについて、安全性に問題はないということで認可しましたが、動物でしか調べていないので、実際に、人間に安全なのかはわかっていないのです。

しかも、動物実験で得られた毒性データが軽視された面があります。実験では、肝臓にダメージを与えたり、免疫力を低下させるなどが示唆されました。しかし、それらのデータは軽視され、結局、認可されてしまったのです。ですから、これらを摂取するのは止めた方がいいのです。とくに成長期にあるお子さんは。

本書の見方

本書では、**日頃子どもがよく口にする代表的な製品**をとり上げ、食べる（飲む）なら、どちらが適しているか、という判断をしています。**「こっちは、ダメ」**は、危険性の高い添加物をふくむ、あるいはあまりにも多くの添加物が使われているため胃や腸などに悪影響をおよぼす可能性のあるものです。ただし、一部これらに当てはまらないものでも、消費者をあざむくような製品、あるいは塩分が多かったり、刺激性の強い香料が使われている製品なども**「こっちは、ダメ」**と判断しているケースがあります。

一方、**「食べる（飲む）なら、こっち」**は、**「こっちは、ダメ」**とは逆で、基本的には添加物を使っていない、あるいは安全性の高い添加物を1〜3品目程度使っている製品です。ただし、**実際にはそうした製品は少ないので、危険性の高い添加物が使われておらず、子どもが食べてもそれほど悪影響がないと考えられるもの**も、**「食べる（飲む）なら、こっち」**という判断をしています。なお、コーラについては、**どの製品も子どもに飲ませてはいけな**

いのですが、最近では合成甘味料を使った製品が多く、それよりは少しはましということで、通常のコーラをあえて**「飲むなら、こっち」**としていますので、ご注意ください。

また、本書で使われているマークは次のような意味です。

「これもダメ！」……**「こっちは、ダメ」**と同様に危険性の高い添加物をふくむ、あるいは添加物が多すぎるため胃や腸などに悪影響をおよぼす可能性のある製品

「食べない（飲まない）方が安心！」……危険性の高い添加物が使われているわけではないが、刺激的な香料が使われているなど、食べない方がよいと判断されるもの。または、カラメル色素（全部で4種類あるが、そのうちの2種類には発がん性物質がふくまれている）をふくむ製品

「ギリギリOK！」……添加物が複数ふくまれているが、危険性の高い添加物が使われておらず、子どもが食べてもそれほど悪影響が現われないと考えられるもの

「これもOK！」……添加物をふくんでいない、あるいは安全性の高い添加物を1～3品目程度使っているもの

以上ですが、本書では具体的な製品名をあげて「食べるなら、どっち!?」の判定を行なっていますので、買い物の際にぜひ参考にしていただければと思います。

食べるならどっち!?

目次
CONTENTS

飲み物

主食

加工食品・調味料

スナック菓子

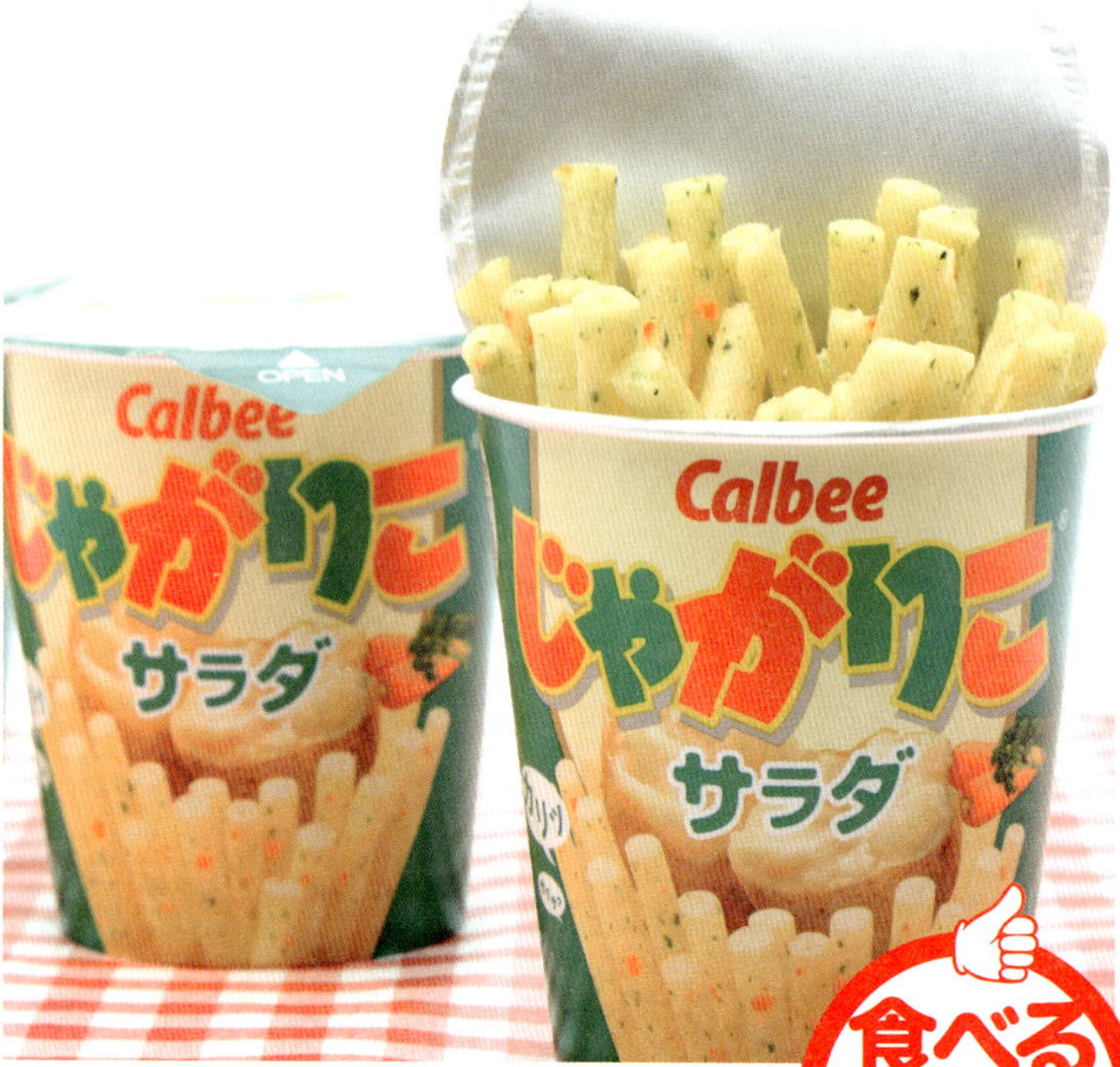

食べるなら、こっち

じゃがりこ サラダ

（カルビー）

じゃがいも（遺伝子組換えでない）、植物油、脱脂粉乳、食塩、にんじん、水あめ、デキストリン、パセリ、香辛料、砂糖、乳化剤（大豆を含む）、カゼインNa、調味料（アミノ酸等）、酸化防止剤（V.C、V.E）、香料

糊料として使われる。添加物として微量使われる分には問題なし

危険性のある香料も中にはあるが、添加量が通常0.01％以下と少なく、また使用される品目数が多いため、一括名（用途を表わす用途名とほぼ同じ）表示が認められている

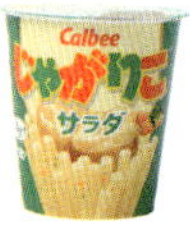

香料として何を使っているのかわからない点が不安だが、香りは穏やか。なお、調味料（アミノ酸等）が入っているので、食べすぎに注意。

食べ出したらとまらないおいしさ。
でも、食べすぎには注意が必要

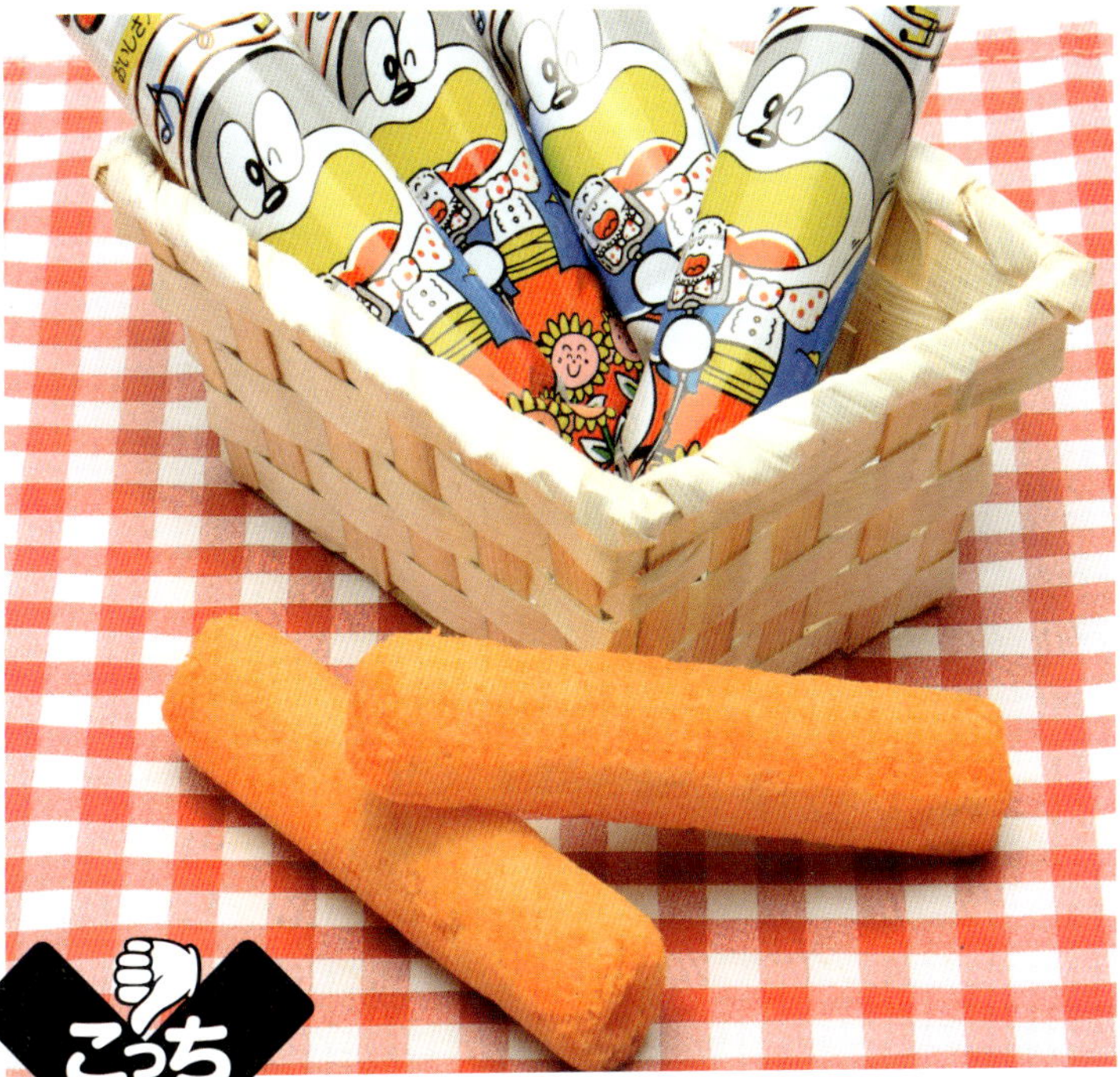

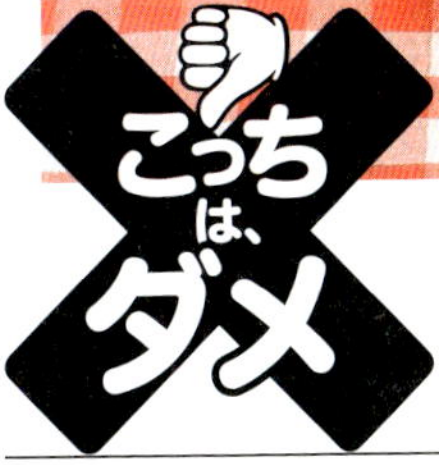

うまい棒 チーズ味

（リスカ）

合成甘味料のスクラロースが使われているが、これは免疫などのシステムを乱すおそれがある。そのため、食べてはいけない。

コーン、植物油脂、チーズパウダー、乳糖、クリーミングパウダー、乳製品、パン粉、砂糖、食塩、香辛料、調味料（アミノ酸等）、香料、パプリカ色素、甘味料（スクラロース）、pH 調整剤、乳化剤（大豆由来）、ターメリック色素、（原材料の一部に小麦を含む）

非常に分解されにくい化学物質なので、人間の体内にとりこまれた際、全身に回って、免疫などのシステムを乱す心配あり

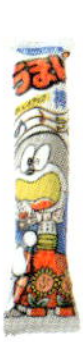

スナック菓子

スナック菓子は、ポテトチップスと並んで子どもたちが大好きなお菓子です。それは、L-グルタミン酸Naをメインとした調味料（アミノ酸等）が添加されているので、それが舌を刺激し、その味が脳にインプットされるからでしょう。一度インプットされれば、また「食べたい」ということになります。ただし、L-グルタミン酸Naの場合、一度に大量にとると、人によっては、顔や肩、腕などに灼熱感《しゃくねつかん》を感じたり、動悸《どうき》を覚えることもあるので、食べすぎには注意が必要です。

【じゃがりこ サラダ】に使われているカゼインNaは、牛乳にふくまれるたんぱく質のカゼインとNa（ナトリウム）を結合させたもので、糊料《こりょう》として使われています。動物に一定量を投与すると、中毒を起こしますが、それはNaが原因であると考えられ、添加物として

ベビースターラーメン チキン

（おやつカンパニー）

ギリギリOK!

めんを油で揚げると、その油の酸化によって有害な過酸化脂質ができてしまう。これは油の宿命。また、調味料（アミノ酸等）も使われている。

小麦粉、植物油脂、しょうゆ、砂糖、食塩、チキンエキス、たんぱく加水分解物、ミート調味エキス、ミート調味パウダー、酵母エキスパウダー、加工でんぷん、調味料（アミノ酸等）、酸化防止剤（ビタミンE）、（原材料の一部に豚肉、ゼラチンを含む）

微量使われている分には、問題はないでしょう。乳化剤《にゅうかざい》は大豆由来のレシチンが使われているので、安全性は高いといえます。

【うまい棒 チーズ味】は、1本10円という低価格のため人気がありますが、安全性の疑わしい合成甘味料のスクラロースが使われているので、食べない方がいいでしょう。

【ベビースターラーメン チキン】の添加物というと、原材料名にある加工でんぷん以降なので、比較的少ないといえます。ただし、私は何度もこの製品を食べたことがあるのですが、どうも胃がもたれたり、刺激をうけたりします。おそらく油で揚げてあるので、油が酸化して有害な過酸化脂質《かさんかししつ》ができているためだと考えられます。酸化防止剤のビタミンEを使って酸化を防いでいますが、十分ではないので、どうしても過酸化脂質ができてしまうのでしょう。

【とんがりコーン 焼とうもろこし】には、カラメル色素が使われています。4種類のカラメル色素のうち、どれなのか表示されていないので、不安が残ります。

とんがりコーン 焼とうもろこし

（ハウス食品）

食べない方が安心！

何よりもカラメル色素が使われている点によって、食べない方が安心。4種類あるカラメル色素のうち2種類には発がん性物質がふくまれている。

コーングリッツ、植物油脂、砂糖、焼とうもろこし風味シーズニング、しょう油加工品、食塩、スイートコーンシーズニング、たん白加水分解物、調味料（無機塩等）、重曹、カラメル色素、香料、酸化防止剤（ビタミンE）、（原材料の一部に乳成分、小麦、鶏肉、豚肉を含む）

ポテトチップスしお・のりしお味

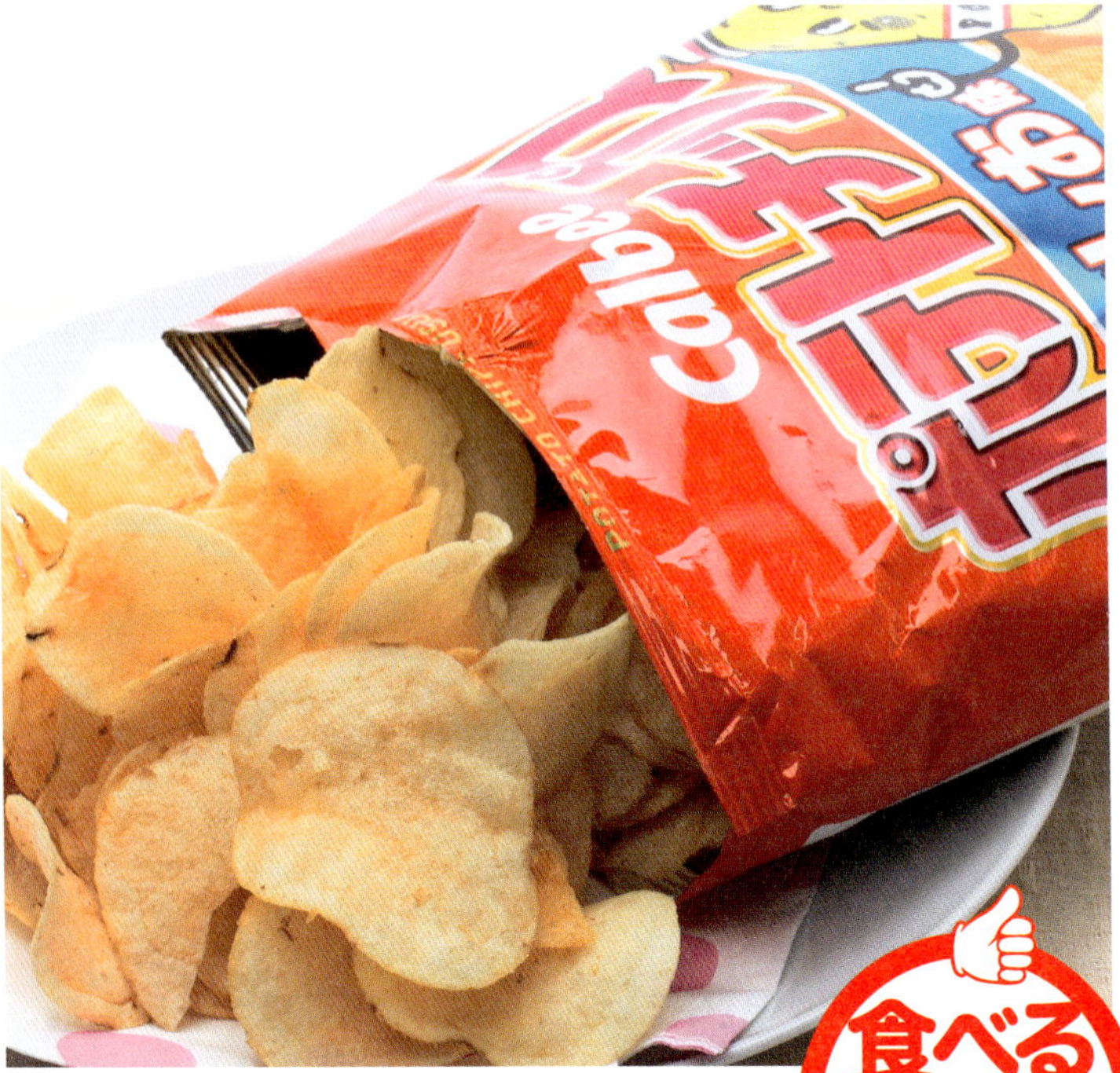

食べるならこっち

カルビー ポテトチップス うすしお味（カルビー）

じゃがいも（遺伝子組換えでない）、植物油、食塩（石垣の塩60％使用）、こんぶエキスパウダー、デキストリン、調味料（アミノ酸等）

アミノ酸等：一度に多くとると、人によっては、顔や肩、腕などに灼熱感を覚えたり、動悸を感じることがある

デキストリン：ぶどう糖がいくつも結合したもので、デンプンを分解して作られている。食品に分類され、その由来からも危険性はなし

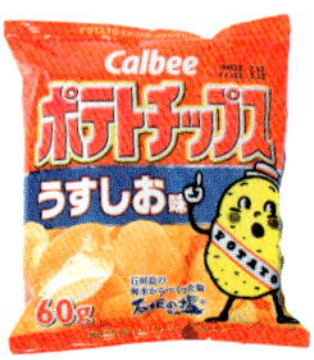

どれも食べすぎに注意すれば危険性は低い。その中で、強いて、塩分やカロリーの量、心配な添加物の有無で判断すると、食べるならこっち。

食塩・脂肪・カロリーのことを考えて食べる量には気をつけて

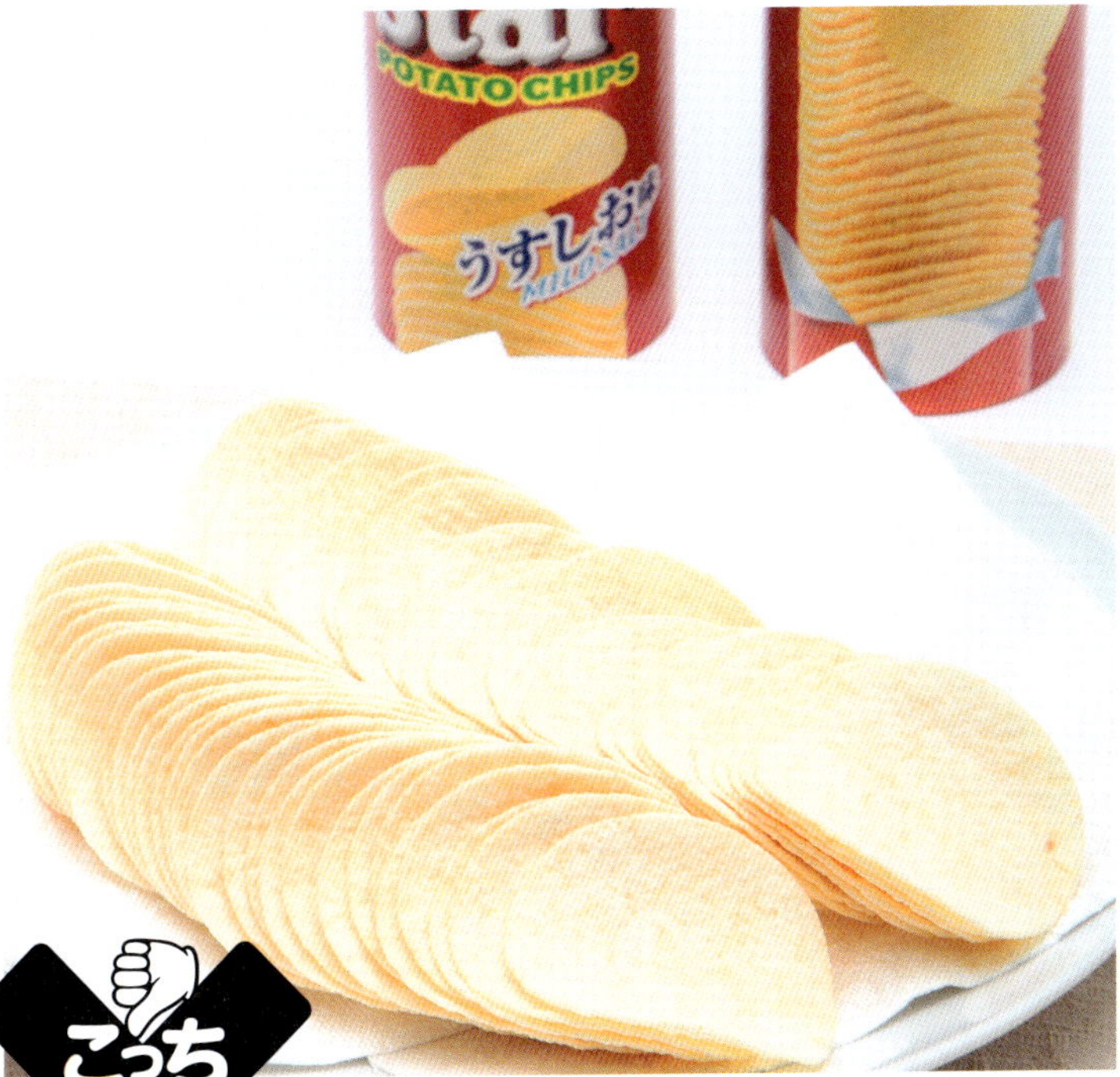

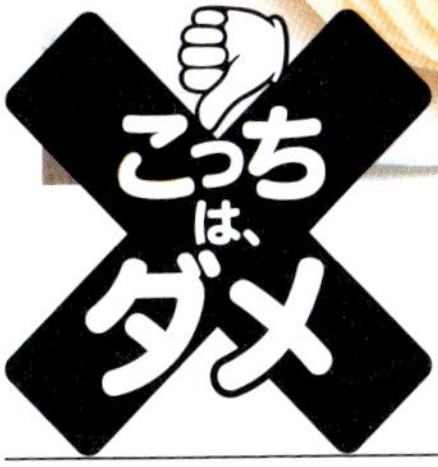

チップスター うすしお味

(ヤマザキナビスコ)

塩分やカロリーの量、乳化剤の使用によって、強いていうなら、こちらはダメ。乳化剤は、具体的に何を使っているかわからず不安が残る。

ポテトフレーク、植物油脂、食塩、乳化剤、調味料(アミノ酸)

水と油など混ざりにくい液体を混ざりやすくする乳化剤。合成のものが9品目あり、そのうちの4品目は安全性が高いが、そのほかは問題あり。しかし、一括名表示が認められていて、どれを使っているかわからない点が不安

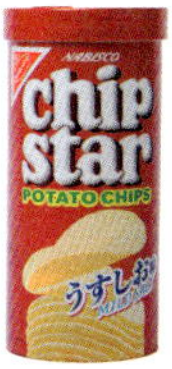

ポテトチップス しお・のりしお味

「ポテトチップは体に良くない」と思っている人が多いでしょう。それは、塩分が多く、また脂肪やカロリーも多いからです。塩分の観点から製品を並べると、次のような順番になります。カルビーの【うすしお味】は1袋60g入りでナトリウムは0・237g（食塩相当量0・6g）、カルビーの【のりしお】は1袋60g入りで0・284g（同0・72g）、湖池屋の【のり塩】は1袋66gで0・315g（同0・8g）、【チップスター うすしお味】は1本115g入りで0・339（同0・86g）です。

食塩は、ご存知のように体にとって不可欠な成分ですが、とりすぎると、高血圧の原因になります。また、胃の粘膜を保護している粘液を溶かしてしまうので、多くとると、胃が荒れてしまいます。

次にカロリーですが、1g当たりについてはいずれの製品も

カルビー ポテトチップス のりしお

(カルビー)

ギリギリOK!

塩分やカロリー、調味料（アミノ酸等）の観点から、食べすぎないように注意すること。

じゃがいも（遺伝子組換えでない）、パーム油、米油、食塩、青のり、唐辛子、ごま油、調味料（アミノ酸等）

5kcal前後です。通常ポテトチップスを食べはじめると止まらなくなって（それがポテトチップスの魔性的なところ）、1袋、または1本を1日で食べてしまうことが多いでしょう。ですから、その点を考慮すると、やはりカルビーの【うすしお味】【のりしお】、湖池屋の【のり塩】、ヤマザキナビスコの【チップスター うすしお味】の順番になります。なお、【チップスター】の場合は、1本が50gの製品もあり、それについてはこの限りではありません。

どれも揚げ油を使っているので、脂肪が酸化してできる過酸化脂質《かさんかししつ》がふくまれています。これは有害性があり、多くふくまれると、腹痛や下痢を引き起こすことがあります。とくに油に敏感な人は、注意してください。また、調味料（アミノ酸等）は、L-グルタミン酸Naをメインにしたもので、一度に多くとると、人によって、顔や肩、腕などに灼熱感《しゃくねつかん》を覚えたり、動悸《どうき》を感じることがあるので、この点も注意してください。さらに、【チップスター うすしお味】にはほかに乳化剤《にゅうかざい》が使われていますが、具体名がわからないので不安要素になっています。

コイケヤ ポテトチップス のり塩

（湖池屋）

ギリギリOK!

【カルビー ポテトチップス のりしお】と同様に、塩分やカロリー、調味料（アミノ酸等）の観点から、食べすぎに注意。

馬鈴薯（遺伝子組換えでない）、植物油、食塩、青のり、唐辛子、調味料（アミノ酸等）

ポテトチップス コンソメ味

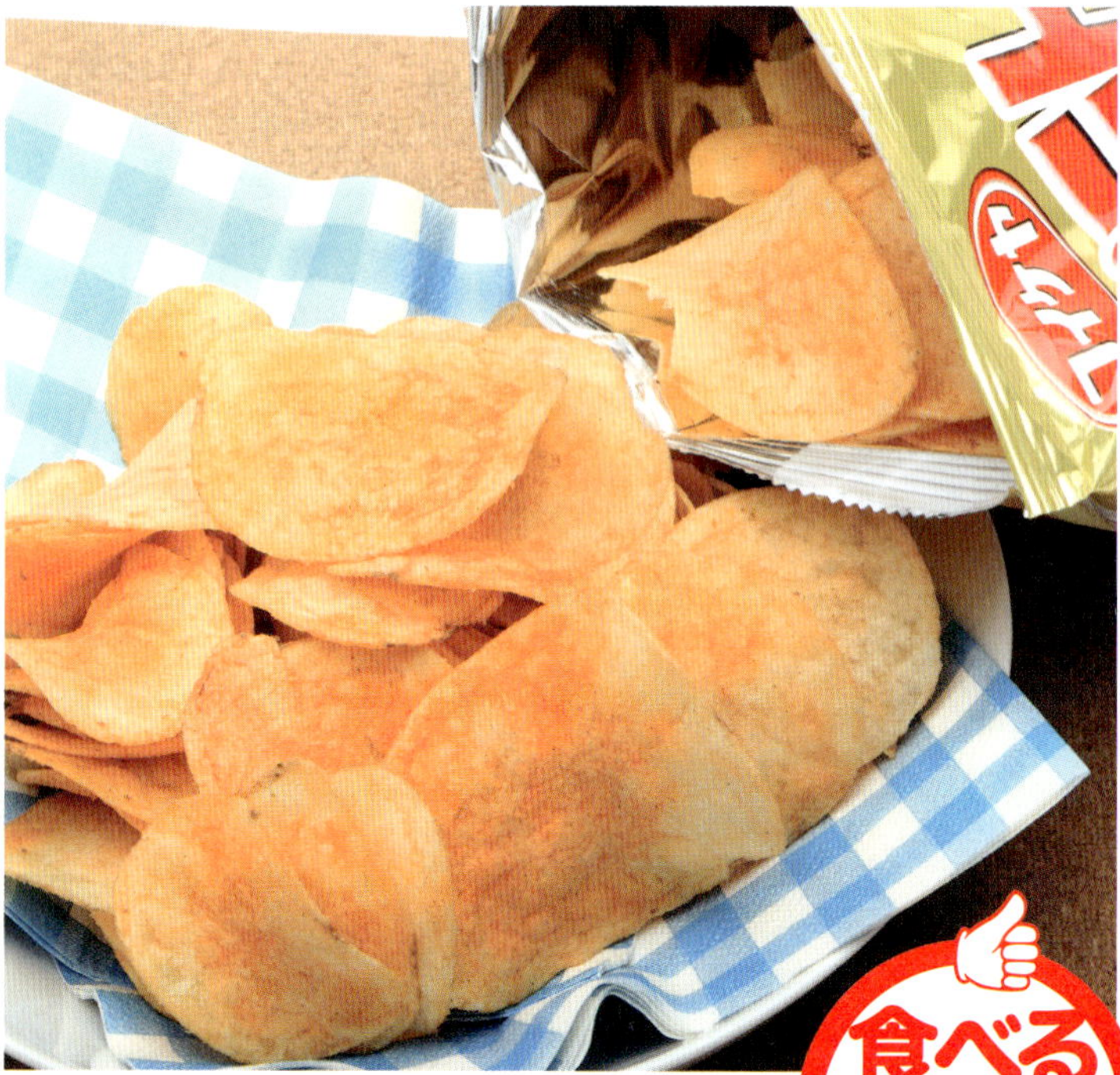

食べるなら、こっち

コイケヤ ポテトチップス リッチコンソメ（湖池屋）

馬鈴薯（遺伝子組換えでない）、植物油、砂糖、肉エキスパウダー、たんぱく加水分解物、オニオンパウダー、食塩、香辛料、香味油、調味料（アミノ酸等）、香料、酸味料、パプリカ色素、甘味料（ステビア、カンゾウ）、香辛料抽出物、（原材料の一部に乳成分、小麦、大豆、鶏肉、豚肉を含む）

EU では 2011 年 12 月まで使用が認められていなかったため、多少不安が残る

甘草の根から抽出された甘味成分で、漢方薬にも広く使われているので安全

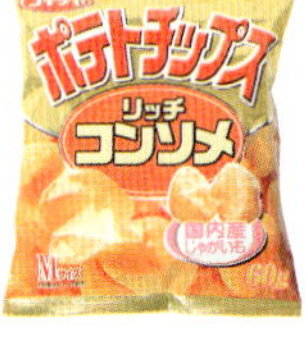

甘味料のステビアや、香料、酸味料などに多少の不安は残るけれど、危険性の高い添加物が使われていないので、食べるならこっち。

子どもに人気のおやつの王様。
だけど、中身は気になる添加物でいっぱい

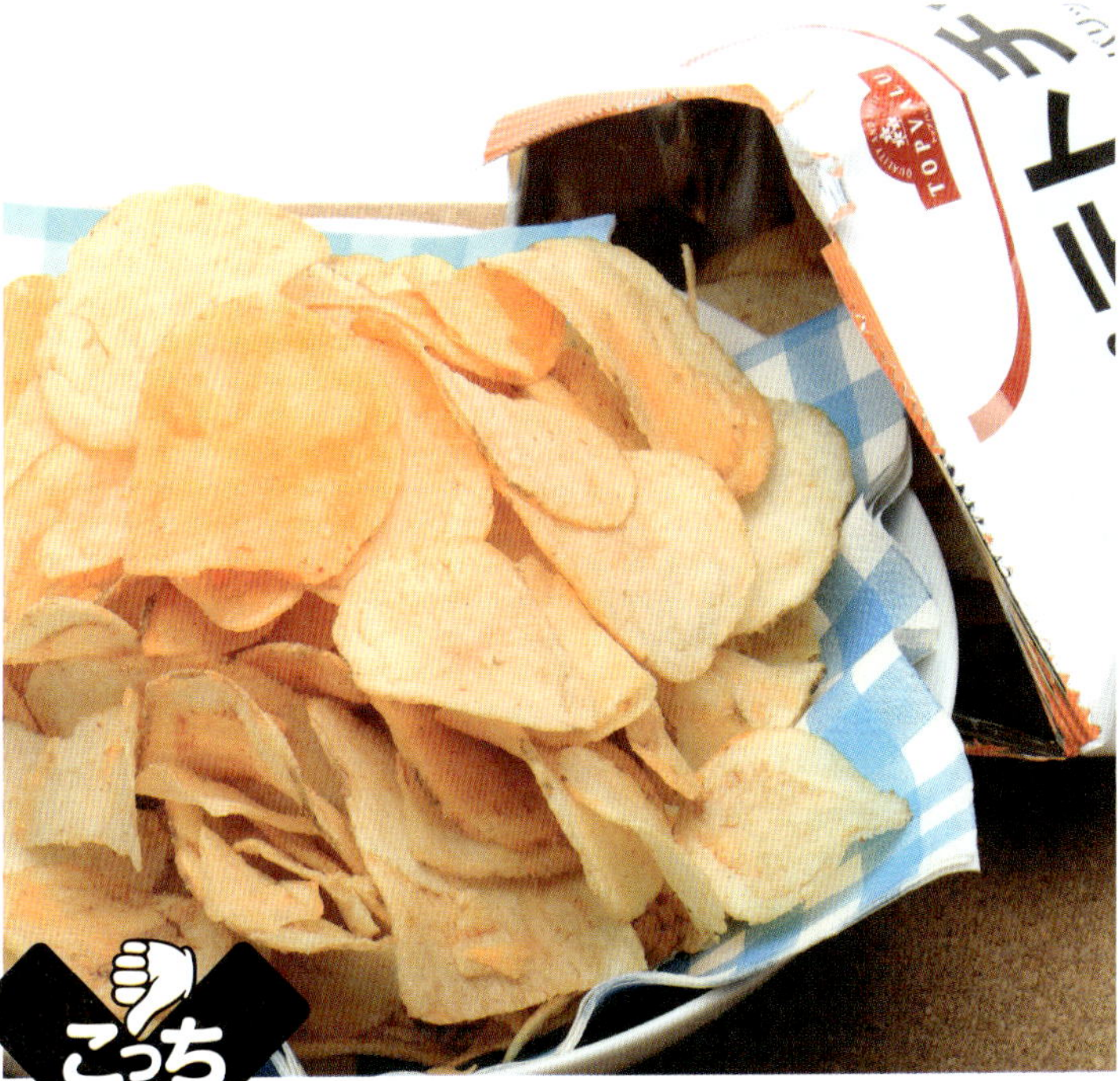

こっちは、ダメ

ポテトチップ コンソメ味

（イオン・トップバリュ）

免疫力を低下させるおそれがあり、自然に存在することのない有機塩素化合物・スクラロースが入っているので、食べてはいけない。

ばれいしょ（国産）、植物油脂（パーム油、米油）、グラニュー糖、粉末しょうゆ（小麦・大豆を含む）、たん白加水分解物（大豆・ゼラチンを含む）、食塩、肉エキスパウダー（鶏肉を含む）、香辛料、酵母エキスパウダー、オリゴ糖、香料（小麦・大豆・鶏肉を含む）、酸味料、パプリカ色素、甘味料（スクラロース）

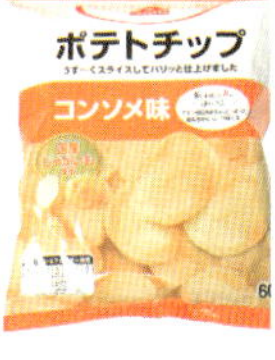

免疫などのシステムを乱す危険性あり

ポテトチップス コンソメ味

　ポテトチップスのコンソメ味は、味付けのためにいろいろなエキスパウダーが使われていて、さらに添加物も多く使われています。
　エキスパウダーは、肉や野菜などを水で煮立ててエキス分を濃縮し、さらに水分を蒸発させて乾燥させたものです。数多くの種類がありますが、いずれも食品に分類されています。
【コイケヤ　ポテトチップス　リッチコンソメ】に使われている甘味料のステビアは、南米原産のステビアの葉から抽出された甘味成分です。ＥＵ（欧州連合）では、ステビアが体内で代謝されてできる物質（ステビオール）が動物のオスの精巣に悪影響をもたらすという理由で、長らく使用を認めていませんでしたが、摂取量を１日に体重１kg当たり４mgまでという条件付きで、２０１１年12月から使用を認めました。あまり食べすぎないようにしてください。

カルビー ポテトチップス ギザギザ コク深いチキンコンソメ

（カルビー）

ギリギリOK!

【コイケヤ ポテトチップス リッチコンソメ】と同じく、甘味料のステビアや、香料、酸味料に多少の不安が残るが、ギリギリ OK。

じゃがいも（遺伝子組換えでない）、植物油、砂糖、チキンコンソメパウダー、食塩、白菜エキスパウダー、コーンスターチ、オニオンエキスパウダー、粉末しょうゆ（小麦、大豆を含む）、ソースパウダー（りんごを含む）、チキンパウダー、トマトパウダー、ミルポアパウダー（豚を含む）、香辛料、マッシュルームエキスパウダー、酵母エキスパウダー、梅肉パウダー、乳糖、調味料（アミノ酸等）、香料、酸味料、着色料（パプリカ色素、紅麹）、甘味料（ステビア）、香辛料抽出物

甘味料のカンゾウは、甘草の根から抽出された甘味成分で、漢方薬にも広く使われているので、問題はありません。

一方、イオン・トップバリュの【ポテトチップ コンソメ味】には、合成甘味料のスクラロースが使われています。これは、有機塩素化合物《ゆうきえんそかごうぶつ》の一種であり、体内で分解・消化されることがなく、血液に乗ってグルグル巡り、腎臓に達します。動物実験の結果によると、免疫力を低下させる心配があり、また脳にも入ることがわかっています。こうした化学合成物質は、普段からできるだけとらないようにした方がいいでしょう。

【カルビー ポテトチップス コンソメパンチ】には、カラメル色素が使われています。カラメルⅠ、Ⅱ、Ⅲ、Ⅳの4種類ありますが、カラメルⅢとⅣには、発がん性のある4－メチルイミダゾールがふくまれています。ただし、カラメルⅠとⅡはそれほど問題はないので、すべてが危険とはいえません。しかし、ⅢとⅣが使われている可能性があるので、できるだけとらない方が賢明です。

カルビー ポテトチップス コンソメパンチ

食べない方が安心！

(カルビー)

添加物の数が多く、発がん性物質がふくまれている可能性のあるカラメル色素が添加されているため、食べない方が安心。

じゃがいも（遺伝子組換えでない）、植物油、砂糖、チキンエキスパウダー（小麦、大豆、豚肉を含む）、食塩、デキストリン、コーンスターチ、ビーフコンソメパウダー、粉末しょうゆ、粉末ソース（りんごを含む）、オニオンエキスパウダー、香辛料、トマトパウダー、発酵トマトエキスパウダー、調味動物油脂、キャロットパウダー、梅肉パウダー、調味料（アミノ酸等）、香料、酸味料、カラメル色素、パプリカ色素、甘味料（ステビア）、香辛料抽出物、ベニコウジ色素

チョコレート

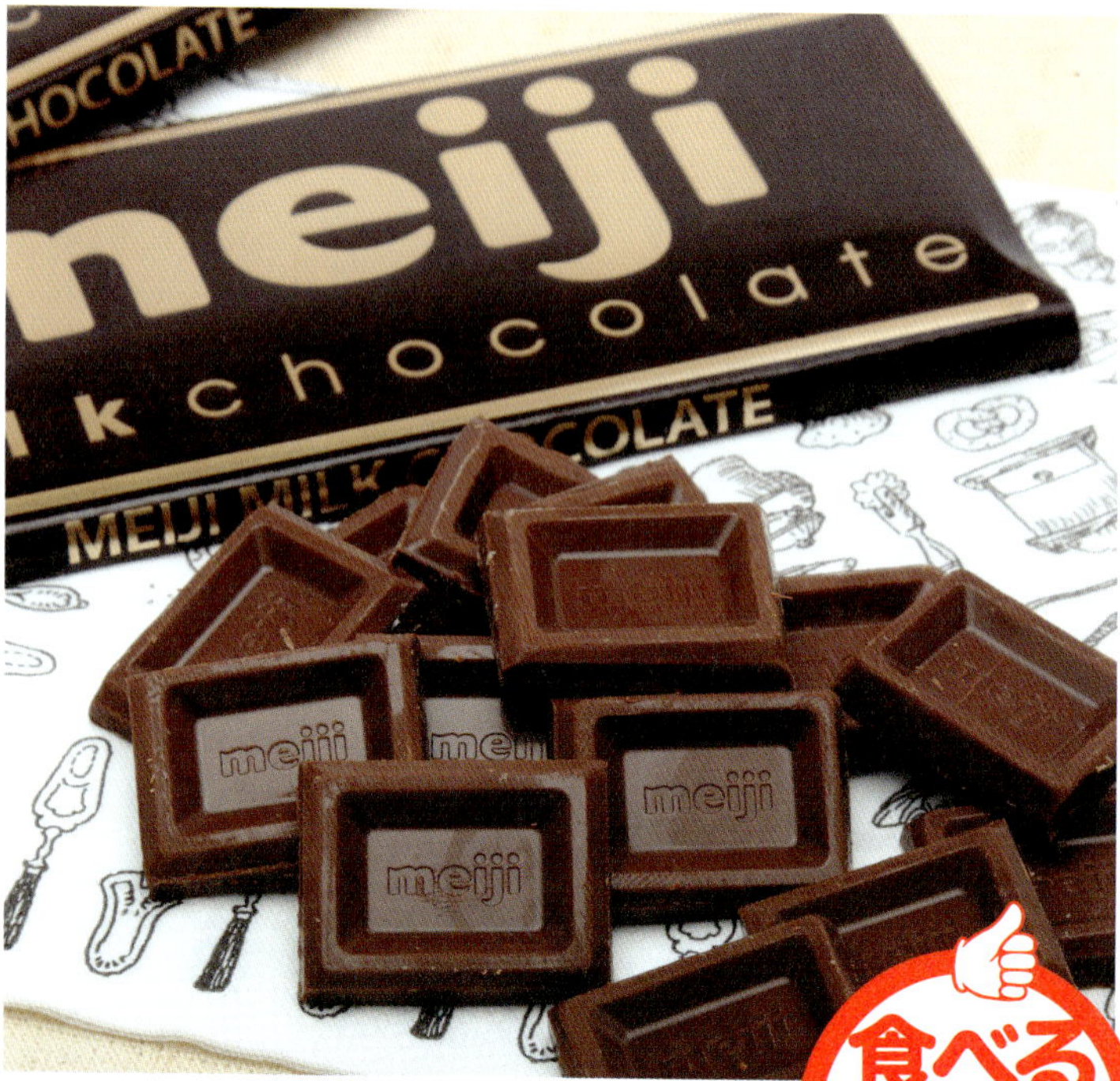

食べるなら、こっち

明治ミルクチョコレート
（明治）

砂糖、カカオマス、全粉乳、ココアバター、レシチン（大豆由来）、香料

香料には、合成が約130品目、天然が約600品目あり、中には毒性の強いものもある。しかし、何が使われていても「香料」としか表示されない

乳化剤として使用される（水と油など混じりにくい液体を混じりやすくする）。大豆由来なので安全性に問題なし

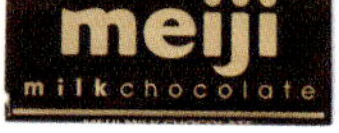

一括名の香料が使われている点は気にかかるが、食べるならこっち（おそらくカカオなどから抽出された成分）。

どうしても糖分ばかりが気になるけれど、もっと知ってほしい危険性の高い添加物のこと

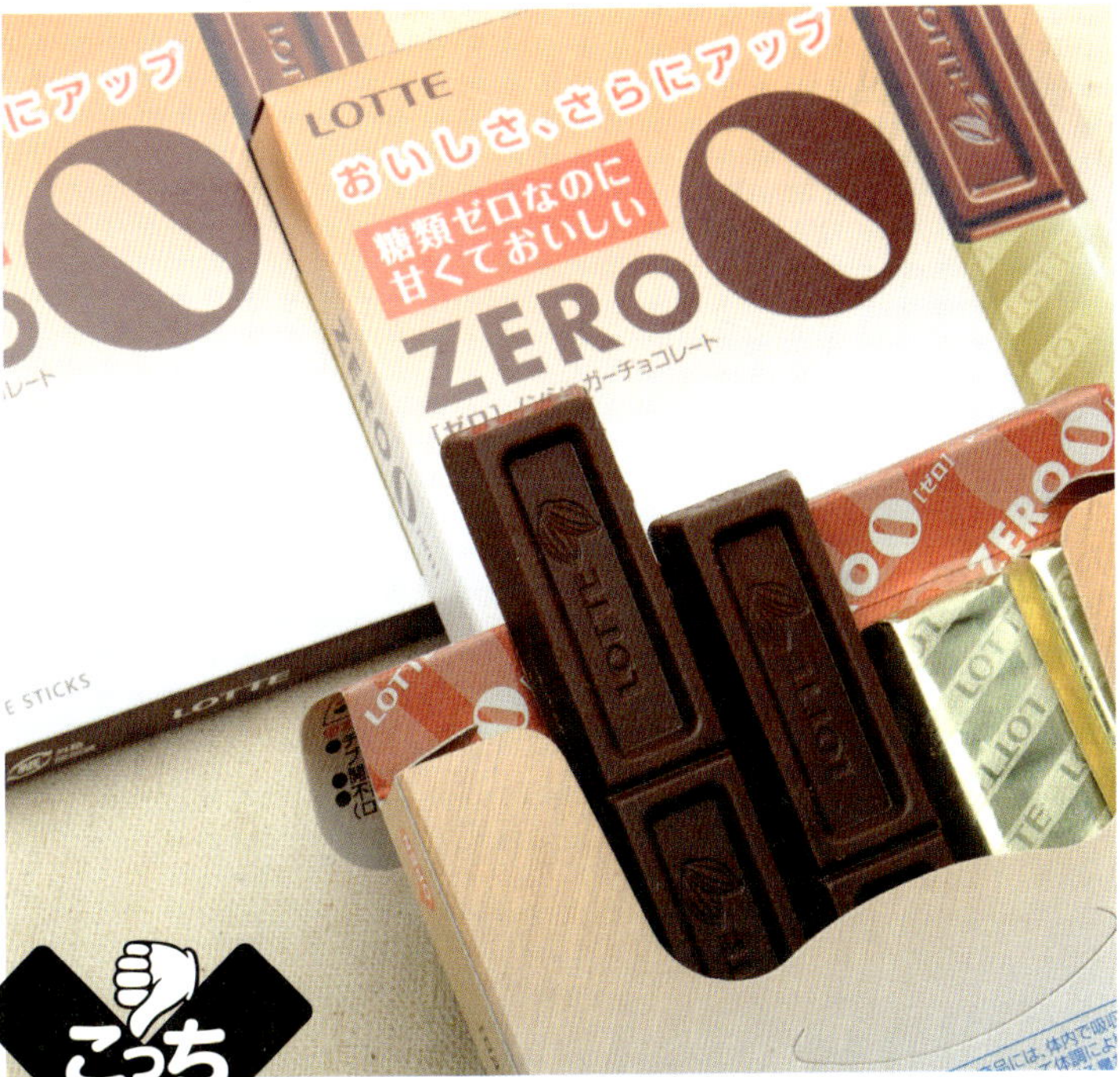

こっちは、ダメ

ゼロ ノンシュガーチョコレート（ロッテ）

危険性の高い合成甘味料・アスパルテームとスクラロースの使用によりNG。これらの添加物は、とくに子どもにはオススメできない。

カカオマス、食物繊維、マルチトール、植物油脂、ココアバター、バター、分離乳たんぱく、デキストリン、カカオエキス、乳清ミネラルパウダー、卵殻Ca、甘味料（キシリトール、アスパルテーム・L-フェニルアラニン化合物、スクラロース）、乳化剤（大豆由来）、香料、ビタミンP

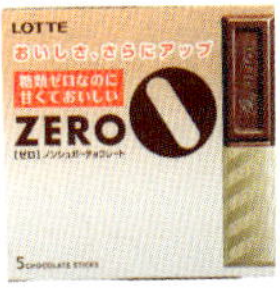

日本では1999年に使用が認可されたが、免疫機能を乱す危険性があるなど、不安な点が多い

1990年代後半、アメリカの複数の研究者によって脳腫瘍を起こす可能性が指摘され、また白血病やリンパ腫を起こすという結果（動物実験による）が出ている

チョコレート

カカオマスとは、カカオ豆を煎《い》って皮と胚芽《はいが》を取り除き、胚乳《はいにゅう》の部分を砕いてすりつぶしたものです。ココアバターは、カカオ豆にふくまれる脂肪です。いずれもチョコレートの主原料になります。

【明治ミルクチョコレート】は昔から食べ続けられていて、それだけに安心感があります。原材料はシンプルで、添加物はレシチンと香料のみです。

レシチンは、大豆から抽出された脂質の一種で、乳化剤《にゅうかざい》として使われています。乳化剤とは、水と油など混じりにくい液体を混じりやすくするものです。レシチンは、その由来から安全性に問題はありません。

香料は一括名（用途を表わす用途名とほぼ同じ）しか表示されていないので、何が使われているのかわかりませんが、穏やかな香り

ガーナミルクチョコレート

（ロッテ）

ギリギリOK!

【明治ミルクチョコレート】と同じく、香料が唯一の不安点。ただ、穏やかな香りなので、おそらくこれもカカオなどから抽出された成分。

砂糖、カカオマス、全粉乳、ココアバター、植物油脂、乳化剤（大豆由来）、香料

なので、カカオなどから抽出された成分だと考えられます。【ゼロ ノンシュガーチョコレート】は、安全性に問題のあるアスパルテームとスクラロースを使っているため、オススメできません。【ガーナ ミルクチョコレート】の原材料は、【明治ミルクチョコレート】と似ています。乳化剤は、「大豆由来」とあるので、レシチンと考えられます。香料も穏やかなものが使われています。

【ルックチョコレート ショコラエイティーン】も昔から売られていますが、チョコレートの中にクリームやムースが入っているため、それを製造するために添加物がいくつも使われています。トレハロースは、天然添加物の一種で、麦芽糖《ばくがとう》を酵素で処理するか、酵母などから抽出したものを酵素処理して得られます。ぶどう糖が2つ結合した二糖類で、きのこやエビなどにもふくまれているので、安全性に問題はありません。甘味を出すとともに、乾燥を防ぐ働きがあります。この製品の場合、カラメル色素が使われているのが、気になるところです。

ルックチョコレート ショコラエイティーン

（不二家）

食べない方が安心！

着色料として使われているカラメルには、発がん性物質がふくまれているおそれがある。その点が気にかかるため、食べない方が安心。

砂糖、カカオマス、全粉乳、植物油脂、ココアバター、乳糖、マーガリン（乳を含む）、脱脂粉乳、生クリーム、麦芽糖、濃縮ホエイ（乳製品）、酒精飲料（オレンジを含む）、水あめ、ココア、加糖練乳、濃縮乳、バター、乳化剤（乳・大豆由来）、香料、トレハロース、着色料（カラメル、カロテノイド、紅麹）

チョコ菓子

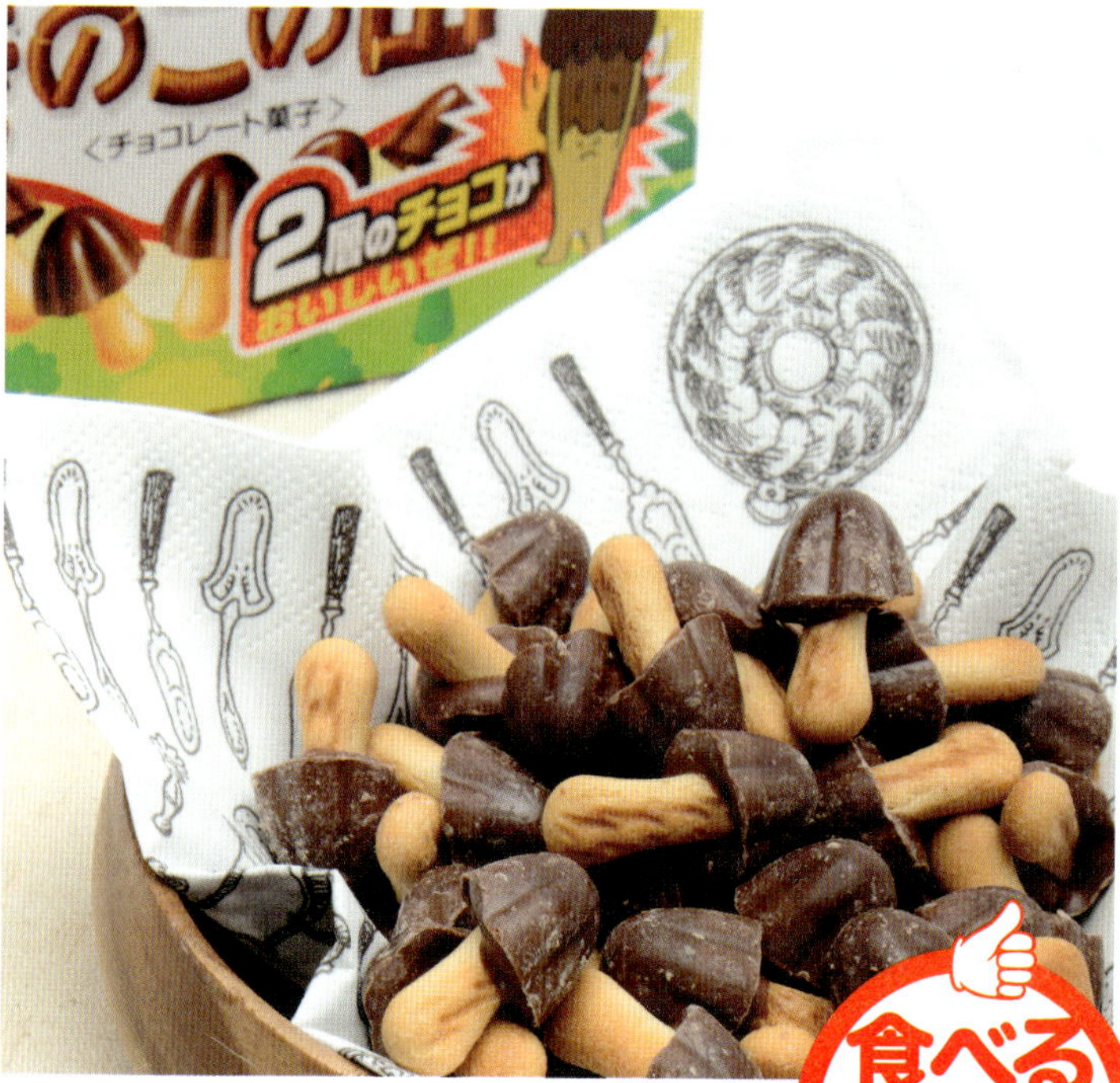

食べるなら、こっち

きのこの山

（明治）

砂糖、小麦粉、カカオマス、植物油脂、全粉乳、ココアバター、乳糖、ショートニング、練乳パウダー、脱脂粉乳、異性化液糖、クリームパウダー、麦芽エキス、イースト、食塩、乳化剤（大豆を含む）、膨張剤、香料

ショートニング：悪玉コレステロールを増やし、善玉コレステロールを減らし、心疾患になる可能性を高めるとされるトランス脂肪酸を多くふくむ

膨張剤：炭酸水素ナトリウム（重曹）や炭酸アンモニウムなど40品目以上ある。毒性の強いものはそれほどないが、添加量が多いと食べたときに口に違和感を覚えることも

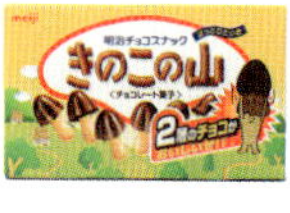

気にかかる添加物はあるが、全体的に少数なので、食べるならこっち。ショートニングはトランス脂肪酸を多くふくむのでとりすぎに注意。

お菓子

かわいくてみんなが大好きなお菓子。
だけど、買うときは原材料をしっかり確認！

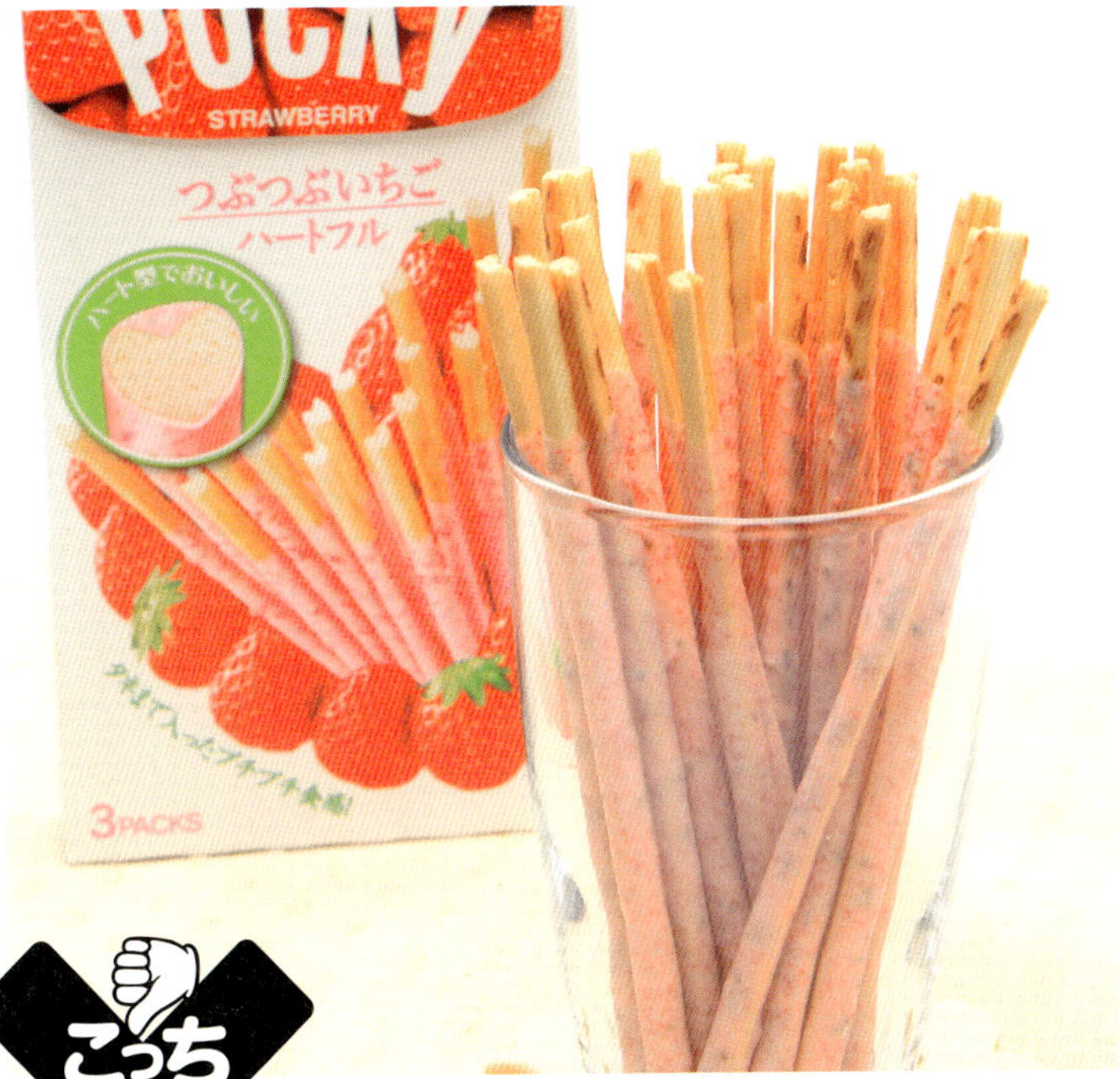

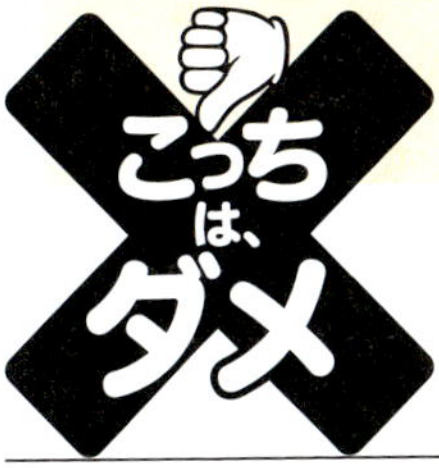

ポッキー つぶつぶいちご ハートフル （江崎グリコ）

香料、乳化剤も気にかかるが、何よりスクラロースを使用しているので、食べてはダメ。こうした添加物は、子どもにとらせない方が良い。

小麦粉、砂糖、植物油脂、全粉乳、乳糖、ストロベリーパウダー、ショートニング、加糖練乳、ストロベリーシード、バター、イースト、食塩、香料、乳化剤、調味料（無機塩）、酸味料、甘味料（スクラロース）、アナトー色素、（原材料の一部に大豆を含む）

有機塩素化合物の一種で、自然界に存在しない化学合成物質。人体にどのような影響をおよぼすかはまったくの未知数

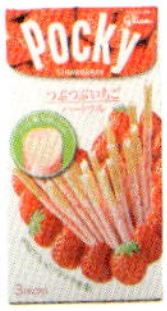

チョコ菓子

チョコ菓子は、チョコレートに、小麦粉を原料としたスナック部分をプラスした製品が多くなっていますが、スナック部分を作るために、膨張剤が使われることが多いのです。膨張剤は、炭酸水素ナトリウム（重曹）や炭酸アンモニウムなど40品目以上あって、毒性の強いものはそれほど見当たりません。ただし、添加量が多いと、食べたときに口に違和感を覚えることがあります。

【きのこの山】の場合、膨張剤のほかに使われている添加物は、乳化剤《にゅうかざい》と香料と少なめです。

なお、ショートニングは植物油に水素を結合させたもので、スナック部分にサクサク感を出すために使われています。食品に分類されているのですが、それに多くふくまれるトランス脂肪酸は、悪玉コレステロールを増やして、善玉コレステロールを減らし、心疾患《しんしっかん》

ポッキー

（江崎グリコ）

ギリギリOK！

【きのこの山】と同じような添加物、トランス脂肪酸を多くふくむショートニングの存在が気になるが、危険性がそれほど高くないため、ギリギリOK。

小麦粉、砂糖、カカオマス、植物油脂、全粉乳、ショートニング、モルトエキス、でん粉、食塩、イースト、ココアバター、バター、乳化剤、香料、膨張剤、アナトー色素、調味料（無機塩）、（原材料の一部に大豆を含む）

になるリスクを高めるとされます。したがって、とりすぎは良くありません。

【ポッキー　つぶつぶいちご　ハートフル】には、合成甘味料のスクラロースが使われています。カロリーを減らすためでしょうが、スクラロースは有機塩素化合物《ゆうきえんそかごうぶつ》の一種で、自然界に存在しない化学合成物質です。そのため、人体にどのような影響をおよぼすかはまったくの未知数なのです。こうした添加物は、子どもにとらせるべきではありません。

なお、アナトー色素は、ベニノキから抽出された黄色、またはだいだい色の色素で、ラットに大量に投与した実験では、毒性は認められていません。

【コアラのマーチ】には、カラメル色素が添加されています。カラメル色素は4種類あり、そのうちの2種類には発がん性のある4－メチルイミダゾールがふくまれています。しかし、「カラメル色素」としか表示されないため、どれが使われているのかわかりません。

コアラのマーチ

（ロッテ）

食べない方が安心！

何よりもカラメル色素が使われているという点で、食べない方が安心。カラメル色素には、発がん性物質がふくまれている可能性がある。

植物油脂、小麦粉、砂糖、乳糖、カカオマス、でん粉、全粉乳、全卵、ホエイパウダー、食塩、膨張剤、カラメル色素、香料、乳化剤（大豆由来）

ビスケット・クッキー

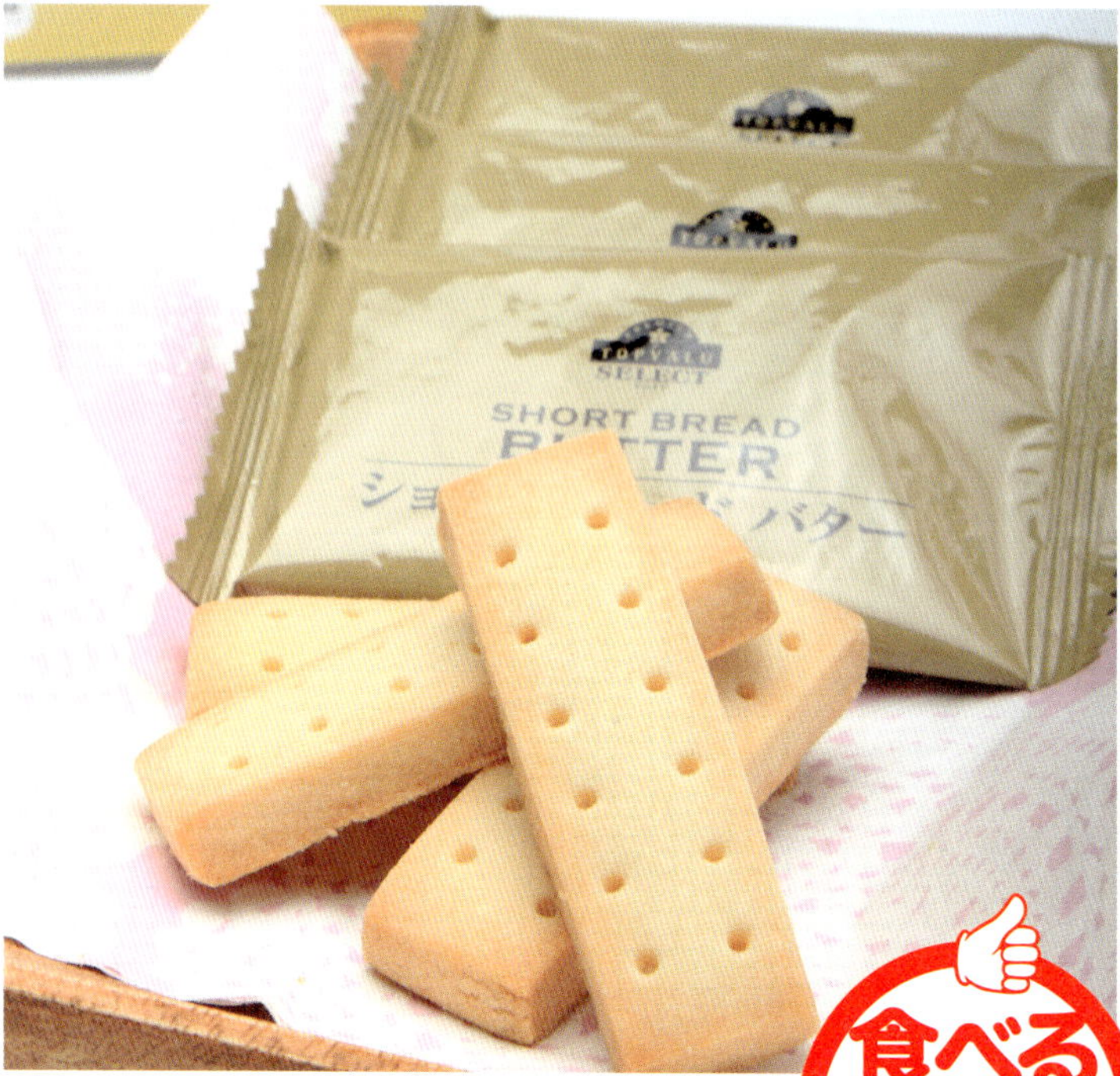

食べるなら、こっち

ショートブレッド バター

（イオン・トップバリュ）

小麦粉、バター、砂糖、植物油、小麦食物繊維、小麦たん白、食塩、脱脂粉乳

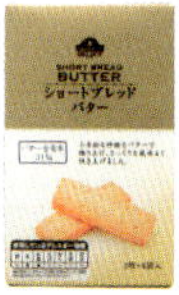

危険性の高い添加物を一切使っておらず、安心して食べることができる。ふっくらと焼き上げるために通常使われる膨張剤さえも未使用。

買い置きしているお母さんも多いけど、その中で一番安全なものはどれ？

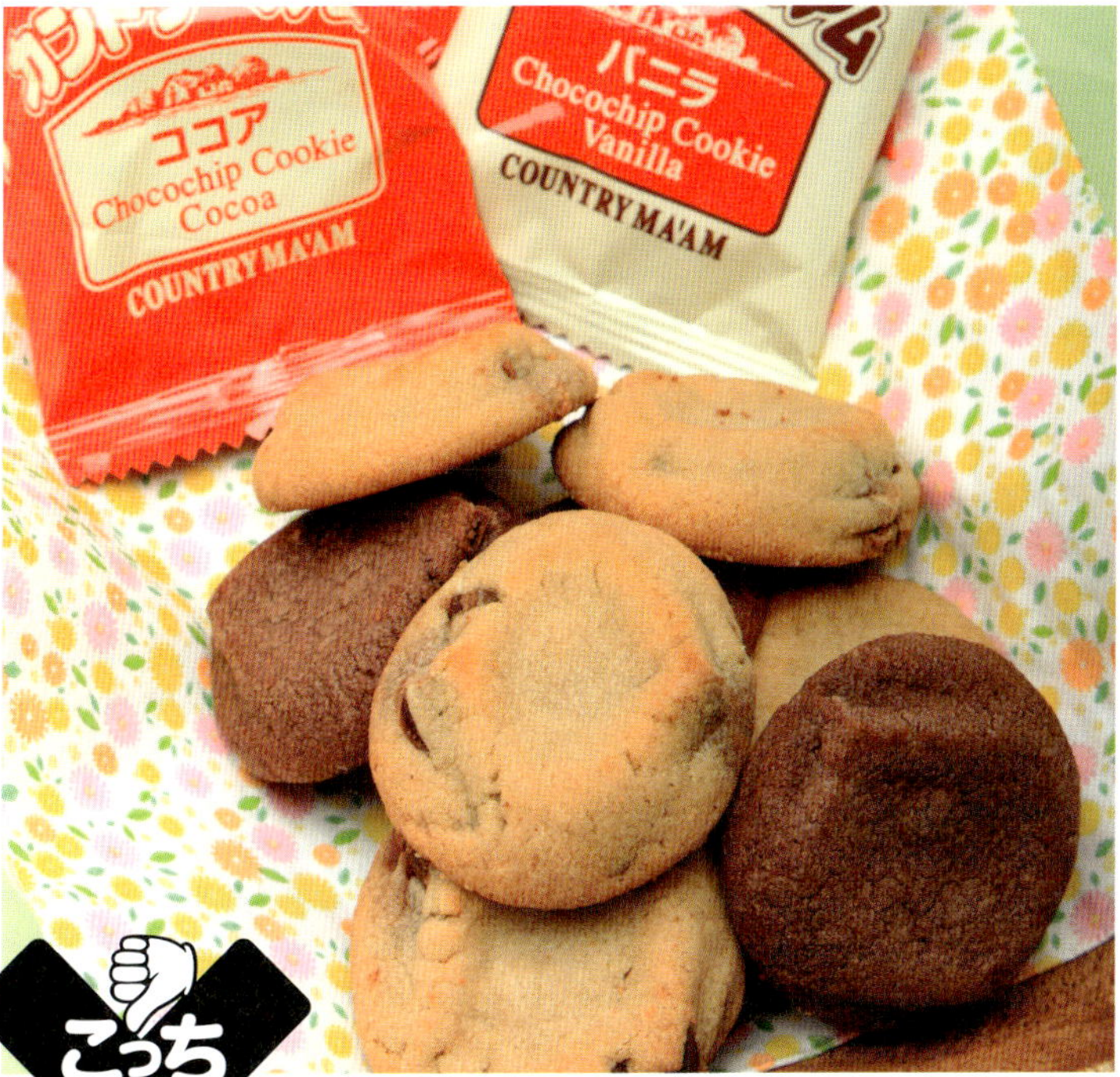

こっちは、ダメ

カントリーマアム

（不二家）

膨張剤や乳化剤などのほか、カラメル色素の使用によってNG。カラメル色素には発がん性物質がふくまれている可能性があるので注意が必要。

＜バニラ＞小麦粉、砂糖、植物油脂、チョコレートチップ（乳を含む）、還元水あめ、白ねりあん（乳を含む）、卵、全脂大豆粉、脱脂粉乳、水あめ、食塩、卵黄、全粉乳、デキストリン、加工デンプン、乳化剤（大豆由来）、香料（乳・大豆由来）、安定剤（加工デンプン）、膨張剤、カラメル色素

＜ココア＞小麦粉、砂糖、チョコレートチップ（乳を含む）、植物油脂、還元水あめ、白ねりあん（乳を含む）、ココア、卵、水あめ、脱脂粉乳、カカオマス、全脂大豆粉、食塩、卵黄、全粉乳、デキストリン、加工デンプン、乳化剤（大豆由来）、安定剤（加工デンプン）、香料（乳・大豆由来）、膨張剤

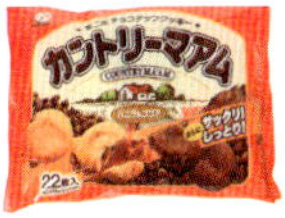

発がん性物質がふくまれている可能性がある

ビスケット・クッキー

ビスケットやクッキーは、おやつのほか、軽食にもなるので、便利な菓子類です。ただし、ふっくらと焼き上げるために、通常膨張剤が使われています。膨張剤は、炭酸水素ナトリウム（重曹）、炭酸アンモニウム、塩化アンモニウムなど40品目以上もあって、もっともよく使われているのは炭酸水素ナトリウムです。ただし、単独で使われるよりも、ほかの膨張剤と組み合わせて使われることが多くなっています。毒性の強いものはそれほど見当たりませんが、塩化アンモニウムの場合、ウサギに２ｇを口から与えたところ、10分後に死亡したとのことですから、毒性は強いといえます。

また、炭酸水素ナトリウムは、胃腸薬としても利用されていて、ふつう１日に３～５ｇ服用します。ただ、潰瘍《かいよう》がある場合、胃に穴が開く危険性があるといいます。加えて、炭酸水素ナトリウムを

ムーンライト クッキー

（森永製菓）

ギリギリOK!

乳化剤、膨張剤などが使われているが、ギリギリOKのレベル。なお、乳化剤は「大豆由来」とあるので、おそらくレシチンで、それならば安全。

小麦粉、砂糖、ショートニング、鶏卵、バターオイル、植物油脂、マーガリン、卵黄、食塩、乳化剤（大豆由来）、香料、膨張剤、カロテン色素

使ったビスケットやクッキーを食べると、口に違和感を覚えることがあります。その点、【ショートブレッド バター】は、膨張剤を使っていないので、自然なすっきりとした味に仕上がっていて、安心して食べることができます。

一方、【カントリーマアム】には膨張剤や乳化剤《にゅうかざい》などのほか、カラメル色素が使われています。

【ムーンライト クッキー】に使われている乳化剤は、「大豆由来」とあるので、大豆から抽出されたレシチンだと考えられます。カロテン色素は、植物にふくまれる黄、だいだい、赤を示す色素で、トマト色素、パプリカ色素（トウガラシ色素）、β-カロチンなどがあります。その由来から、安全性に問題はないと考えられます。

【ビスコ】は意外と添加物が多く、膨張剤、香料、乳化剤のほか、調味料（アミノ酸等）も使われています。

なお、トランス脂肪酸をふくむショートニングが使われている製品は、食べすぎに注意！

ビスコ

（江崎グリコ）

ギリギリOK!

膨張剤、香料、乳化剤といった添加物のほか、ショートニングを使っている点が少し心配。ただ、食べすぎに注意していればOK。

小麦粉、砂糖、ショートニング、乳糖、加糖練乳、ミルクシーズニング、全粉乳、食塩、でん粉、乳酸菌、炭酸Ca、膨張剤、乳化剤、香料、調味料（アミノ酸等）、V.B_1、V.B_2、V.D、（原材料の一部に大豆を含む）

グミ

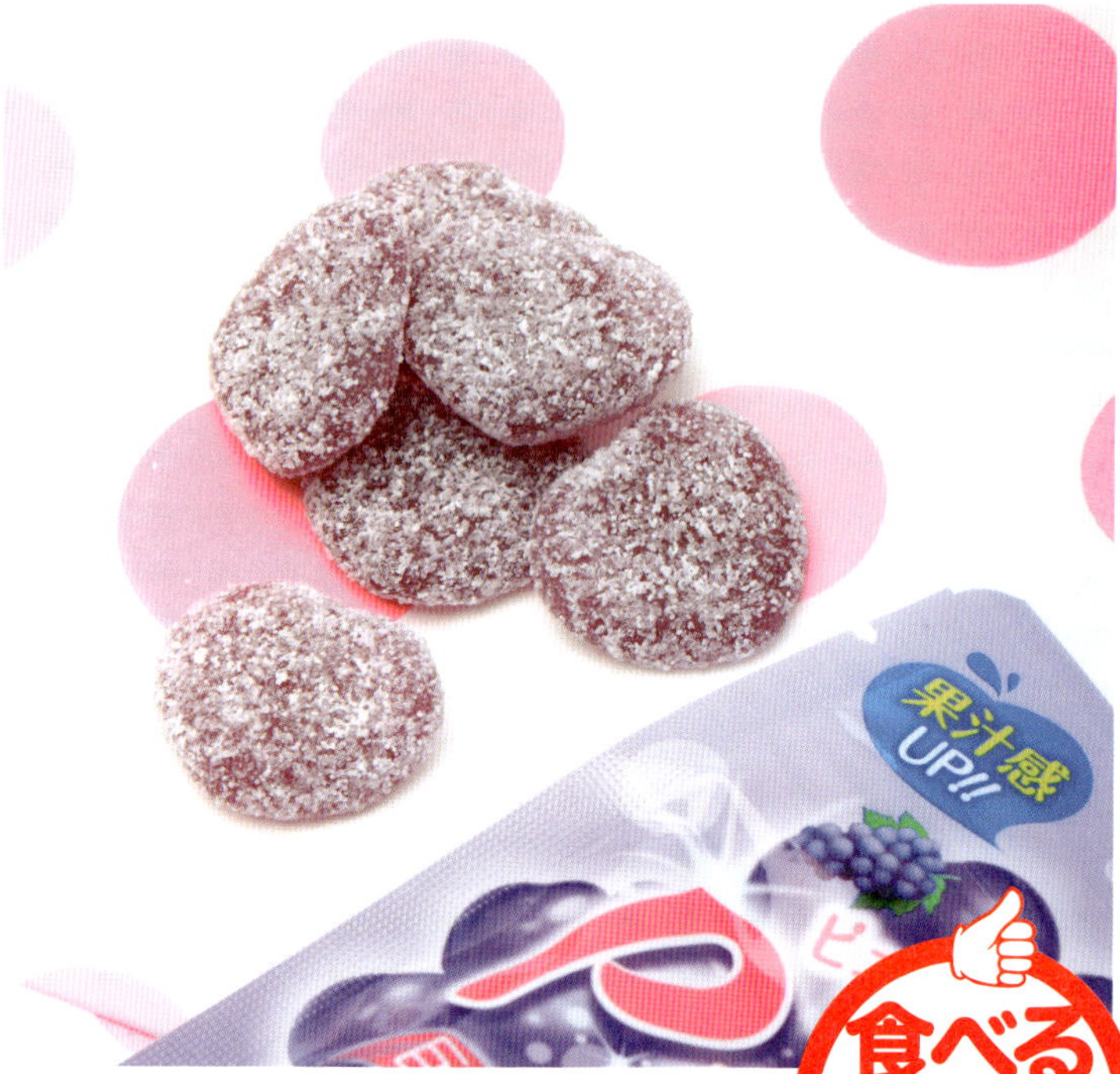

食べるならこっち

ピュレグミ グレープ味

（カンロ）

砂糖、水飴、ゼラチン、濃縮ぶどう果汁、コラーゲンペプチド、酸味料、増粘剤（ペクチン）、炭酸カルシウム、香料、着色料（アントシアニン、クチナシ）、ビタミンC

どちらも一括名の表示が認められているので、何を、どの程度使用しているかわからない

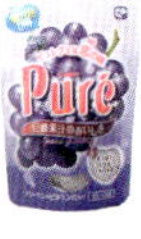

香料や酸味料が使われていて、口内や胃などの粘膜に対する刺激が心配。ただ、危険性の高い添加物を使っていないので、食べるならこっち。

お菓子

「子どもの歯を丈夫で健康に」
そう考えるお母さんが知っておくべきこと

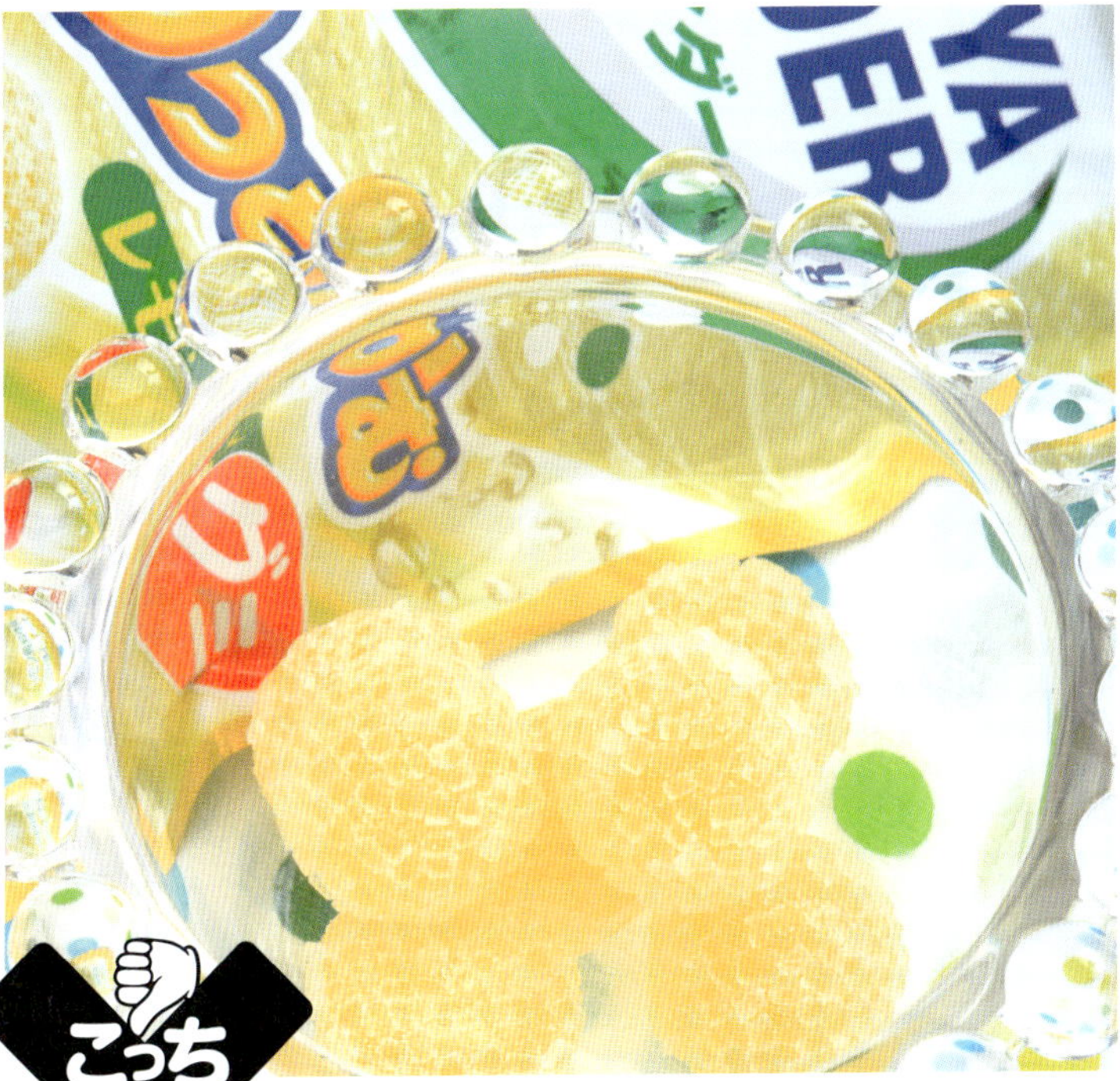

こっちは、ダメ

三ツ矢サイダー レモングミ
（アサヒフードアンドヘルスケア）

砂糖、水飴、ゼラチン、レモン濃縮果汁、食用油脂、甘味料（ソルビトール、アセスルファムK、スクラロース）、酸味料、ゲル化剤（ペクチン：リンゴ由来）、安定剤（微結晶セルロース）、香料、糊料（プルラン）、クチナシ色素、光沢剤

合成甘味料の一種で、低カロリーのためいろいろな食品に使われている。もともと果実などにふくまれる成分なので、毒性は弱く、急性毒性はほとんどなし

お菓子のほか、ダイエット飲料や清涼飲料水などによく使われる合成甘味料。カロリーを低く抑えるが、肝臓や免疫などに悪影響をおよぼす可能性あり

危険性を考えると、合成甘味料のアセスルファムKとスクラロースを子どもにとらせることはオススメできない。そのため、食べてはダメ。

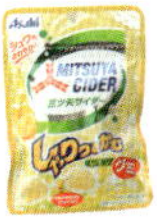

グミ

「歯が丈夫になるように」と、子どもにグミを食べさせているお母さんもいるようですが、基本的にグミはオススメできません。

まず刺激的な香料が使われていて、その影響が心配です。明治の【果汁グミ ぶどう】の封を開けると、人工的な強いにおいが鼻を刺激してきます。ぶどうに似ていますが、接着剤が混じったような嫌なにおいです。口に入れて噛んでみると、プラスチックのような味がして、舌がピリピリし、口内の粘膜が荒れた感じになりました。飲み込んだら、胃や腸の粘膜がかなり刺激されることでしょう。

香料は、合成が約130品目、天然がなんと約600品目もあり、それらを数品目、あるいは数十品目組み合わせて、ぶどうなどの独特のにおいが作られています。合成香料の中には毒性の強いものもありますが、「香料」という一括名しか表示されないので、何

果汁グミ ぶどう

（明治）

食べない方が安心！

酸味料も気になるけれど、何よりも刺激的な香料が使われているという点で、食べない方が安心。それがおよぼす子どもへの影響が心配。

水あめ、砂糖、濃縮ぶどう果汁、ゼラチン、植物油脂、でん粉、酸味料、ゲル化剤（ペクチン：りんご由来）、香料、光沢剤

が使われているのかわかりません。明治によると、「香料会社が調合したもので、具体的に何が使われているのか、合成か天然かもふくめて、まったくわかりません」といいます。つまり、食品メーカーも何が使われているのか把握していないのです。においの強い香料は合成のものである可能性が高く、また、人によっては気分が悪くなることがあるので、避けた方が無難です。

【サワーズ グミ ゴールデンアップル味】には、香料や酸味料、さらにカラメル色素が使われています。なお、光沢剤とは、つやを出すためのもので、動物や植物からとれる油状物質の「ロウ」がほとんどです。中には、動物実験で肝臓や血液に悪影響をもたらすものがありますが、「光沢剤」という一括名しか表示されていません。

【三ツ矢サイダー レモングミ】には、アセスルファムKとスクラロースが使われています。

【ピュレグミ グレープ味】にも、香料が使われていますが、ほかのグミ製品に比べると、穏やかなにおいです。

サワーズ グミ ゴールデンアップル味

(ノーベル製菓)

食べない方が安心!

香料、酸味料、光沢剤といった添加物の存在が心配。さらに、発がん性物質をふくむ可能性のあるカラメルの使用により、食べない方が安心。

砂糖、水飴、ゼラチン、植物油脂、果糖ぶどう糖液糖、濃縮リンゴ果汁、粉末オブラート、酸味料、香料、乳化剤、着色料（ウコン、カラメル）、光沢剤、甘味料（ソーマチン）、（原材料の一部に大豆を含む）

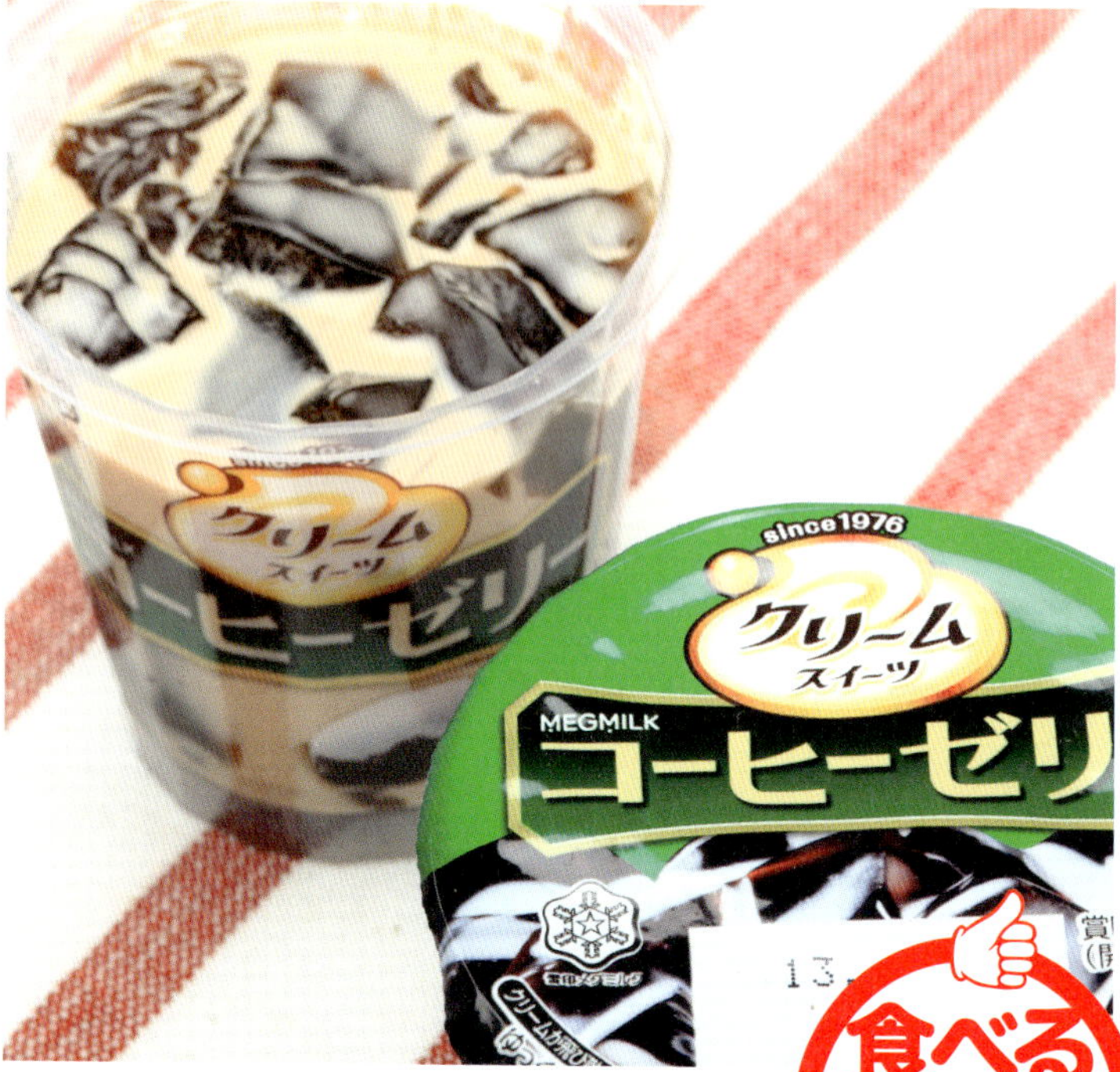

食べるなら、こっち

クリームスイーツ コーヒーゼリー (雪印メグミルク)

糖類 (砂糖、異性化液糖、水飴、ぶどう糖)、植物油脂、コーヒー、乳製品、ゼラチン、食塩、ゲル化剤 (増粘多糖類)、香料、pH 調整剤、乳化剤

それほど毒性の強いものはない。ただ、1品目を使った場合は具体名が表示されるが、2品目以上使った場合は、「増粘多糖類」としか表示されないので、何が使われているかわからない

危険性のある香料も中にはあるが、添加量が通常 0.01%以下と少なく、また使用品目が多いため、一括名表示が認められている

増粘多糖類、香料、乳化剤などいくつかの添加物が使われているが、危険性の高いものを使っていないという理由から、食べるならこれ。

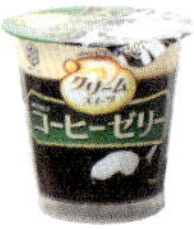

風邪をひいたときでも、ツルンと食べられる。でも、そんなときだからこそしっかり選んで

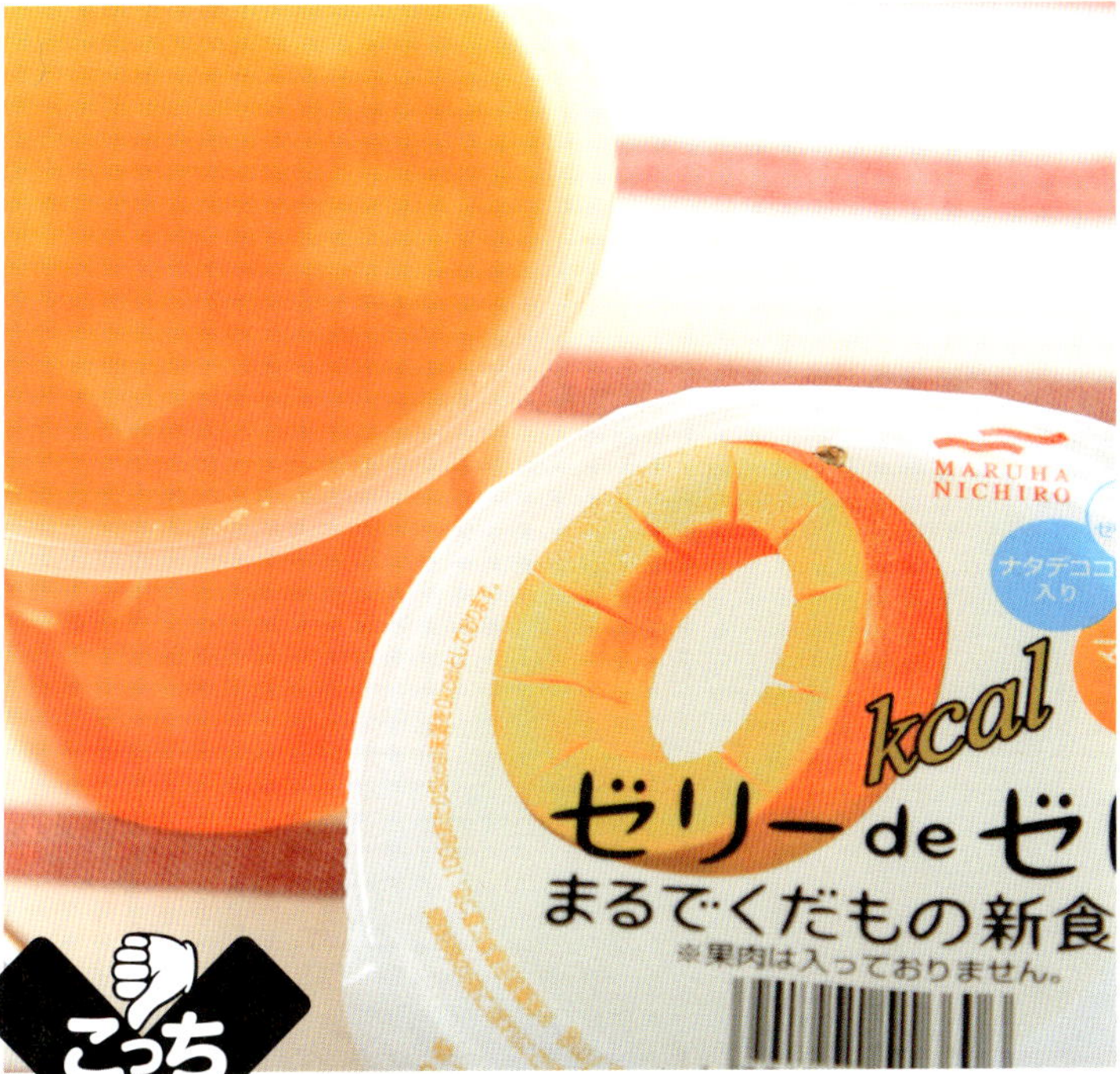

こっちは、ダメ

ゼリーdeゼロ マンゴー風味

（マルハニチロ食品）

ナタデココ、エリスリトール、マンゴーピューレー、牛乳、ゲル化剤（増粘多糖類）、酸味料、香料、甘味料（アスパルテーム・L-フェニルアラニン化合物、アセスルファムK、スクラロース）、乳酸Ca、カロチノイド色素、酸化防止剤（V.C）

カロリーを低く抑える点に注目が集まりがちだが、肝臓や免疫などに悪影響をおよぼす可能性が示されている

脳腫瘍を増加させるとの指摘や、白血病やリンパ腫を起こすという結果（動物実験による）が出ている

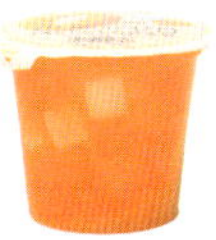

増粘多糖類や酸味料、香料のほか、アスパルテーム、アセスルファムK、スクラロースと合成甘味料が3つも使われているので食べてはダメ。

ゼリー

【クリームスイーツ　コーヒーゼリー】とほかの3製品とでは大きな違いがあります。それは、ゼラチンの使用の有無です。【クリームスイーツ　コーヒーゼリー】にはゼラチンが使われていますが、そのほかの製品には使われていません。

ゼリーといえば、ゼラチンが使われているのが一般認識だと思います。しかし、今のゼリーにはそれがふくまれていない製品がとても多いのです。代わりにゲル化剤の増粘多糖類《ぞうねんたとうるい》を添加して、固めているのです。

ゼラチンは、動物の皮や軟骨などに多くふくまれるたんぱく質の一種のコラーゲンを分解したものです。一方、増粘多糖類は、樹木の分泌液、マメ科植物の種子、海藻、細菌などから抽出した粘性のある多糖類で、ゼラチンとはまったく別物です。ゼラチンを使った

みかんゼリー

（セブンプレミアム）

ギリギリOK!

【クリームスイーツ　コーヒーゼリー】と同じく、いくつかの添加物を使っているが、危険性の高いものがないので、ギリギリOK。

みかん、異性化液糖、砂糖、ぶどう糖、りんご濃縮果汁、洋酒、ゲル化剤（増粘多糖類）、酸味料、香料、乳化剤

ゼリーはしっかりしていて、味わいがありますが、増粘多糖類を使ったゼリーは味わいがありません。また、たんぱく質を補給することにもなりません（もちろんゼラチンにアレルギーを持つお子さんは注意しなければなりませんが）。

【ゼリーdeゼロ マンゴー風味】には、増粘多糖類や酸味料、香料のほか、アスパルテーム、アセスルファムK、スクラロースと合成甘味料が3品目も使われています。

また、【ジューシーぶどうゼリー】のふたを開けると、強烈な香料が鼻を刺激してきます。明治の【果汁グミ ぶどう】と同じように、人工的で刺激性の強いにおいです。試しに口に入れてみると、接着剤のような化学物質の味がしました。どうひいき目に見ても、子どもの体には良くなさそうです。雪印メグミルクの【フルーティーりんごゼリー】にも、強烈な香料が使われています。

なお、セブンプレミアムの【みかんゼリー】の場合、強いにおいはなく、比較的自然な味がしました。

ジューシーぶどうゼリー

（雪印メグミルク）

食べない方が安心！

酸味料や増粘多糖類も心配だけど、何より香料が気にかかる。【果汁グミ ぶどう】と同様に人工的で刺激性の強いにおいがし、子どもにはオススメできない。

ぶどう果汁、糖類（砂糖・異性化液糖、ぶどう糖）、酸味料、ゲル化剤（増粘多糖類）、香料

プリン

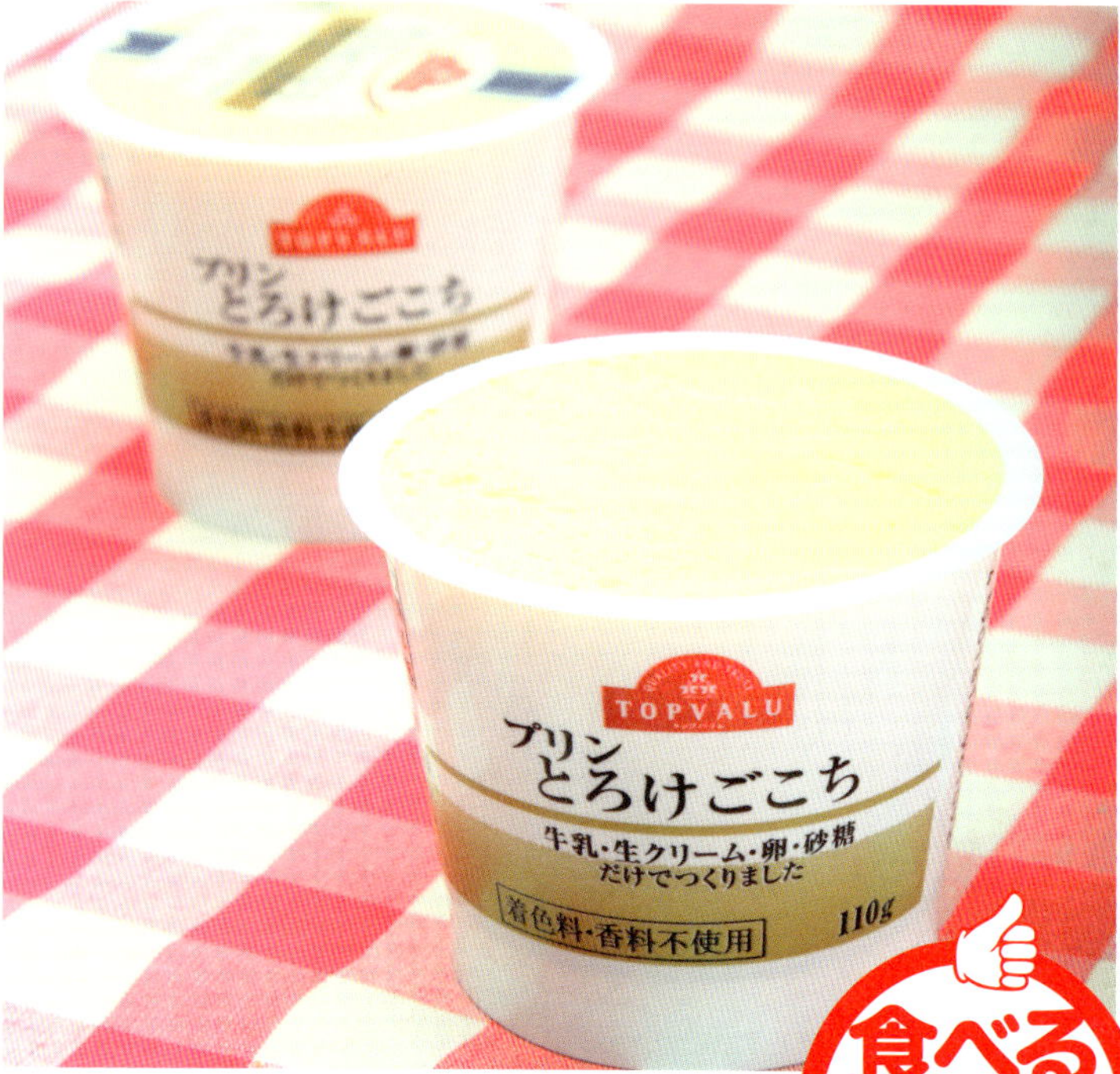

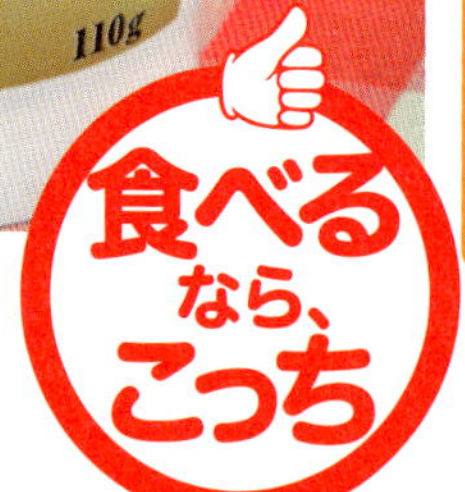

お菓子

プリン とろけごこち

（イオン・トップバリュ）

牛乳、クリーム（乳製品）、全卵、砂糖、カラメルソース

イオン・トップバリュによると、発がん性物質をふくんでいる可能性のあるカラメル色素は使っていない

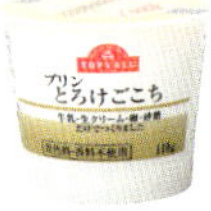

食べるならこっち。添加物をまったく使っていないので安心して食べられ、また本来のプリンの味を出している。カラメルソースも心配なし。

なめらかな舌触り、まろやかな甘さ。
でも、それは添加物のせいかも？

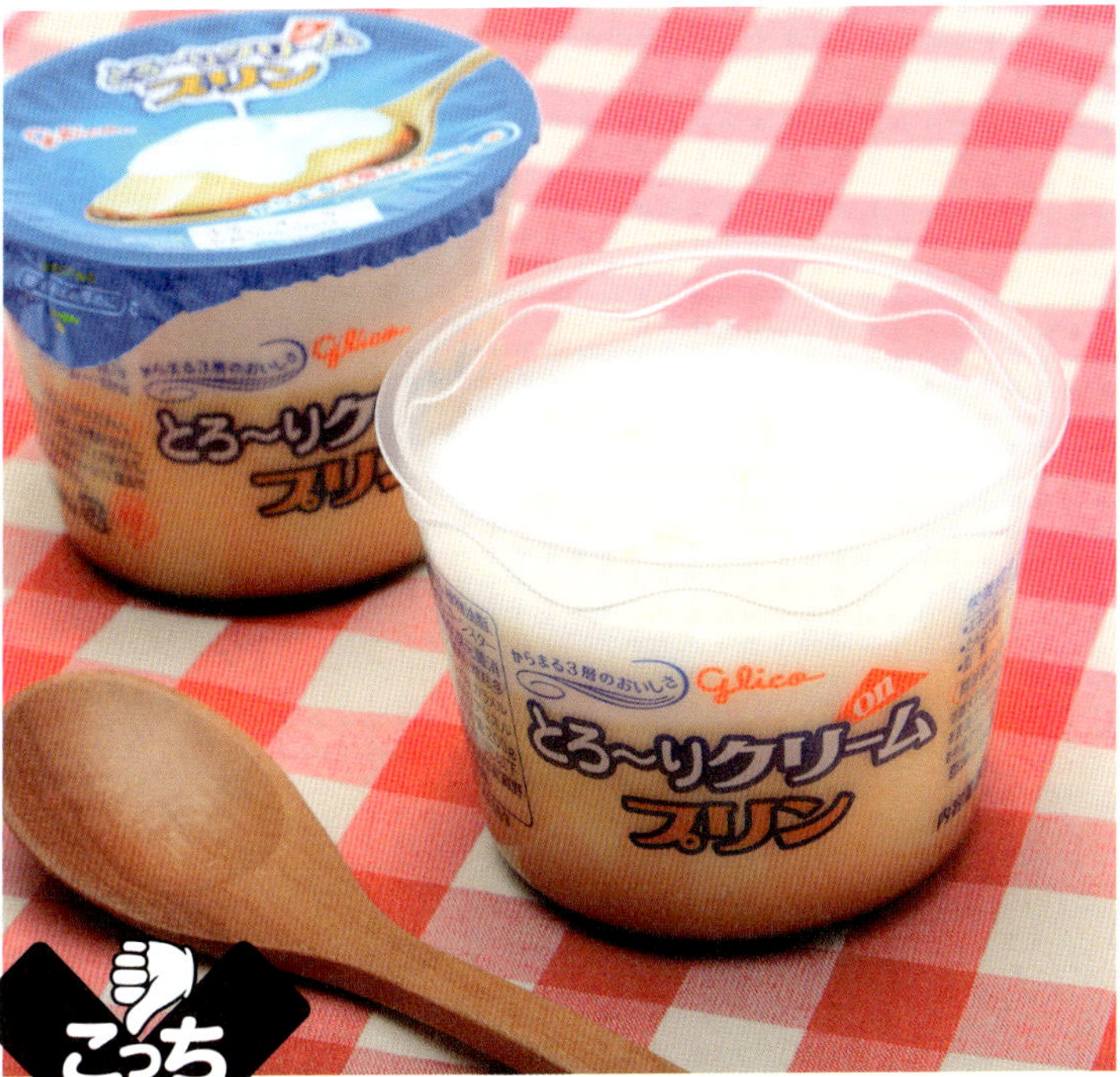

こっちは、ダメ

とろ～りクリームon プリン（グリコ乳業）

カロリーを減らすためだと思われるが、アセスルファムKとスクラロースを使っているのでNG。子どもの体におよぼす影響が心配。

砂糖、乳製品、植物油脂、デキストリン、カラメルシロップ、生乳、水飴、コーンスターチ、卵黄油、ゼラチン、乳たんぱく、食物繊維（還元難消化性デキストリン）、食塩、乳清ミネラル、糊料（増粘多糖類、加工澱粉）、香料、乳化剤、カゼインNa、カラメル色素、メタリン酸Na、カロテン色素、甘味料（アセスルファムK、スクラロース）、酸味料

リン酸塩の一種であり、とりすぎると血液中のカルシウムが減って、骨が弱くなる心配がある

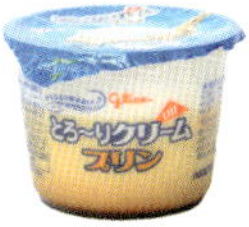

プリン

まんが「ちびまる子ちゃん」の大好物がプリンであるように、たいていの子どもはなめらかで甘いプリンが大好きなのではないでしょうか。そのなめらかさは、本来卵と乳によって作り出されるものですが、市販の製品の多くは、ゲル化剤の増粘多糖類《ぞうねんたとうるい》によって作り出されています。

そんな中で、それを使わずに本来のプリンの味を出しているのが、【プリン とろけごこち】です。添加物が使われていないため、卵と乳の味の活《い》きた「おいしい」プリンに仕上がっています。なお、カラメルソースは糖類と水を加熱したものです。原材料に「カラメル色素」の表示がないので、それは添加されていないようです。念のためにイオン・トップバリュに確認すると、「カラメル色素は使っていない」とのことでした。

グリコ プッチンプリン

（グリコ乳業）

ギリギリOK!

増粘多糖類、香料、乳化剤、酸味料など気にかかる添加物をいくつか使っているが、ギリギリ OK。カロテン色素、ビタミンCは安全性に問題なし。

乳製品、カラメルシロップ、砂糖、植物油脂、生乳、コーンスターチ、卵粉、食塩、ゲル化剤（増粘多糖類）、香料、乳化剤、酸味料、カロテン色素、V.C

一方、【とろ～りクリーム ｏｎプリン】には、リン酸塩の一種のメタリン酸Na、カラメル色素、さらに合成甘味料のアセスルファムKとスクラロースも使われています。カロリーを減らすためにこれらの甘味料を使っているのでしょうが、育ちざかりの子どもたちの体におよぼす影響が心配されます。

【グリコ プッチンプリン】は、大量生産されていることもあって、最も普及しているプリンですが、増粘多糖類のほか、香料や乳化剤《にゅうかざい》、酸味料などが使われています。

カロテン色素は、植物にふくまれる黄、だいだい、赤を示す色素の総称で、パプリカ色素（トウガラシ色素）、トマト色素、β－カロチンなどがあります。その由来から、安全性に問題はないと考えられます。Ｖ・Ｃは、ビタミンＣのことで、問題はありません。

【メグミルク なめらかプリン】の場合、増粘多糖類、乳化剤、香料のほかにカラメル色素が使われているので、オススメすることはできません。

メグミルク なめらかプリン

(雪印メグミルク)

食べない方が安心!

増粘多糖類や乳化剤、香料などいくつか気になる添加物がある。それに加えて、着色料のカラメル(カラメル色素)が使われているのでオススメはできない。

糖類（砂糖・異性化液糖、ぶどう糖、水飴）、乳製品、植物油脂、でん粉、ゼラチン、寒天、ゲル化剤（増粘多糖類）、乳化剤、香料、着色料（カロチン、カラメル）

ヨーグルト（プレーン）

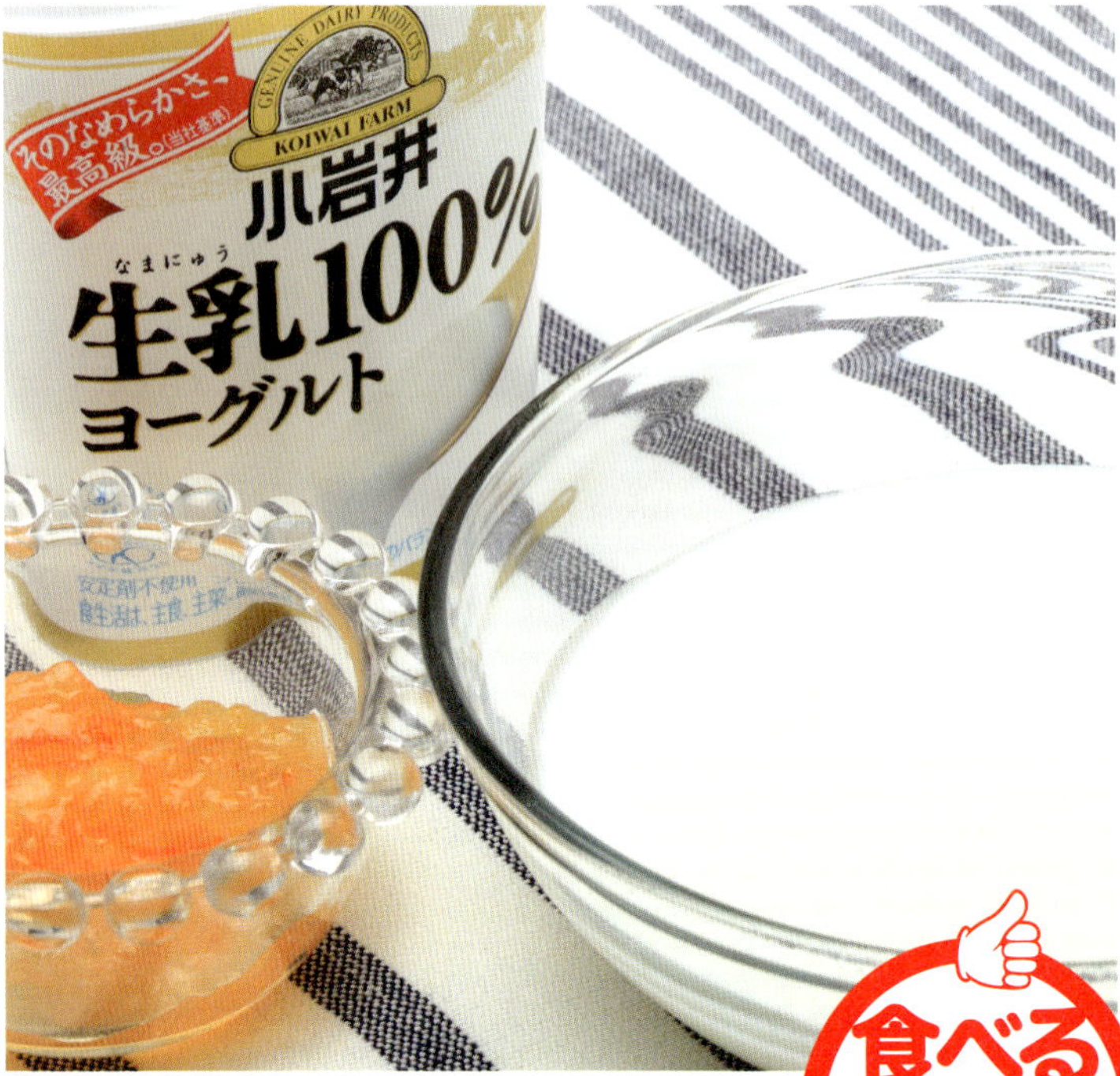

食べるなら、こっち

小岩井 生乳100% ヨーグルト（小岩井乳業）

生乳

どれも安全性に問題はないが、とくにこれがオススメ。生乳のみ使っていて、舌触りがなめらかで、酸味の少ないおいしいヨーグルト。

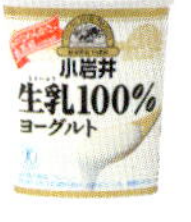

健康食品の王様！
どうせ食べるなら、何の心配もないものを

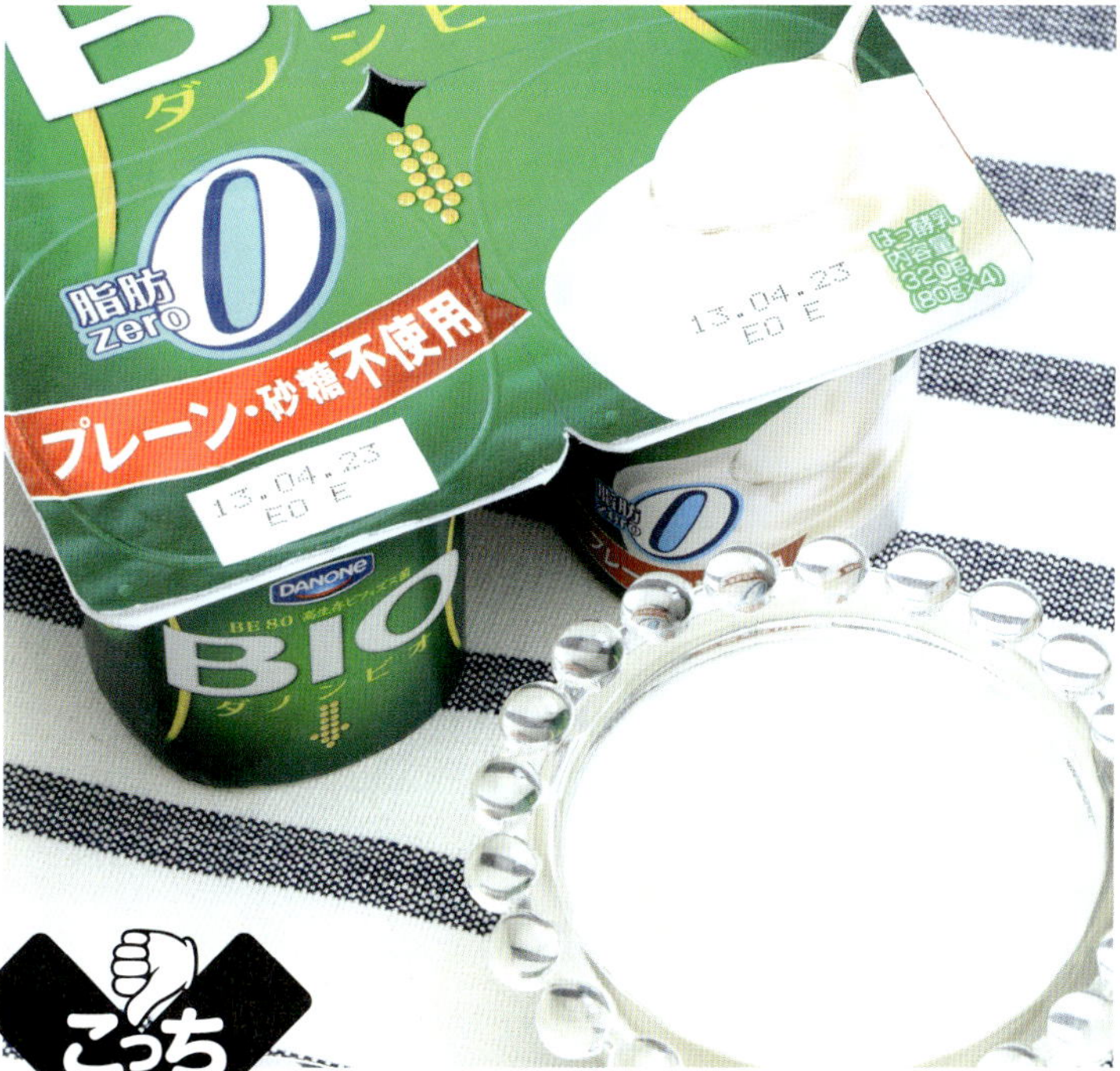

こっちは、ダメ

ダノンビオ プレーン・砂糖不使用・脂肪0 （ダノンジャパン）

乳製品、乳たんぱく、ゼラチン、増粘剤（加工でんぷん）

便通を良くすることを暗示した広告がなされているが、他の製品のようにトクホ（特定保健用食品）ではない。ただ、食べても問題ないレベル。

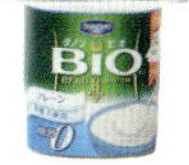

ヨーグルト（プレーン）

「ヨーグルトは体に良いので、毎日食べている」という人もいると思います。確かにプレーンヨーグルトは、たんぱく質やカルシウムが豊富で、お腹の調子も整えてくれるということで、優れた食品といえるでしょう。

とくにオススメしたいのが、【小岩井 生乳100％ヨーグルト】です。その名の通り、生乳（牛からしぼった乳）のみを原料として乳酸発酵させたもので、舌触りがなめらかで、酸味が少ない「おいしい」ヨーグルトです。しかも、消費者庁からトクホ（特定保健用食品）の許可を得ており、「生きたビフィズス菌（ビフィドバクテリウム・ラクティスBB-12）の働きにより腸内環境を改善し、おなかの調子を良好に保ちます」と表示されています。

一方、【ダノンビオ プレーン・砂糖不使用・脂肪0】の場合、便

これもOK!

森永ビヒダスプレーンヨーグルトBB536

（森永乳業）

善玉菌の代表・ビフィズス菌をふくみ、人の臨床試験では、排便回数や便性状の改善が認められたため、トクホの許可を得ている。

生乳、乳製品

通を良くすることを暗示したテレビＣＭが盛んに流されていますが、トクホではありません。ダノンジャパンでは、アンケート調査などによって便通改善が認められていると主張していますが、消費者庁によって「お腹の調子を整える」という効果が認められているわけではないです。

【森永ビヒダスプレーンヨーグルトＢＢ５３６】は、善玉菌の代表であるビフィズスをふくみ、人の臨床試験で、排便回数や便性状の改善が認められたため、「お腹の調子を整える」トクホの許可を得ています。

また、【明治ブルガリアヨーグルトＬＢ81プレーン】も、女子大生１０６人に食べてもらったところ、便通が良くなって、便秘が改善されたということで、やはりトクホの許可を得ています。ただし、どちらの製品も生乳以外に乳製品（クリームや脱脂粉乳、全粉乳など）を原料に使っているため、舌触りや味の点では、【小岩井 生乳１００％ヨーグルト】よりも劣っています。

明治ブルガリアヨーグルト LB81 プレーン

（明治）

これもOK!

女子大生 106 人に食べてもらったところ、便通が良くなり、便秘が改善されたため、こちらもトクホの許可を得ている。

生乳、乳製品

フルーツヨーグルト

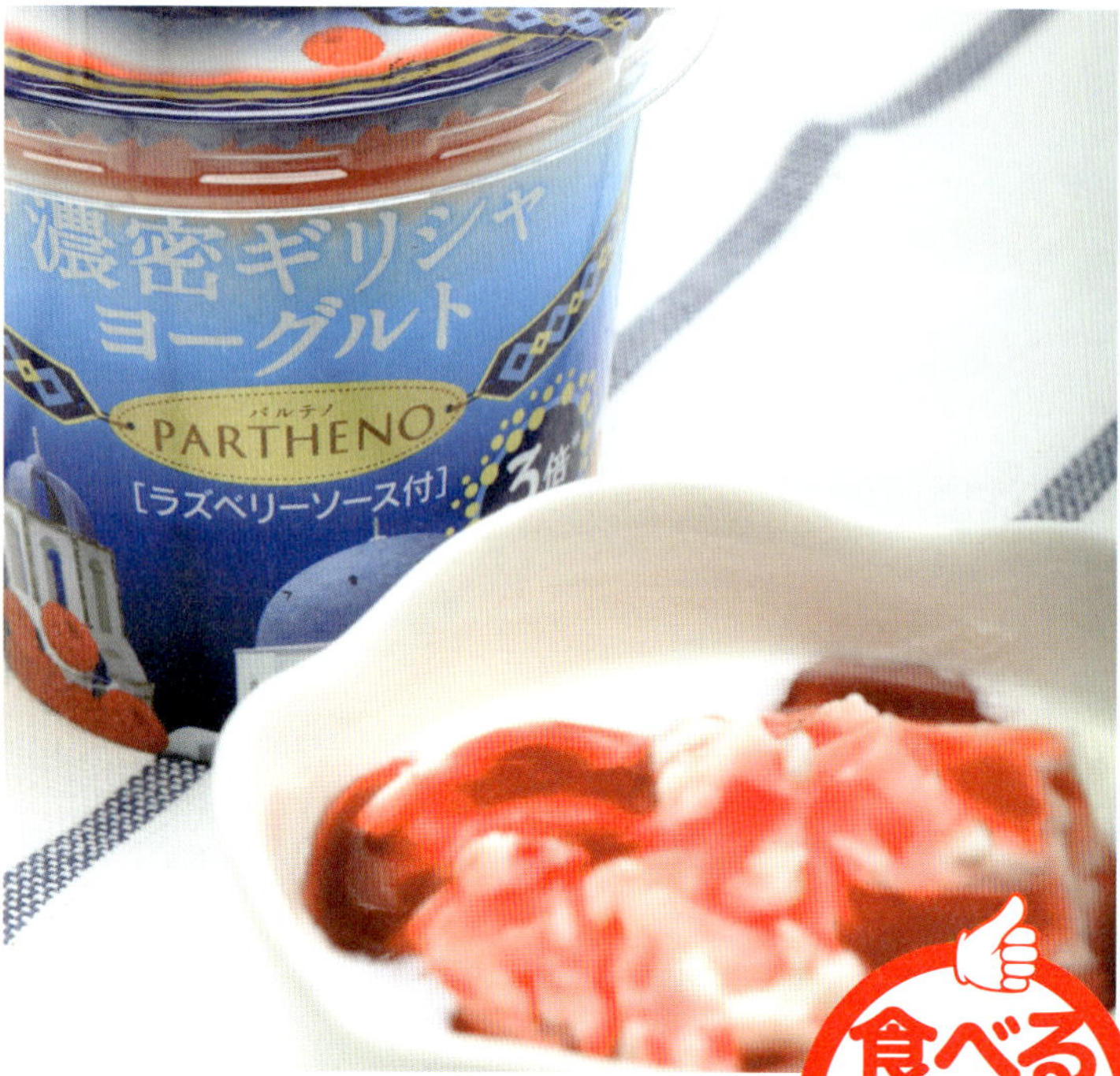

食べるなら、こっち

濃密ギリシャヨーグルト パルテノ ラズベリーソース付 （森永乳業）

【本体】乳製品 【添付品】砂糖、ラズベリーピューレ、酸味料

一括名表示なので、何が使われているかわからない。どれも毒性はそれほどないが、一度に大量にとると口内や胃の粘膜を刺激する心配がある

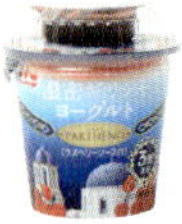

たいていの製品と違い、香料を使っていない点で○。食べるならこっち。ただ、酸味料を使っていることが多少心配。

子どもにも食べやすく、お腹にもいい。
良いことづくめのように思えるけれど、実は…

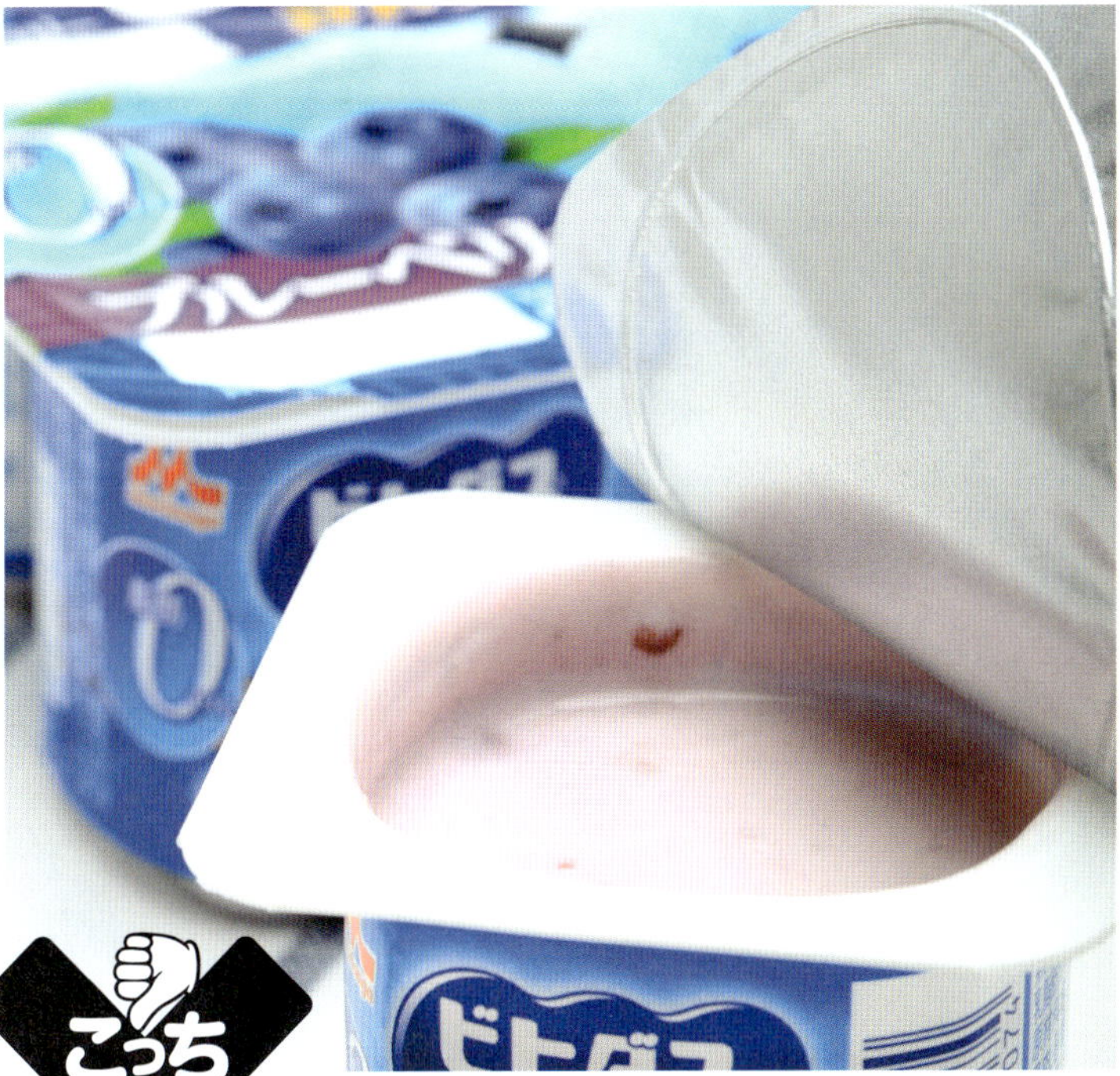

こっちは、ダメ

森永ビヒダス 脂肪0 ブルーベリー （森永乳業）

乳製品、ブルーベリー果肉、砂糖、アローニャ果汁、乳たんぱく質、ゼラチン、ココナッツオイル、香料、増粘多糖類、酸味料、甘味料（スクラロース）

非常に分解されにくい化学物質なので、人間の体内にとりこまれた場合、そのまま全身を回って、免疫などのシステムを乱す心配がある

何よりも合成甘味料のスクラロースを使っているので×。危険性の高い添加物をふくむ食品は、子どもに食べさせるべきではない。

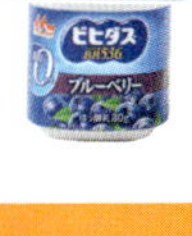

フルーツヨーグルト

プレーンヨーグルトとフルーツヨーグルトでは、まるでまったく別の食品であるくらい大きな違いがあります。

通常フルーツヨーグルトには、強烈な香料が使われています。ストロベリーやブルーベリーなどの香りを出して、消費者を惹きつけるためなのですが、人によっては、気分が悪くなることがあります。また、それは味にも影響していて、体に対する影響も心配されます。

しかも、何が使われているのか、わかりません。香料は、通常香料メーカーによって作られていますが、企業秘密を盾に使用している成分や製法を一切公開していないのです。そのため、香料を使用している食品メーカーも、何が使われているのか、わからない状況です。これでは、とても安心して摂取することはできません。

ただし、少ないながらも香料を使っていない製品もあって、【濃

明治ブルガリアヨーグルト 脂肪0 ストロベリー

（明治）

食べない方が安心！

人工的で強烈なにおいのする香料が使われている。そのため、においに敏感な人は気分が悪くなる心配があるので、オススメすることができない。

乳製品、いちご果肉、砂糖、乳清たんぱく質、ゼラチン、ベニコウジ色素、乳酸カルシウム、増粘多糖類、香料、甘味料（ステビア）

密ギリシャヨーグルト　パルテノ　ラズベリーソース付】もその1つです。ヨーグルト本体はプレーンヨーグルトで、添付のラズベリーピューレを混ぜて食べます。ピューレに香料は使われていません。ラズベリーには、もともと強い香りがあるため、必要ないと考えたようです。酸味料に関しては、一括名表示が認められていて、具体的に何を使っているのかわからないという不安点はありますが、酸味を出すとともに、保存性の向上にも役立っています。

一方、【森永ビヒダス　脂肪0　ブルーベリー】には、香料や酸味料のほか、スクラロースが使われています。

【ダノンビオ　ストロベリー】に使われている甘味料のステビアは、南米原産のステビアの葉から抽出された甘味成分です。EU（欧州連合）では、ステビアが体内で代謝されてできる物質（ステビオール）が動物のオスの精巣に悪影響をもたらすとして、使用を認めていませんでしたが、摂取量を1日に体重1kg当たり4mgまでという条件で、2011年12月から使用を認めました。

ダノンビオ ストロベリー

（ダノンジャパン）

食べない方が安心！

【明治ブルガリアヨーグルト 脂肪0 ストロベリー】と同じ強烈な香料が使われているため、においに敏感な人は、気分が悪くなる心配がある。

乳製品、ストロベリー果肉・果汁、砂糖、乳たんぱく、ゼラチン、香料、酸味料、紅麹色素、増粘多糖類、塩化カルシウム、甘味料（ステビア）

あめ・キャンディ

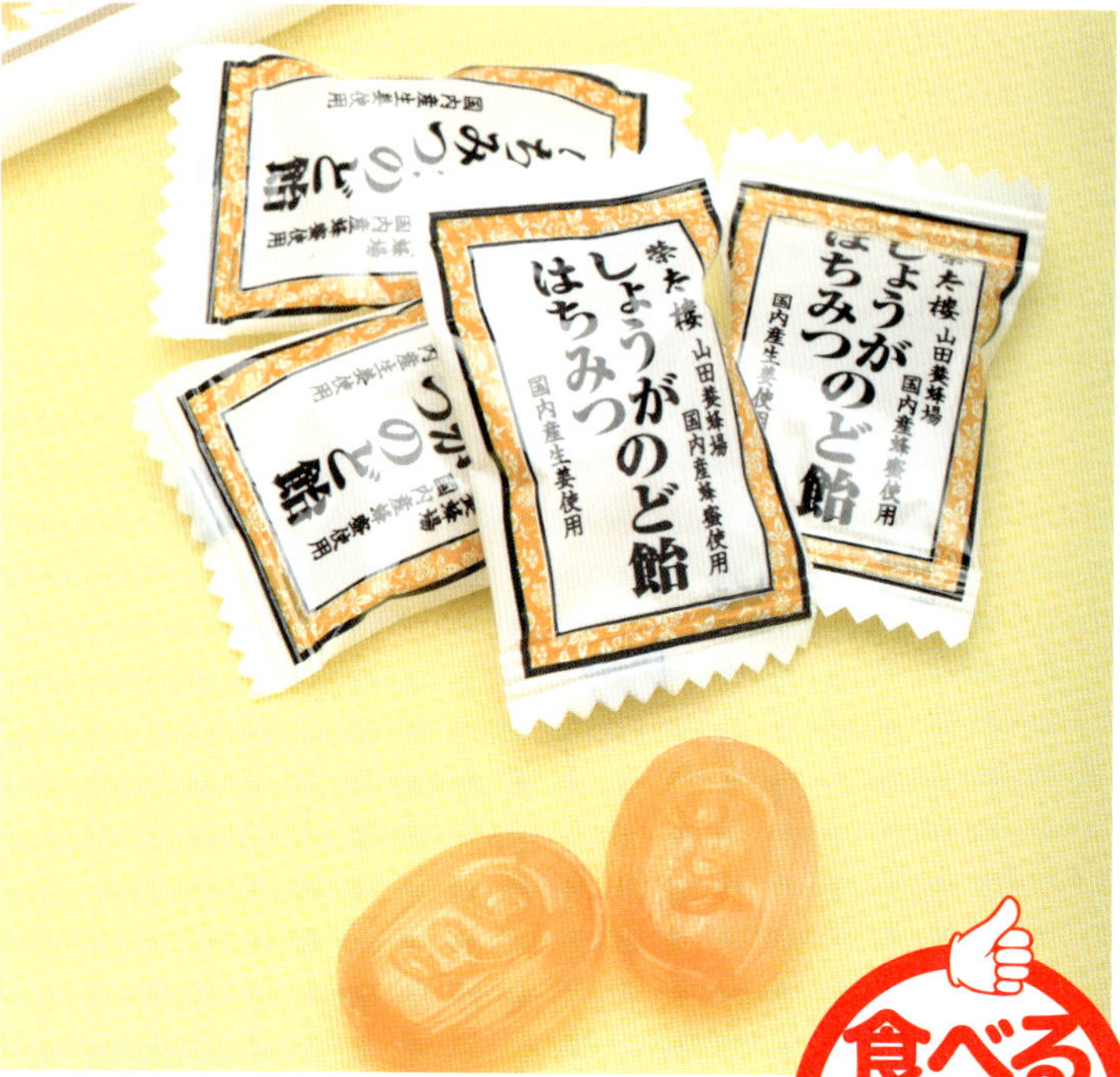

食べるなら、こっち

榮太樓 しょうがはちみつのど飴 （榮太樓總本舗）

水飴、砂糖、蜂蜜（国内産）、ジンジャーパウダー（国内産）

香料などの添加物を一切使っていないため、においも味も自然なものに仕上がっている。子どもに安心してなめさせることができるあめ。

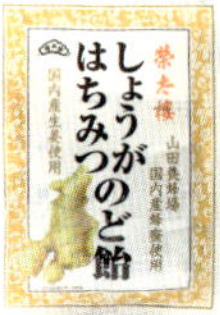

虫歯のことばかり心配していませんか？
それも必要。でも、添加物はもっと切実

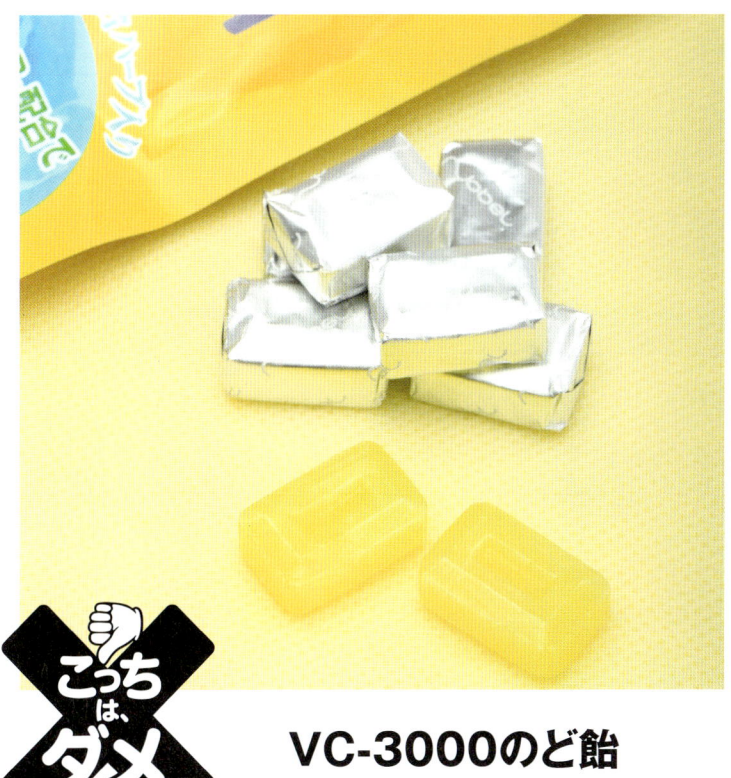

こっちは、ダメ

VC-3000のど飴
（ノーベル製菓）

アスパルテームが使われているのでNG。スクラロースやアセスルファムKなどもふくめ、合成甘味料を使った食品はできるだけ避けるように。

還元パラチノース、還元水飴、ハーブエキス、カリンエキス、ビタミンC、香料、甘味料（アスパルテーム・L-フェニルアラニン化合物、ステビア）、ウコン色素、ビタミンB_2、ビタミンB_1

イタリアの動物実験では、白血病やリンパ腫を起こすという結果が出た

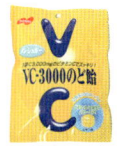

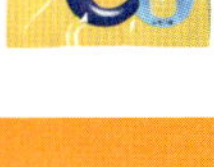

あめ・キャンディ

最近、のど飴が流行していて数多くの製品が出ていますが、とくにオススメしたいのは、【榮太樓 しょうがはちみつのど飴】です。香料などの添加物をふくんでいませんので、人工的で刺激的なにおいがありません。味もショウガの効いた自然なもので、のどをやさしくうるおしてくれます。これならば、お子さんにも安心してなめさせることがます。

ただし、あめはどうしても虫歯になりやすいので、なめすぎには十分注意してください。また、なめた後はなるべく歯磨きをさせるようにしましょう。

【VC-3000のど飴】は、歌手の天童よしみさんのテレビCMで知られる製品ですが、合成甘味料のアスパルテームが使われています。イタリアの動物実験では、白血病やリンパ腫を起こす

不二家 ミルキー

(不二家)

ギリギリOK!

乳化剤にはいくつか種類があり、中には危険性の高いものも。ただ、【不二家 ミルキー】の場合、毒性の強いものではなく、ほぼ問題なし。

水あめ、加糖練乳、上白糖、植物油脂、食塩、乳化剤

という結果が出ているので、できるだけ避けた方がいいでしょう。

【不二家 ミルキー】は、古くからある代表的なキャンディで、私も子どもの頃になめたことがあります。ミルクの自然な味が特徴です。

ただし、気になるのは乳化剤《にゅうかざい》が使われていて、具体名が表示されていないことです。乳化剤は、水と油など混じりにくい液体を混じりやすくするものですが、合成のものが9品目あって、安全性に問題のあるものもあります。そこで不二家に問い合わせると、「使っているのは、グリセリン脂肪酸エステルのみです」とのことでした。これは脂肪に近い成分で、食品の中にもふくまれています。したがって、安全性に問題はありません。

ロッテの【のど飴】も、とてもポピュラーな製品ですが、添加物がいくつか使われていて、とくにカラメル色素が気になるところです。カラメルⅢ、またはカラメルⅣが使われていた場合、それらには発がん性のある4－メチルイミダゾールがふくまれているからです。ただし、カラメルⅠとカラメルⅡにはふくまれていません。

のど飴

（ロッテ）

食べない方が安心！

添加物がいくつか使われていて、とくにカラメル色素が心配。カラメル色素は4種類あり、そのうち2種類には発がん性物質がふくまれている。

砂糖、水あめ、ハーブエキス、濃縮カリン果汁、モルトエキス、カリンエキス、香料、カラメル色素、調味料（アミノ酸）、（原材料の一部に）大豆を含む

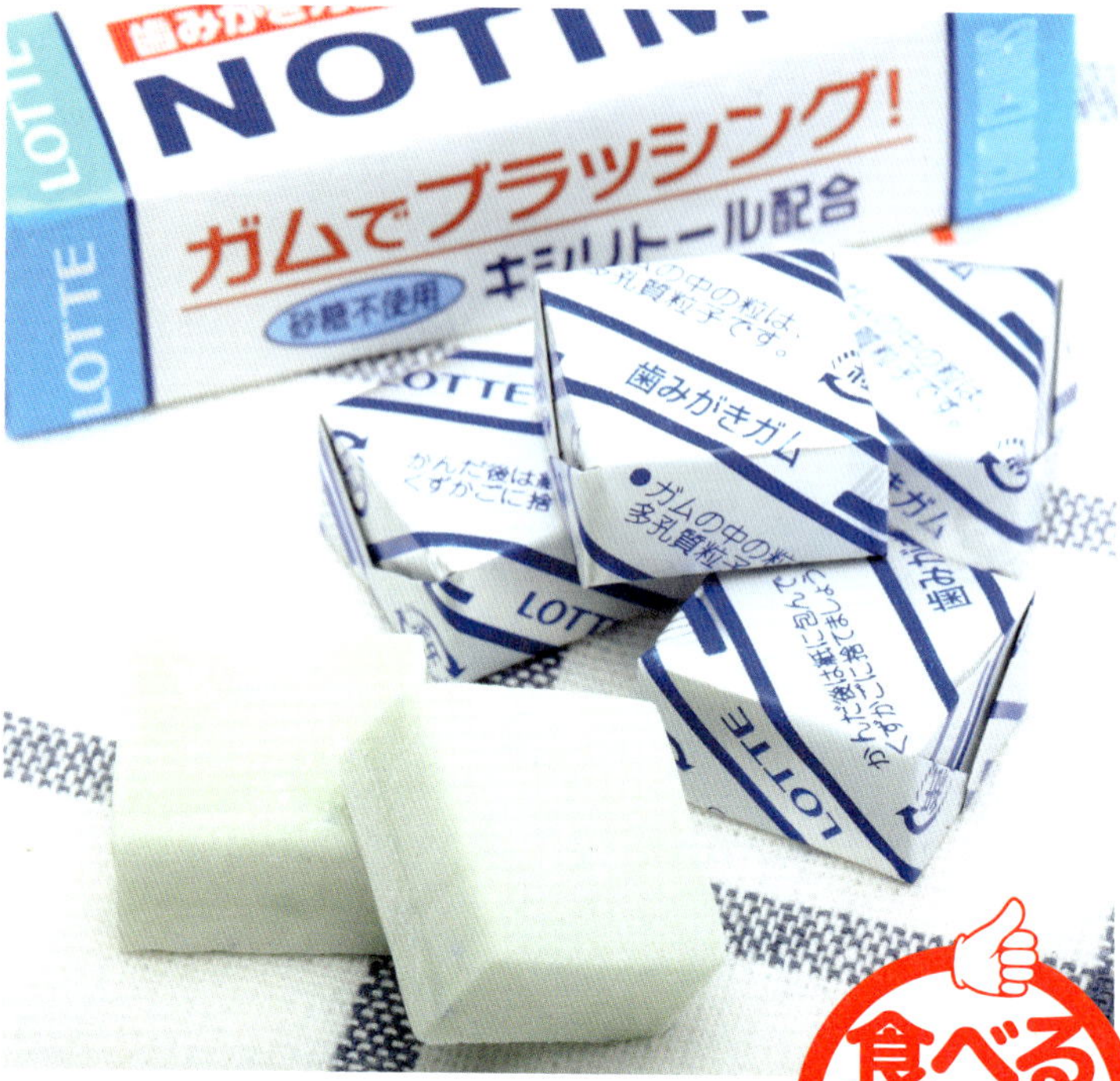

食べるなら、こっち

ロッテ ノータイムガム

(ロッテ)

パラチノース、還元パラチノース、還元麦芽糖水あめ、ウーロン茶抽出物、デキストリン、ガムベース、甘味料(キシリトール)、香料、炭酸Ca、軟化剤、乳酸Ca、増粘剤(アラビアガム)、着色料(銅葉緑素、クチナシ)、ムタステイン、ビタミンP、(原材料の一部に乳、ゼラチンを含む)

はちみつやサトウキビに少量ふくまれる甘味成分。砂糖から作られ、食品に分類される

虫歯を防ぐ甘味料として有名。もともとはイチゴやプラムなどにふくまれる甘味成分で、安全性に問題なし

他の製品が使っているアスパルテームやアセスルファムKといった合成甘味料を、【ロッテ ノータイムガム】は未使用という点で、こっち。

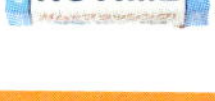

ガムをかむと虫歯になる。
そんな声から使われ出した合成甘味料に要注意

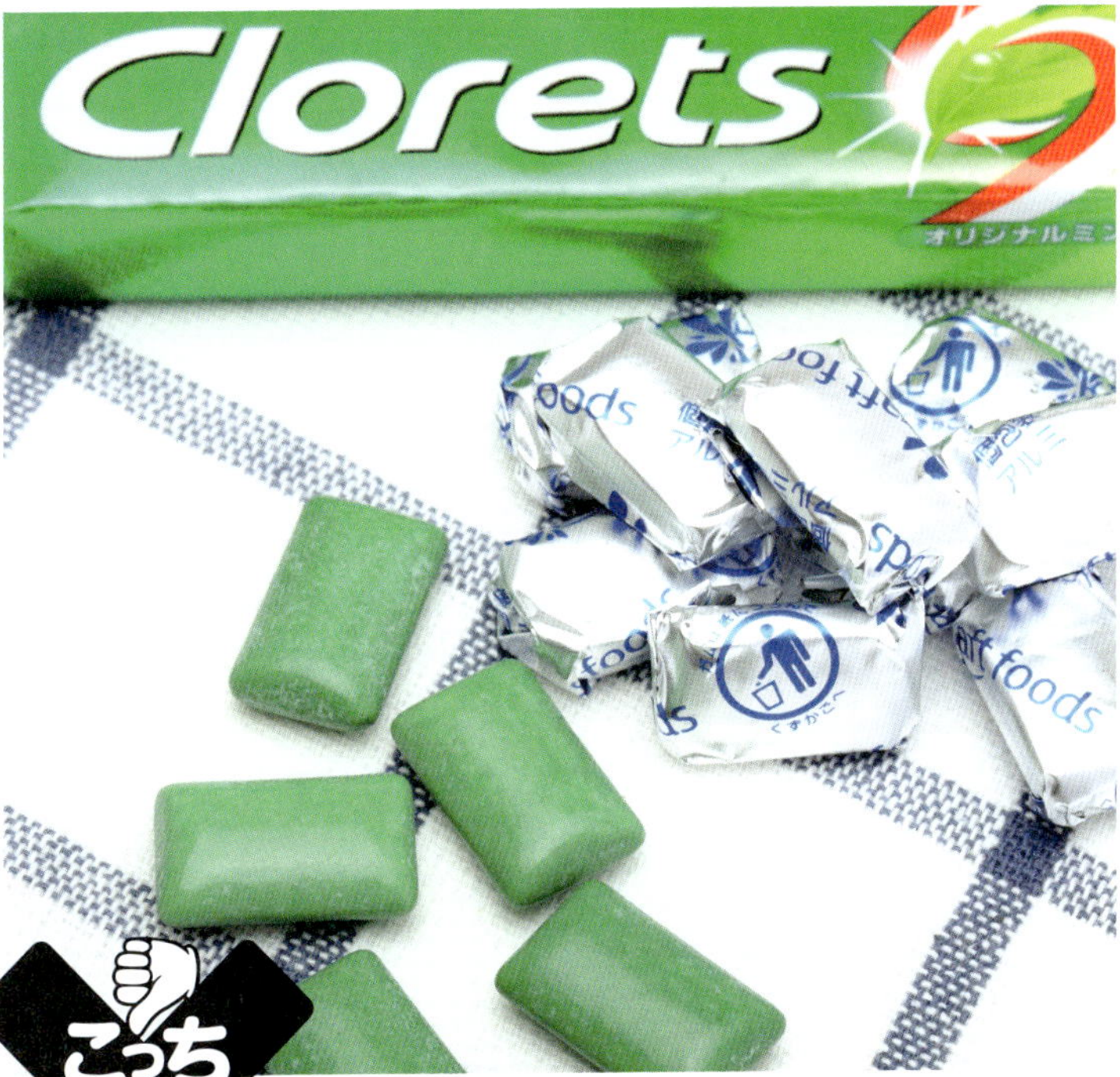

こっちは、ダメ

クロレッツXP
(日本クラフトフーズ)

合成甘味料のアスパルテームやアセスルファムKを使っているのでNG。これらは、数々の不安要素があるので、子どもには食べさせないように。

マルチトール、還元水飴、ウラジロガシ茶抽出物、植物油脂、ガムベース、甘味料(キシリトール、アスパルテーム・L−フェニルアラニン化合物、アセスルファムK)、香料、アラビアガム、マンニトール、香辛料抽出物、植物ワックス、着色料(銅葉緑素)、レシチン、ペルオキシダーゼ、(原材料の一部に大豆、ゼラチンを含む)

脳腫瘍を増加させるとの指摘や、白血病やリンパ腫を起こすという結果(動物実験による)が出ている

2000年に認可された添加物で、砂糖の200倍の甘味がある。動物実験の結果から、肝臓や免疫に対するダメージが心配される

ガム

今売られているガムのほとんどには、合成甘味料のアスパルテームやアセスルファムKが使われています。「ガムをかむと虫歯になる」という消費者の心配をなくすために、糖類の使用を止めて、合成甘味料を使っているのです。今回紹介している製品を見回しても、【ロッテ ノータイムガム】以外は、いずれもこれらの甘味料が使われています。

しかし、アスパルテームについては、アメリカではずっと安全性論争が続いていて、危険性を指摘する報告も数多いのです。

アスパルテームは、アミノ酸のL-フェニルアラニンとアスパラギン酸、そして劇物のメチルアルコールを結合させて作ったものです。砂糖の180~220倍の甘味があります。アメリカでは1981年に使用が認められましたが、アスパルテームをとった

キシリトール ガム

（ロッテ）

これもダメ

糖類のかわりに合成甘味料・アスパルテームを使っているのでNG。ほとんどのガムに合成甘味料が使われているので、買うときは必ず確認を。

マルチトール、甘味料（キシリトール、アスパルテーム・L－フェニルアラニン化合物）、ガムベース、香料、増粘剤（アラビアガム）、光沢剤、リン酸一水素カルシウム、フクロノリ抽出物、着色料（紅花黄、クチナシ）、ヘスペリジン、（原材料の一部にゼラチンを含む）

人たちから、頭痛やめまい、不眠、視力・味覚障害などを起こしたという苦情が寄せられたといいます。体内で分解して、劇物のメチルアルコールができたためだと考えられています。

また、1990年代後半には複数の研究者によって、アスパルテームが脳腫瘍《のうしゅよう》を起こす可能性が指摘されました。

さらに、2005年のイタリアの実験では、ラットにアスパルテームをふくむエサを与え続けたところ、白血病やリンパ腫の発生が認められました。しかも、人間が摂取している量に近い量でも異常が観察されました。したがって、できるだけ摂取しないようにした方がいいのです。

なお、キシリトールは、虫歯を防ぐ甘味料ということでガムに使われていますが、もともとはイチゴやプラムなどにふくまれる甘味成分で、安全性に問題はありません。

また、パラチノースは、はちみつやサトウキビに少量ふくまれる甘味成分で、砂糖から作られていて、食品に分類されています。

キシリッシュ

（明治）

これもダメ

【クロレッツ XP】と同じく、危険性の高い合成甘味料・アスパルテームとアセスルファムカリウムを使っているので、食べてはダメ。

マルチトール、ミントパウダー、ミントエキス、植物油脂、甘味料（キシリトール、アスパルテーム・L－フェニルアラニン化合物、アセスルファムカリウム）、ガムベース、香料、増粘剤（アラビアガム）、炭酸カルシウム、セルロース、着色料（フラボノイド、クチナシ）、軟化剤、光沢剤、リン酸カルシウム、乳化剤、ポリフェノールオキシダーゼ

アイスクリーム

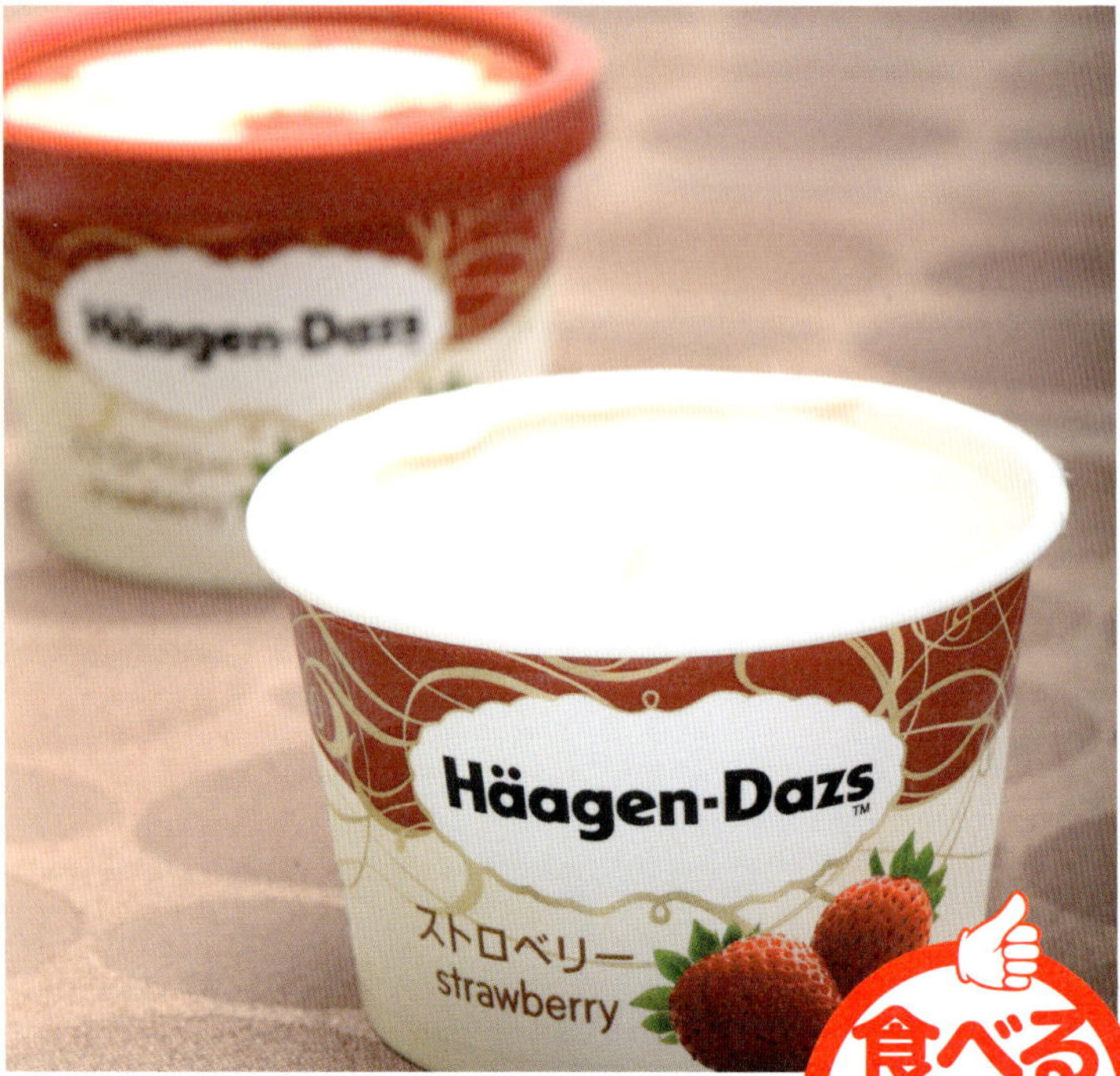

食べるなら、こっち

ハーゲンダッツ ストロベリー

（ハーゲンダッツ）

クリーム、脱脂濃縮乳、ストロベリー果肉、砂糖、卵黄、（原材料の一部に卵白を含む）

添加物を一切使わず、クリームや卵黄などで作ったアイスクリーム。そのため、安全で、おいしく仕上がっている。子どもに食べさせるなら、こっち。

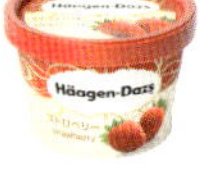

お菓子

嫌いな子なんていないアイスクリーム。食べる機会が多いから、原材料は要チェック

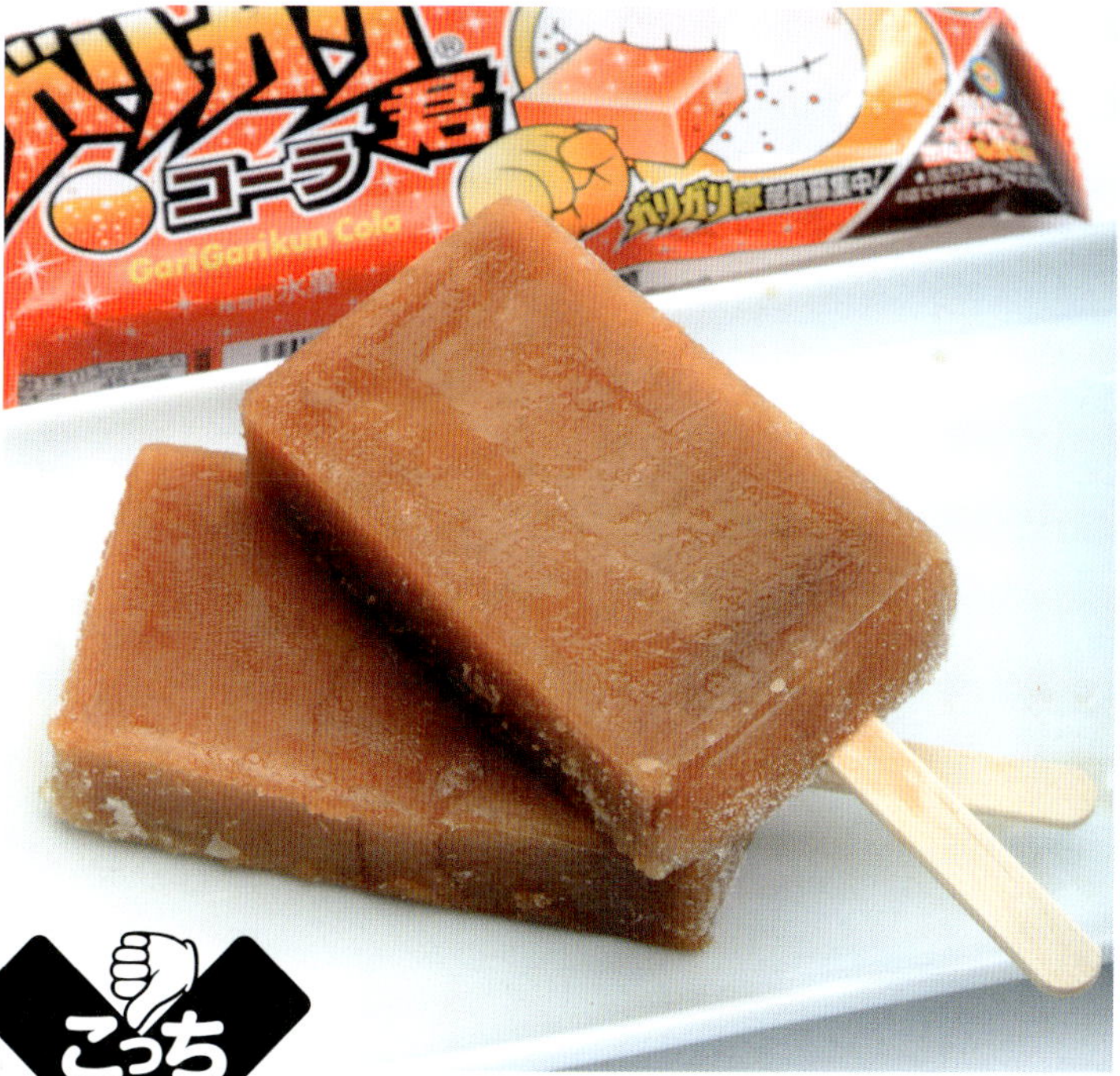

こっちは、ダメ

ガリガリ君 コーラ

(赤城乳業)

香料、酸味料、着色料のカラメルだけでも気になるところだが、さらに合成甘味料のスクラロースやアセスルファムKが使われているので食べてはダメ。

ぶどう糖果糖液糖、りんご果汁、砂糖、ぶどう糖、水飴、リキュール、食塩、香料、安定剤(ペクチン)、着色料(カラメル、アントシアニン)、酸味料、重曹、甘味料(スクラロース、アセスルファムK)、乳化剤

4種類あるうち2種類には発がん性物質がふくまれている。しかし、「カラメル色素」としか表示されず、どれが使われているかわからない点が不安

お菓子やダイエット飲料などによく使われる合成甘味料。カロリーを低く抑えるが、肝臓や免疫などに悪影響をおよぼす可能性あり

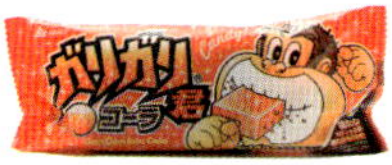

アイスクリーム

「ハーゲンダッツはおいしい」という声をよく耳にします。添加物を使わずに、クリームや卵黄などで作っているからです。「アイスクリームを食べるとお腹をこわす」という人でも、ハーゲンダッツなら、そういうことはないようです。ただし、ハーゲンダッツの製品でも、ウエハースではさんだ製品などは添加物が使われているので、注意してください。

【エッセルスーパーカップ 超バニラ】は、最もポピュラーなアイスクリームといえるでしょう。安定剤とは、品質を一定に保ち、成分の均一な分散を助けるために使われる添加物です。と同時に、口当たりを良くし、なめらかさを持たせる働きもあります。セルロースは、一般飲食物添加物（一般に食品として利用されているものを添加物の目的で使用）の一種です。海藻セルロース、サツマイモセ

エッセルスーパーカップ 超バニラ

（明治）

ギリギリOK!

香料の中には毒性の強いものもあるが、何が使われていても「香料」としか表示されないため多少不安が残る。セルロースは、安全性に問題なし。

糖類（砂糖、水あめ、ぶどう糖果糖液糖）、乳製品、植物性脂肪（パーム油、ヤシ油）、卵黄、食塩、香料、安定剤（セルロース）、アナトー色素、（原材料の一部に大豆を含む）

ルロース、トウモロコシセルロース、ナタデココなどがあります。どれを使っていても「セルロース」と表示されますが、いずれも安全性に問題はありません。また、アナトー色素は、ベニノキの種子から抽出された黄色、またはだいだい色の色素で、これまでの動物実験では、毒性は認められていません。

【ガリガリ君 ソーダ】は、地方の中小メーカーが生み出したヒット製品です。安定剤のペクチンは、りんごやサトウダイコンなどから抽出された粘性のある多糖類です。その由来や動物実験の結果から、安全性は高いと考えられます。スピルリナ青は、ユレモ科スピルリナの全藻から抽出されたものです。1％をふくむエサをラットに12か月間食べさせた実験では、毒性は認められませんでした。紅花黄は、紅花の花から抽出された黄色い色素で、マウスやラットを使った実験では、毒性は認められていません。

【ガリガリ君 コーラ】には、安定剤やカラメル色素のほか、スクラロースとアセスルファムKが使われているので×。

ガリガリ君 ソーダ

（赤城乳業）

ギリギリOK!

香料、酸味料は、何を使っているかわからず不安だが、ほぼ問題ないレベル。聞き慣れないペクチン、スピルリナ青、紅花黄の安全性は高い。

ぶどう糖果糖液糖、砂糖、りんご果汁、ぶどう糖、ライム果汁、水飴、リキュール、食塩、香料、安定剤（ペクチン）、着色料（スピルリナ青、紅花黄）、酸味料

せんべい

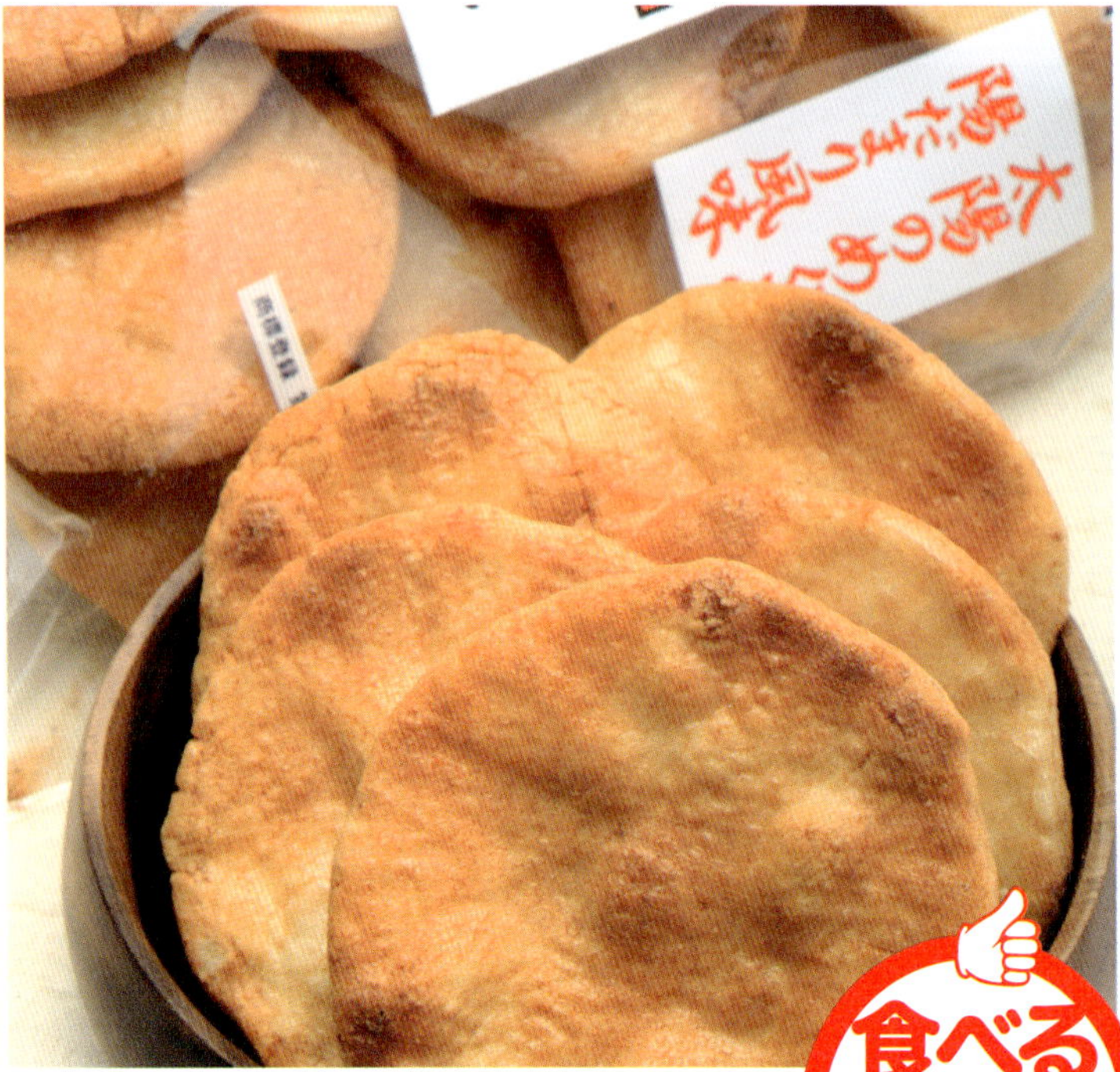

食べるなら、こっち

天日干し ふくれ煎

（風見米菓）

うるち米（国産）、醤油、砂糖、でん粉、発酵調味料、みりん、増粘剤（加工でん粉）、調味料（アミノ酸等）、（原材料の一部に小麦・大豆を含む）

一度にたくさんとると、人によっては、顔や肩、腕などに灼熱感を覚えたり、動悸を感じることがある

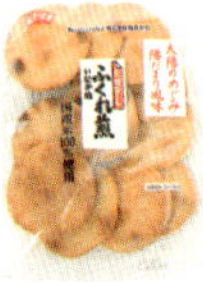

添加物が少なく、とくにカラメル色素が使われていないので、食べるならこっち。ただ、塩分のことを考えて、食べすぎには注意したいところ。

昔ながらの日本のお菓子といえばこれ。ただ、食べすぎには十分に注意を

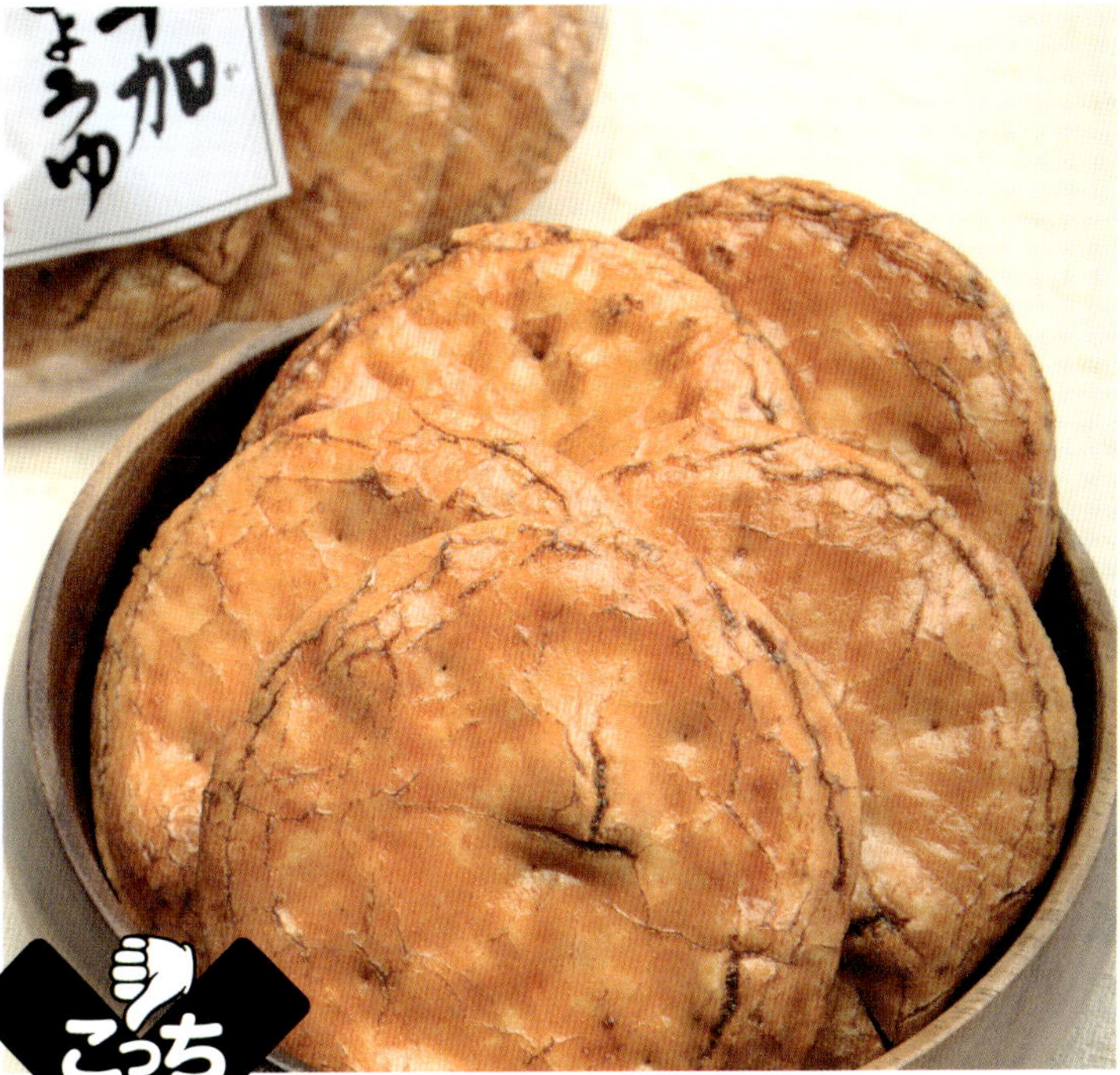

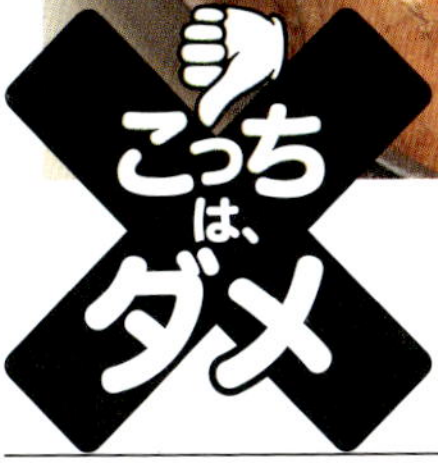

味の追求 草加しょうゆ
（越後製菓）

たくさんの塩分、調味料（アミノ酸等）、カラメル色素などが使われているので、こっちはダメ。とくに、胃が敏感な人は注意が必要。

うるち米（国産）、しょうゆ（大豆・小麦を含む）、砂糖、だし（かつお、こんぶ、にぼし、しいたけ）、でんぷん、醗酵調味液、たん白加水分解物、醸造酢、食塩、はつみつ、調味料（アミノ酸等）、加工でんぷん、着色料（カラメル）

４種類あるうち２種類には発がん性物質がふくまれている。でも、「カラメル色素」としか表示されないため、どれが使われているかわからない

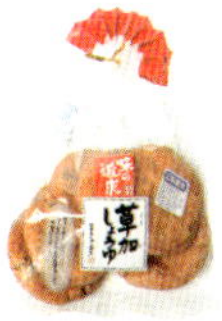

せんべい

昔ながらの日本のお菓子といえばせんべいですが、いくつか問題を抱えています。

まず塩分（ナトリウム）が多いことです。しょうゆをたっぷり使っているため、どうしても塩分が多くなってしまうのです。

また、ほとんどの製品に、「調味料（アミノ酸等）」が使われています。これは、L－グルタミン酸Naをメインにしたものであることは間違いありません。

さらに、カラメル色素を使った製品が、とても多いことも気になるところです。

塩分は、人間の体にとって不可欠なものですが、とりすぎると、高血圧の原因となります。また、一度にたくさんとると、胃粘液《いねんえき》を溶かして、胃粘膜《いねんまく》にダメージを与えることになります。ですから、

磯元禄

（亀田製菓）

食べない方が安心！

【味の追求 草加しょうゆ】と同じ理由で食べない方が安心。胃の粘膜がかなり刺激をうけ、人によっては痛みを覚えることがある。

もち米（国産、米国産、タイ産）、しょうゆ（小麦、大豆を含む）、海苔、デキストリン、砂糖、はっ酵調味液、食塩、魚介エキスパウダー（さばを含む）、たんぱく加水分解物（大豆を含む）、加工でん粉、ソルビトール、調味料（アミノ酸等）、カラメル色素、増粘剤（キサンタンガム）、酸味料

とりすぎには注意しなければなりません。

【味の追求 草加しょうゆ】の場合、100gあたりの塩分は0・52gで、食塩相当量は1・3gになります。さらに、調味料（アミノ酸等）とカラメル色素が使われています。

これらが一度に胃の中に入ることによって、胃の粘膜がかなり刺激をうけることになります。したがって、胃が敏感な人は、痛みなどを覚えることがあると考えられます。また、口の中や食道なども、刺激を感じる心配があります。

これは、【おつまみ良選 柿ピー】や【磯元禄】にも同じく当てはまることです。とくに【おつまみ良選 柿ピー】の場合、添加物が多いので、注意した方がいいでしょう。

【天日干し ふくれ煎】にも、調味料（アミノ酸等）が使われていますが、カラメル色素は使われていません。その点、少し安心して食べることができます。ただし、塩分が多いことは変わりがないので、やはり食べすぎには注意しましょう。

おつまみ良選 柿ピー

（メーコウ）

食べない方が安心！

【味の追求 草加しょうゆ】と同じく、胃の粘膜に与える刺激が心配。加えて添加物もたくさん使われている点も気になるので、食べない方が安心。

［柿の種］でん粉、米（中国）、しょうゆ、デキストリン、砂糖、食塩、たん白加水分解物、かつおエキス、唐辛子、加工デンプン、調味料（アミノ酸等）、カラメル色素、乳化剤、パプリカ色素、香辛料抽出物、ベニコウジ色素、（原材料の一部に小麦、大豆を含む）、［バタピー］落花生（中国）、植物油脂、食塩

栄養調整食品

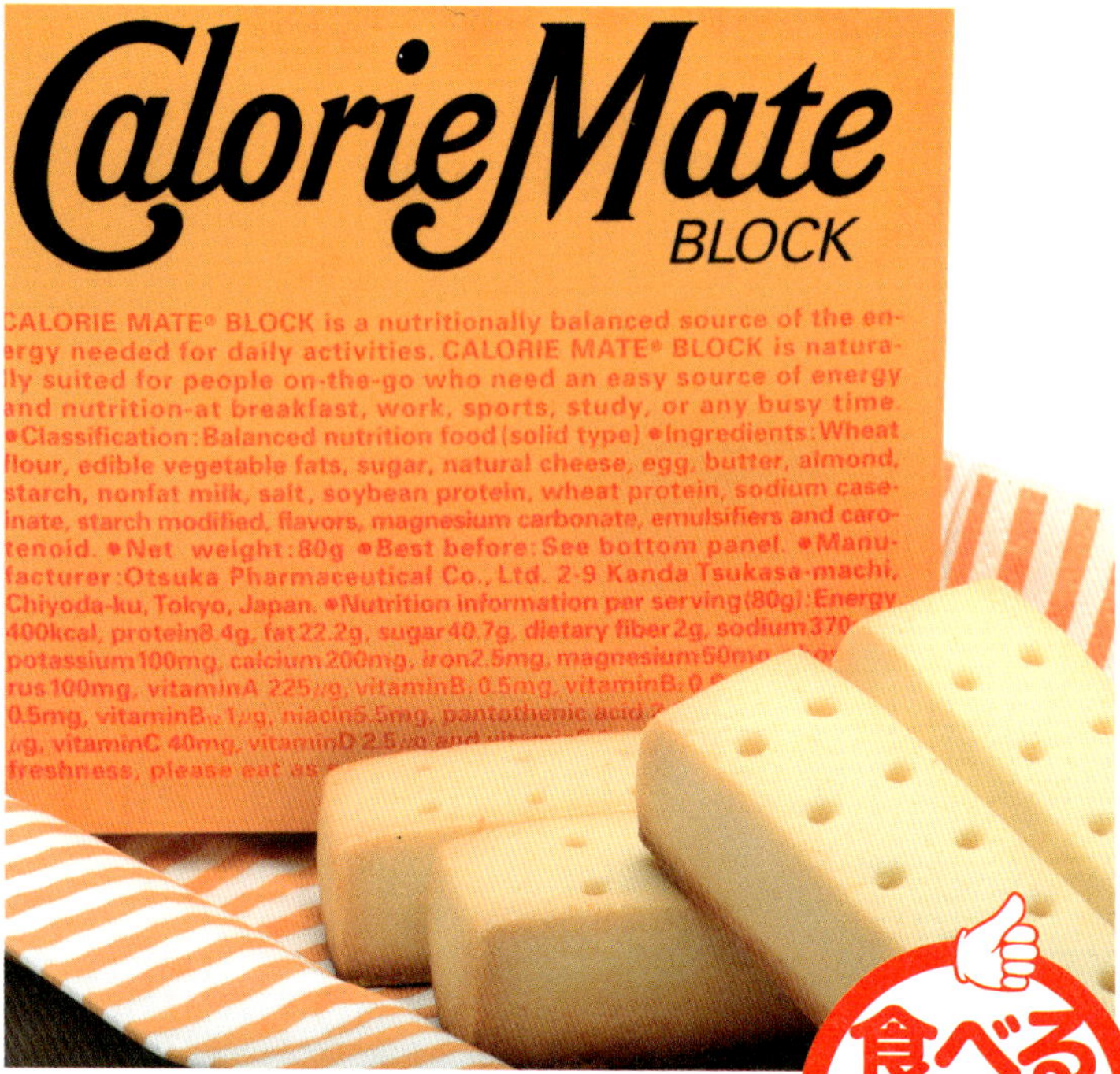

食べるなら、こっち

カロリーメイト チーズ味

（大塚製薬）

小麦粉、食用油脂、砂糖、ナチュラルチーズ、卵、バター、アーモンド、でん粉、脱脂粉乳、食塩、大豆タンパク、小麦タンパク、カゼインナトリウム、加工でん粉、香料、炭酸マグネシウム、乳化剤、カロチノイド色素

カロチノイド色素：トウガラシ色素やトマト色素など植物から抽出された橙色の色素で、安全性にほとんど問題はない

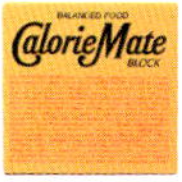

危険性の高い添加物を使っていないという理由で、食べるならこっち。また、ミネラル類やビタミン類をバランス良くふくんでいる点も○。

簡単に栄養がとれて健康的なイメージがあるけれど、本当にそうですか ？

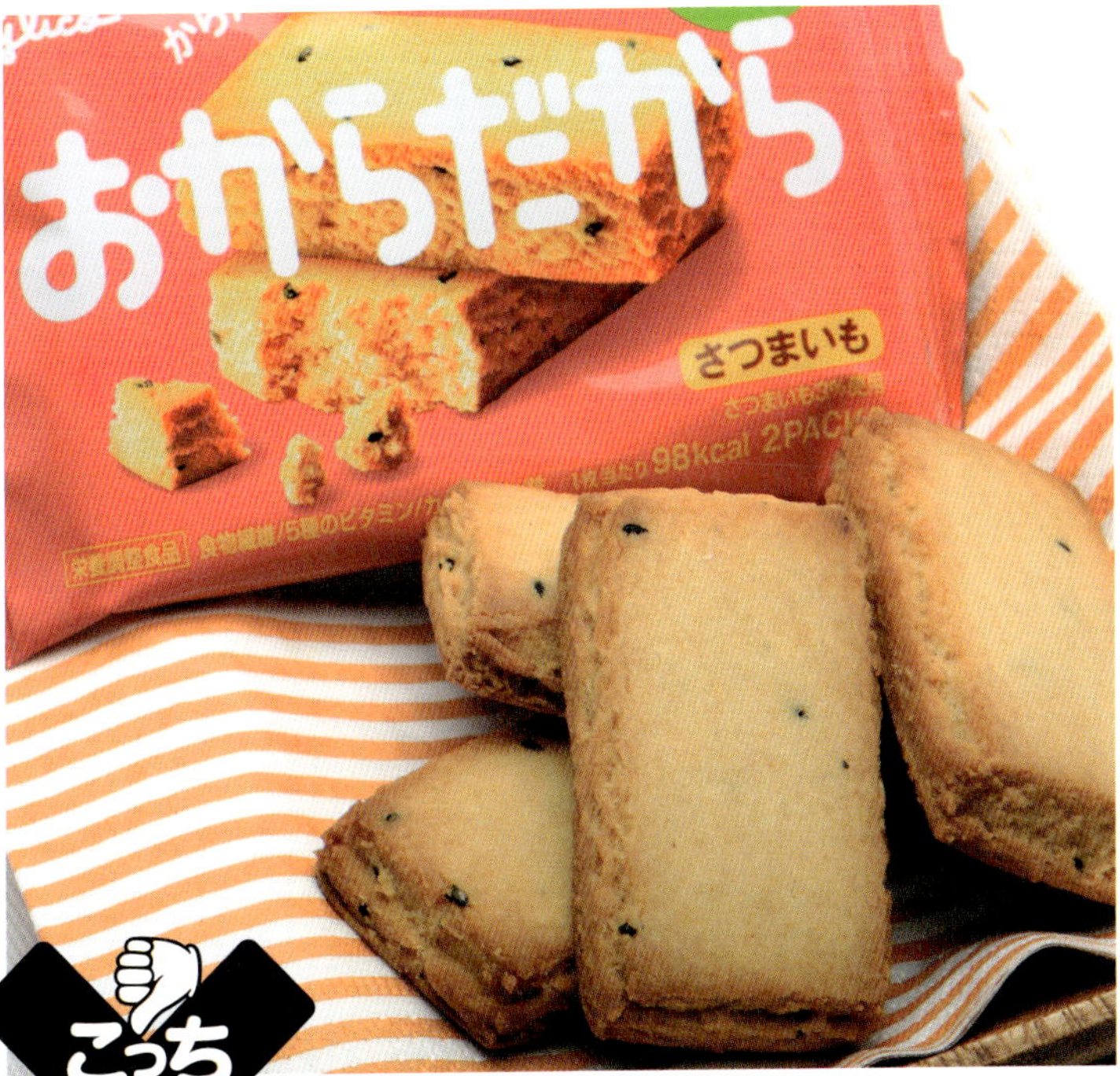

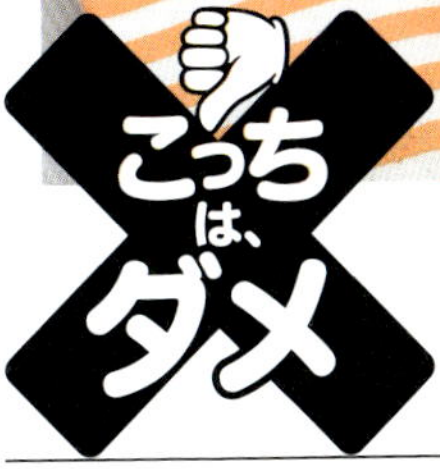

おからだから さつまいも
（江崎グリコ）

いくつかの添加物、とくに合成甘味料・スクラロースが使われているので×。不安点が多いので、子どもに食べさせない方が安心。

ショートニング、小麦粉、砂糖、麦芽糖、乾燥おから、水あめ、加糖さつまいもペースト、イヌリン、食塩、黒ごま、加工デンプン、ソルビトール、炭酸Ca、乳化剤、香料、膨張剤、酸化防止剤（チャ抽出物、V.E）、パプリカ色素、ピロリン酸鉄、甘味料（スクラロース）、V.E、$V.B_1$、$V.B_2$、V.A、V.D、（原材料の一部に大豆を含む）

清涼飲料水やダイエット食品などによく使われる合成甘味料。カロリーを低く抑えるが、免疫機能を乱す危険性があるなど、不安な点が多い

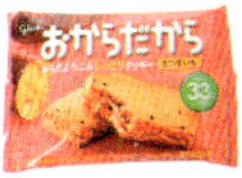

栄養調整食品

いつでもどこでも手軽に栄養がとれるということで、人気のある栄養調整食品ですが、これにも合成甘味料のスクラロースが使われている製品があります。

【おからだから　さつまいも】もその1つです。健康増進を目的とした食品に、どうしてこう安易に合成甘味料を使うのか、理解に苦しみます。おそらく、本当に消費者の健康のことを考えて製品作りをしていないからでしょう。

なお、V・EやV・B1、V・Aなどは添加物の一種ですが、すべて栄養強化剤です。通常の添加物は、食品の保存性を高める、着色する、香りをつけるなど業者にとって便利なものですが、栄養強化剤は、ビタミンなどの栄養を強化するためもので、消費者にメリットがあります。もともと食品にふくまれている成分が多いため、安

ソイジョイ ブルーベリー

（大塚製薬）

食べない方が安心！

かなり刺激的なにおいのする香料が使われているので、食べない方が安心。
具体的に何が使われているかわからない香料には注意が必要。

大豆粉（遺伝子組換えでない）、レーズン、バター、砂糖、卵、ココナッツ、パイナップル、難消化性デキストリン、ブルーベリー、果糖ぶどう糖液糖、ホワイトチョコレート、クランベリー、食塩、チーズ、香料

全性も問題のないものが多くなっています。

ほかの3製品には、合成甘味料は使われていませんが、【ソイジョイ ブルーベリー】と【クリーム玄米ブラン ブルーベリー】には、香料が使われていて、かなり強烈なにおいがします。ブルーベリーに似ていますが、微妙に違う人工的で刺激的なにおいです。おそらくにおいに敏感な人は、気分が悪くなることでしょう。

香料は、香料メーカーの壁が厚く、ほとんどが企業秘密になっています。そのため、具体的に何が使われているのかわからず、それだけ安全性も未知数な部分が多くなってしまいます。したがって、あまりに刺激的で、不快なにおいのする香料は、できるだけ避けた方がいいでしょう。

【カロリーメイト チーズ味】の場合、刺激的なにおいの香料は使われておらず、危険性の高い添加物も使われていません。

また、ミネラル類やビタミン類をバランス良くふくんでいて、比較的安心できる製品に仕上がっています。

クリーム玄米ブラン ブルーベリー

（アサヒフードアンドヘルスケア）

食べない方が安心！

【ソイジョイ ブルーベリー】と同じく、人工的で刺激的なにおいがする点に不安を覚える。こういったにおいのする香料は、避けた方が良い。

小麦粉、ショートニング、砂糖、オールブラン（小麦外皮、砂糖、その他）、全卵、ぶどう糖、玄米粉、コーンフレーク、ブランフレーク、玄米フレーク、ドライブルーベリー、アーモンド、ブルーベリー果汁パウダー、食塩、卵殻Ca、セルロース、炭酸Mg、酸味料、香料、乳化剤（大豆由来）、ピロリン酸第二鉄、V.E、酸化防止剤（V.E）、ナイアシン、パントテン酸Ca、$V.B_6$、$V.B_2$、$V.B_1$、V.A、葉酸、V.D、$V.B_{12}$

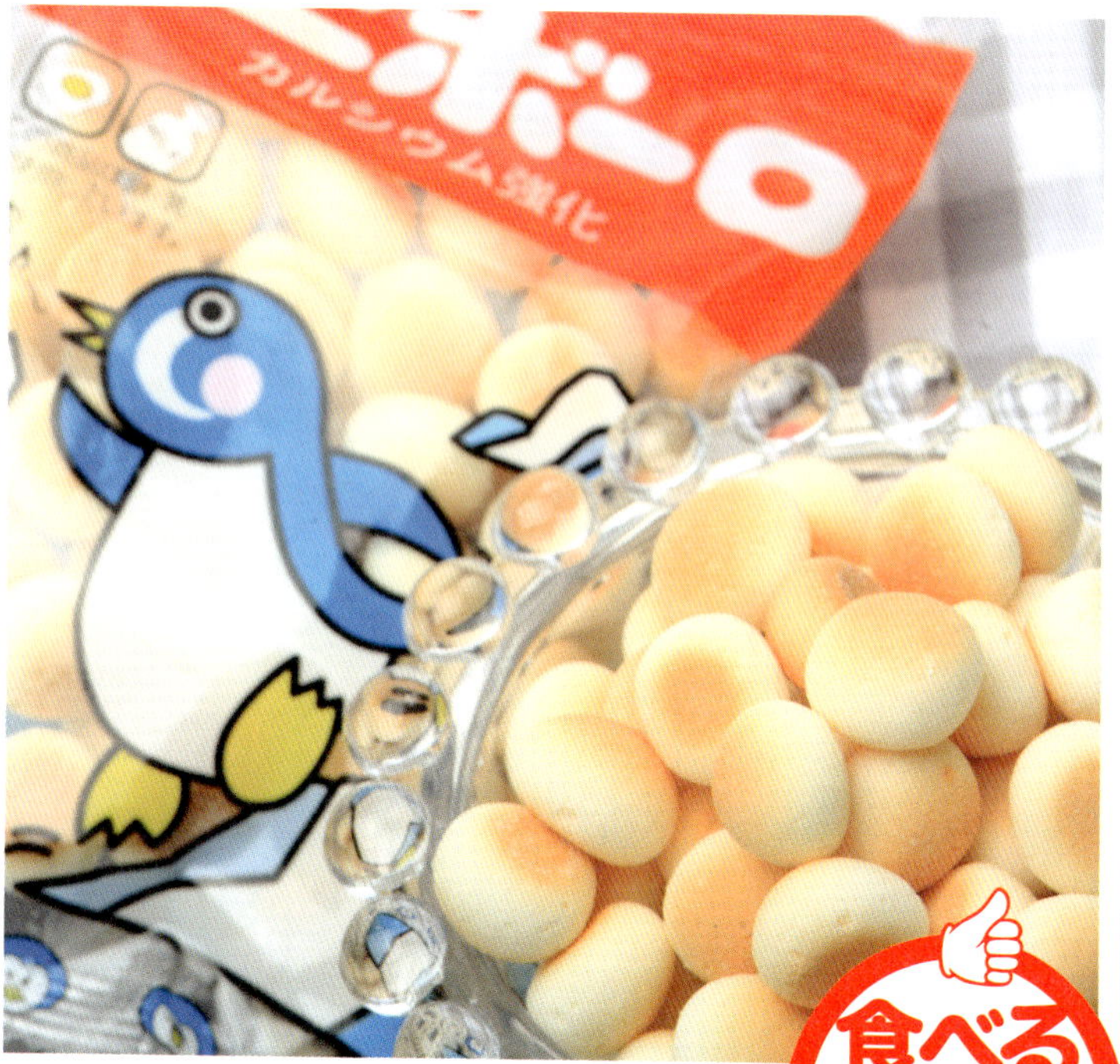

ミニボーロ

（大阪前田製菓）

ばれいしょでん粉、砂糖、鶏卵、ぶどう糖、麦芽糖水飴、寒梅粉、脱脂粉乳、卵殻カルシウム、膨張剤（炭酸水素アンモニウム）、香料

ほとんど毒性はないと考えられている

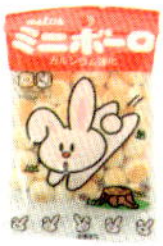

香料が使われているのは少し心配。ただ、駄菓子によく使われるタール色素や漂白剤、保存料を使っていないので、食べるならこっち。

小さな頃は気にならなかったけど、子どもを持つ今なら、その中身が心配になりませんか？

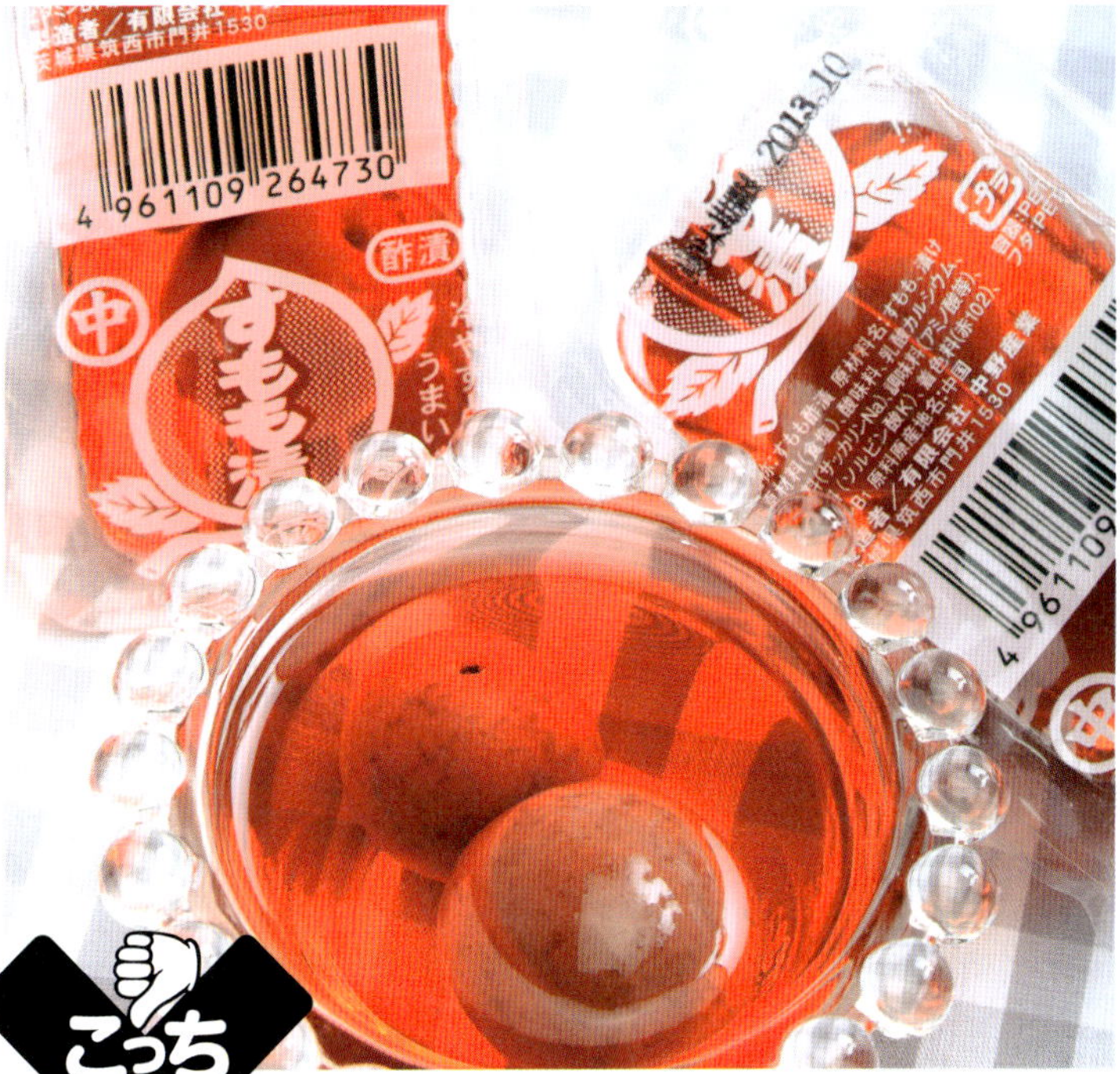

こっちは、ダメ

すもも漬

（中野産業）

タール色素の赤102、甘味料のサッカリンNa、保存料のソルビン酸Kと、危険性の高い添加物がたくさん使われているのでダメ。

すもも、漬け原材料（食塩）、酸味料、乳酸カルシウム、甘味料（サッカリンNa）、調味料（アミノ酸等）、保存料（ソルビン酸K）、着色料（赤102）、ビタミンB_1

細胞の遺伝子に異常を起こすことがわかっている

発がん性の疑いが強いため、食品にはほとんど使われていない添加物

動物実験の結果、赤血球の数が減り、ヘモグロビン値が低下した。さらに、蕁麻疹を起こすことでも知られている

駄菓子

郷愁《きょうしゅう》を誘う駄菓子が、スーパーの一画で売られていますが、ほとんどがオススメできない製品です。タール色素を使ったものが多く、さらに漂白剤や保存料なども使われているからです。いずれも数十円と低価格なため、添加物をいくつも使って製造コストを抑えなければならないようです。

【すもも漬】には、タール色素（コールタールから作られていたが、現在は石油製品から合成されている）の赤１０２（赤色１０２号）が使われています。赤色１０２号を２％ふくむエサをラットに90日間食べさせた実験では、赤血球の数が減り、ヘモグロビン値が低下しました。蕁麻疹《じんましん》を起こす添加物としても知られています。

さらに、この製品には、合成甘味料のサッカリンNaが使われていて、これにはビックリしました。サッカリンNaは、発がん性の疑い

これもダメ

あんずボー

（港常）

何よりも漂白剤の亜硫酸塩が使われているので NG。胃粘膜への刺激や、ビタミン B_1 の欠乏を起こして成長を悪くする可能性がある。

干杏、果糖ぶどう糖液糖、オリゴ糖、香料、ビタミン C、漂白剤（亜硫酸塩・原料由来）

が強いため、食品にはほとんど使われていないからです。

そのうえ、合成保存料のソルビン酸Kも使われています。ソルビン酸Kは、細胞の遺伝子に異常を起こすことがわかっています。

【キャンディーボックス】には、赤106（赤色106号）、黄4（黄色4号）、黄5（黄色5号）、青1（青色1号）と、4種類ものタール色素が使われています。いずれも発がん性の疑いがあり、黄4と黄5は、蕁麻疹を起こすことが知られています。

【あんずボー】に使われている漂白剤の亜硫酸塩《ありゅうさんえん》は、胃粘膜《いねんまく》を刺激する心配があり、また動物実験の結果から、ビタミンB_1の欠乏を起こして成長を悪くする可能性もあります。

そんな中で、【ミニボーロ】は、ほかの3製品に比べればマシといえるでしょう。

膨張剤の炭酸アンモニウムは、ほとんど毒性はないと考えられています。卵殻カルシウムは、卵の殻から抽出したもので、これも問題はありません。「寒梅粉」とは、新米を粉にしたものです。

キャンディーボックス

これもダメ

（共親製菓）

やはり気になるのはタール色素の赤106、黄4、黄5、青1の存在。いずれも発がん性の疑いがあり、黄4と黄5は蕁麻疹を起こす。

水飴、砂糖、澱粉、餅粉、植物油脂、ソルビトール、乳化剤、香料、酸味料、着色料（赤106、黄4、黄5、青1）、光沢剤

炭酸飲料

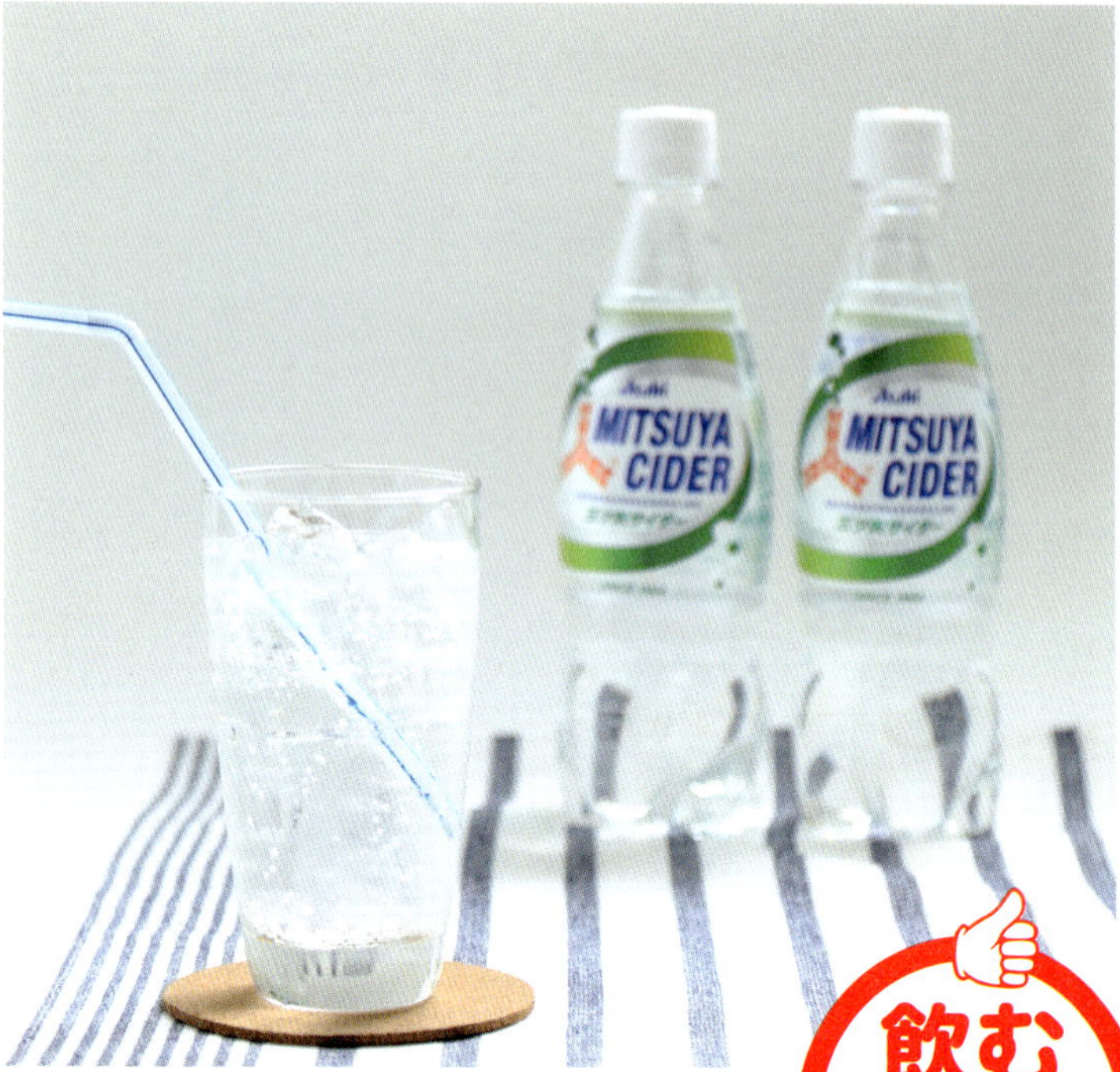

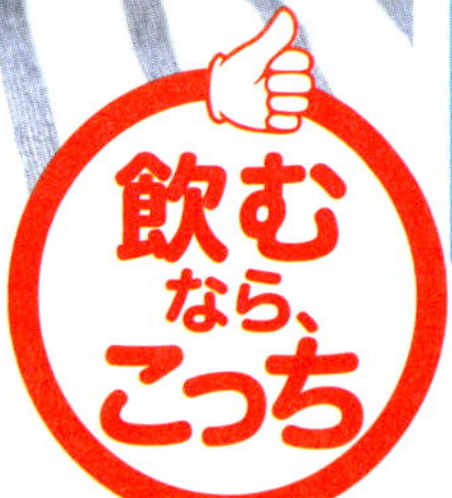

三ツ矢サイダー

(アサヒ飲料)

砂糖類(果糖ぶどう糖液糖、砂糖)、香料、酸味料

酸味料の多くはもともと食品にふくまれている酸を化学的に合成し、添加物として使用。その意味では、毒性はそれほどなし

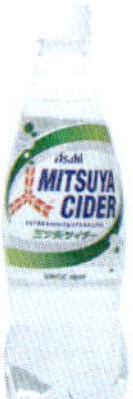

香料も酸味料も一括名で、何が使われているかわからない点が少し心配。ただ、多くは毒性が強くないので、飲むならこっち。

歯や骨は溶けないけど、将来の健康を考えると やっぱり気をつけたい飲み物

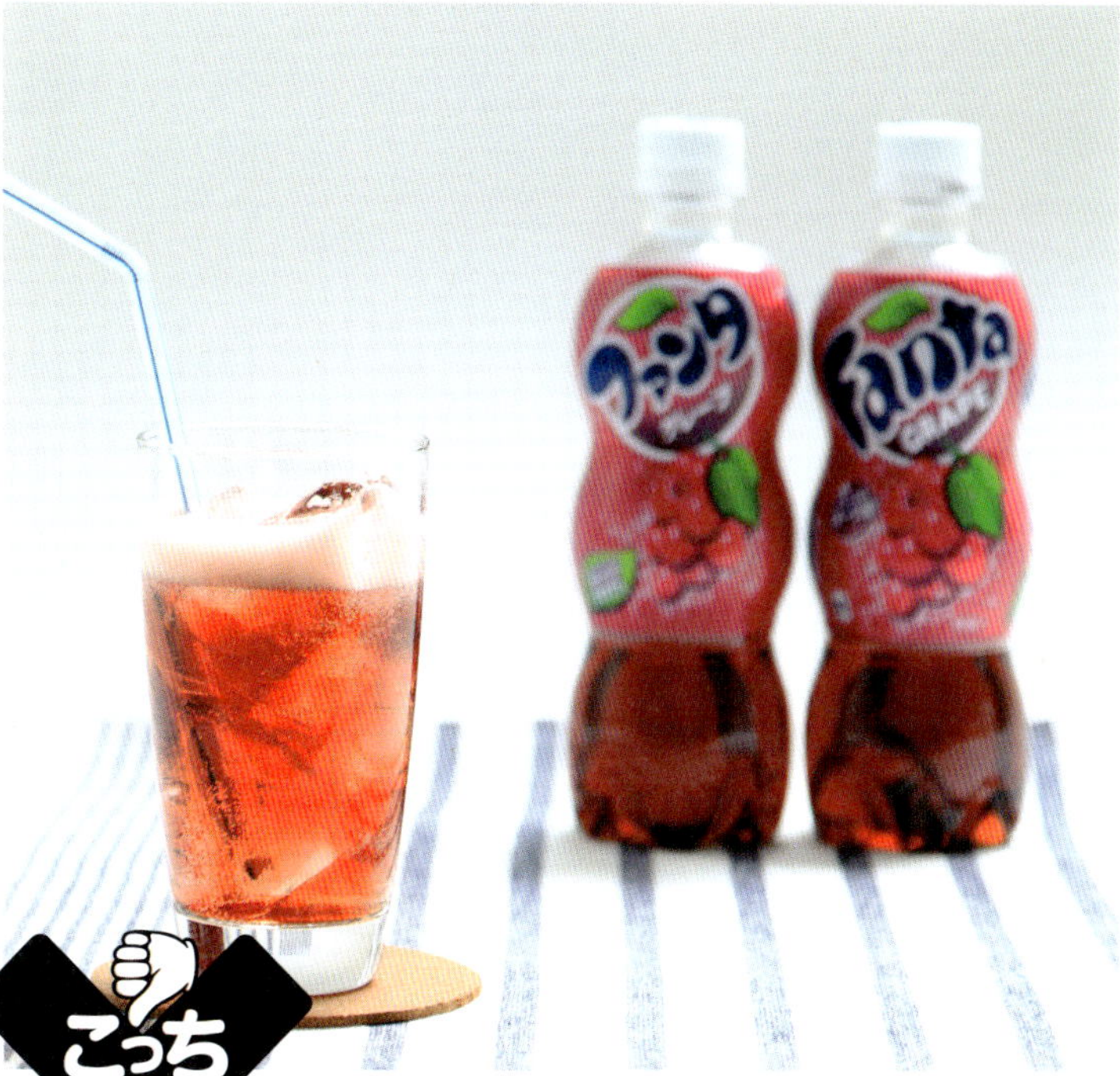

こっちは、ダメ

ファンタ グレープ

（コカ・コーラ カスタマーマーケティング）

保存料の安息香酸Na（ナトリウム）、カラメル色素など、危険性のある添加物をたくさん使っているので、飲んではダメ。

果糖ぶどう糖液糖、香料、着色料（カラメル、アントシアニン）、酸味料、保存料（安息香酸Na）、甘味料（ステビア）、ビタミンB_6

食品に添加される量は制限されているけど、微量でも胃や腸などの粘膜への影響が心配

発がん性物質がふくまれている可能性がある

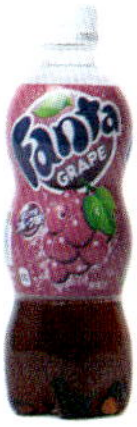

動物のオスの精巣に悪影響をもたらすという理由で、EUでは2011年12月まで使用が認められていなかった

炭酸飲料

炭酸飲料は「糖分が多い」という非難の的にさらされている飲み物です。それが理由で飲まない人も多いでしょう。そこで、次ページの【三ツ矢サイダー オールゼロ】のように、合成甘味料のアセスルファムＫやスクラロースを使うことによって、糖分とカロリーを減らした製品が売り出されるようになりました。

しかし、そのどちらにも問題があるのです。

アセスルファムＫは、２０００年に認可された添加物で、砂糖の約２００倍の甘味があります。しかし、イヌにアセスルファムＫを0.3％、および３％ふくむエサを2年間食べさせた実験では、0.3％群でリンパ球の減少が、３％群ではＧＰＴ（肝臓障害のときに増える）の増加とリンパ球の減少が認められました。つまり、肝臓や免疫に対するダメージが心配されるのです。

ファンタ オレンジ

（コカ・コーラ カスタマーマーケティング）

ギリギリOK!

香料と酸味料は一括名で、何を、何品目使っているかわからない。また、甘味料のステビアを使っているので、飲みすぎには注意。

果糖ぶどう糖液糖、香料、酸味料、ビタミンC、カロチン色素、甘味料（ステビア）

スクラロースは1999年に認可された添加物で、砂糖の約600倍の甘味があります。それを5％ふくむエサをラットに食べさせた実験では、脾臓《ひぞう》と胸腺《きょうせん》のリンパ組織に萎縮《いしゅく》が見られました。

【ファンタ グレープ】に使われている保存料の安息香酸《あんそくこうさん》Na（ナトリウム）は、急性毒性（すぐにあらわれる毒性）が強く、5％ふくむエサをラットに4週間食べさせた実験では、すべてが尿失禁やケイレンなどを起こして死亡しました。また、ビタミンCと反応して、人間に白血病を起こすベンゼンに変化します。

また、カラメル色素には、発がん性のある4－メチルイミダゾールがふくまれている可能性があります。

甘味料のステビアは、南米原産のステビアの葉から抽出された甘味成分で、EU（欧州連合）では、動物のオスの精巣に悪影響をもたらすという理由で、長らく使用が認められていませんでしたが、2011年12月から1日に体重1kg当たり4mgまでという条件付きで、使用が認められました。

三ツ矢サイダー オールゼロ

（アサヒ飲料）

これもダメ

たくさんの添加物、とくに糖分やカロリーを減らすために、合成甘味料のアセスルファムKやスクラロースを使っているから、これも飲んではダメ。

食物繊維（還元難消化性デキストリン）、香料、酸味料、甘味料（アセスルファムK、ステビア、スクラロース）

スポーツドリンク

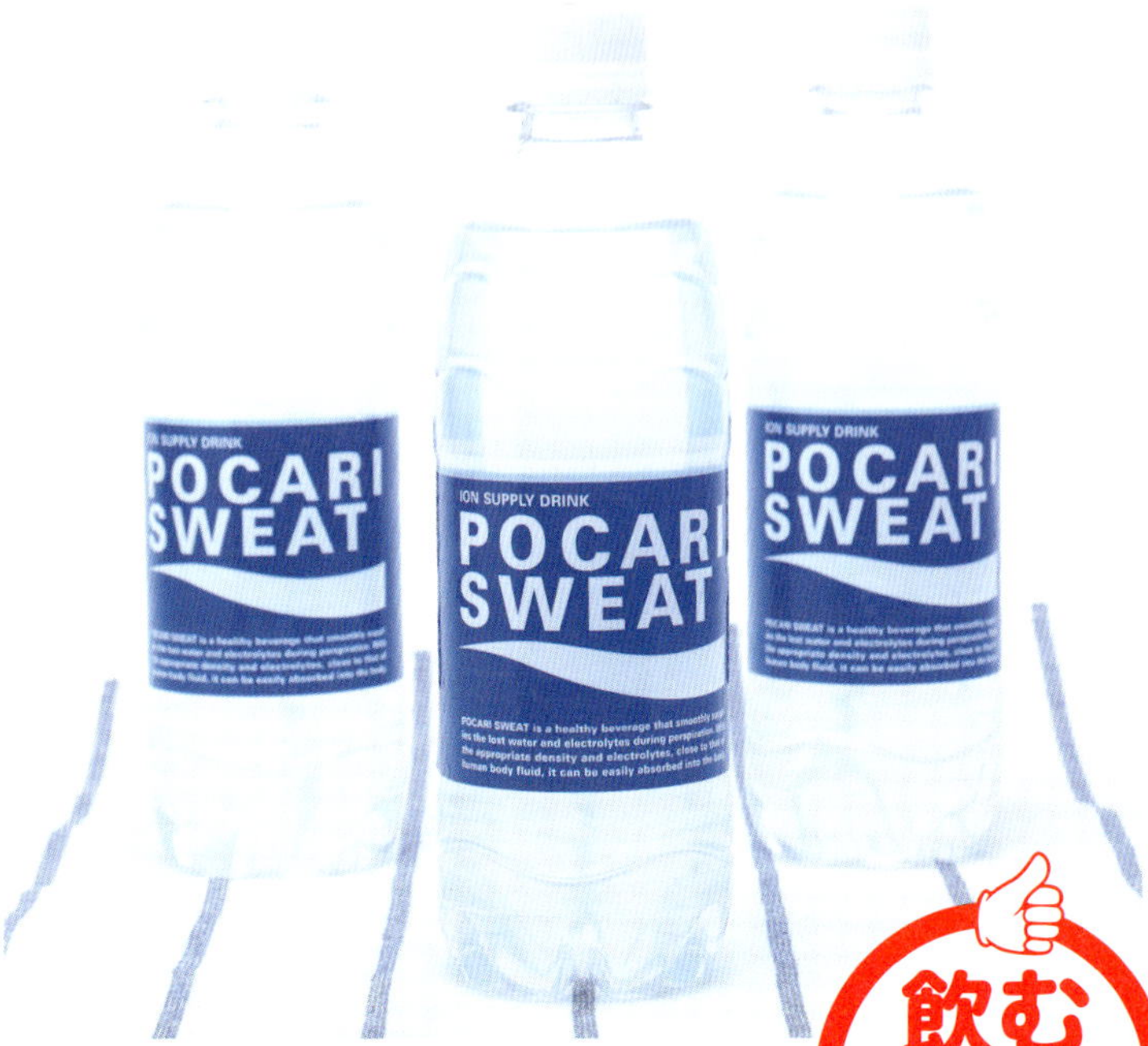

飲むなら、こっち

ポカリスエット

(大塚製薬)

砂糖、果糖ぶどう糖液糖、果汁、食塩、酸味料、香料、塩化 K、乳酸 Ca、調味料 (アミノ酸)、塩化 Mg、酸化防止剤 (ビタミン C)

人によっては、一度に多くとると、顔や肩、腕などに灼熱感を覚えたり、動悸を感じることがあるので注意が必要

どちらも一括名で、何を、どの程度使用しているかわからないという点で不安が残る

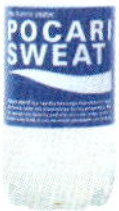

いくつか気になる添加物が入っているが、他で使われている合成甘味料のスクラロースがふくまれていないという理由から、飲むならこっち。

風邪のときや運動後の定番飲み物。たくさん飲んじゃうけど中身は添加物や糖分がたくさん

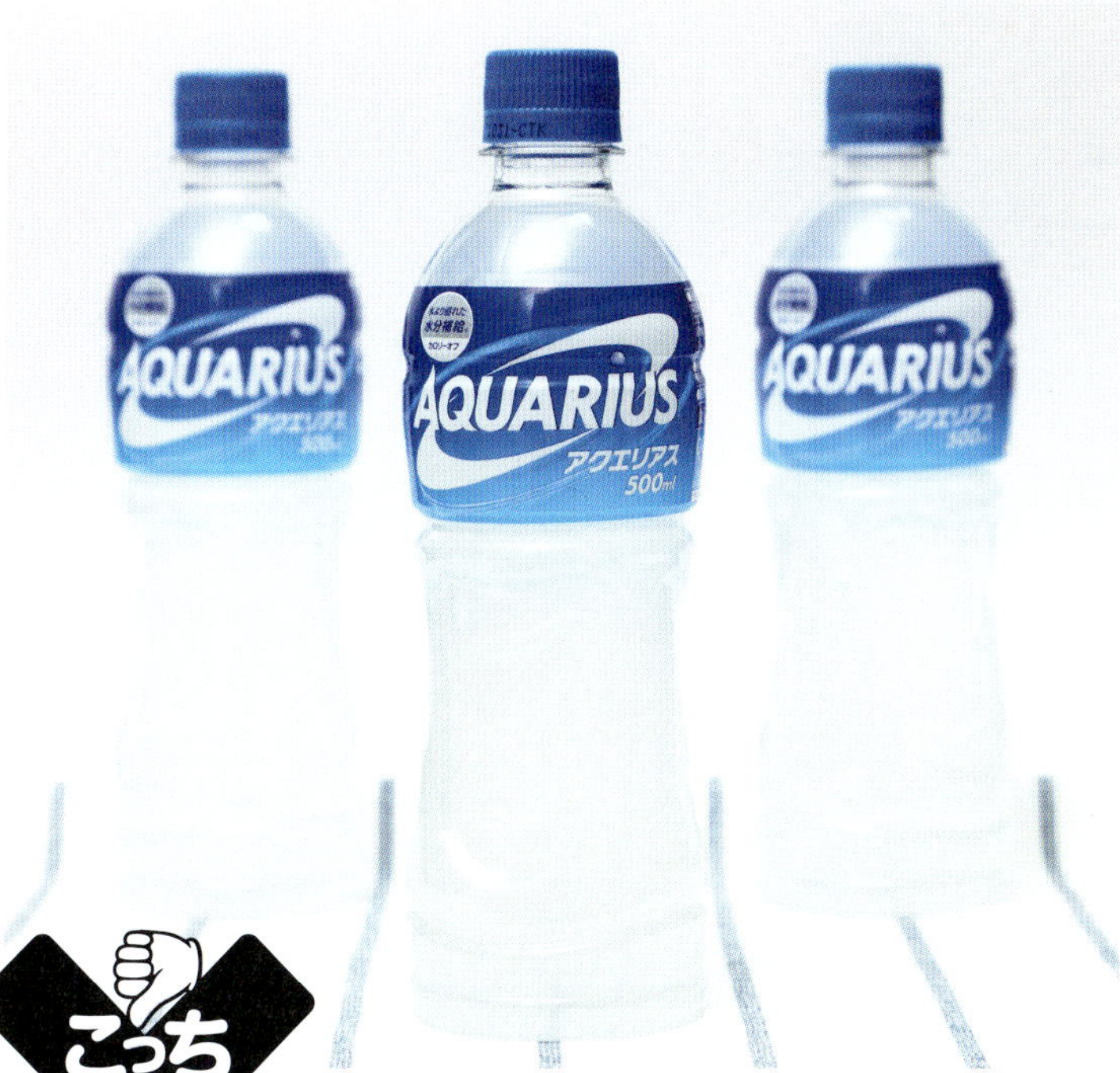

こっちは、ダメ

アクエリアス

（コカ・コーラ カスタマーマーケティング）

スクラロースが使われているから、飲んではダメ。香料は一括名なので、何を使用しているかわからないという点で不安。

糖類（高果糖液糖、果糖）、はちみつ、塩化 Na、海藻エキス、ローヤルゼリー、クエン酸、クエン酸 Na、香料、アルギニン、塩化 K、塩化 Mg、乳酸 Ca、酸化防止剤（ビタミン C）、甘味料（スクラロース）、イソロイシン、バリン、ロイシン

免疫などのシステムに悪影響をおよぼす可能性がある

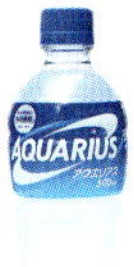

スポーツドリンク

ロンドンオリンピックで、日本人選手が【アクエリアス】を飲んでいる映像がたびたび流されていましたが、私は「大丈夫なのかな？」と思っていました。というのも、合成甘味料のスクラロースが添加されているからです。

スクラロースは、悪名高き有機塩素化合物《ゆうきえんそかごうぶつ》の一種です。実は猛毒のダイオキシンや使用禁止になった農薬のＤＤＴ、地下水汚染を引き起こしているトリクロロエチレンやテトラクロロエチレンも有機塩素化合物の一種なのです。もちろん、同じ有機塩素化合物であるといっても、それぞれ毒性は違いますが、基本的には有害な物質であるのです。その中で、スクラロースだけが動物実験の結果から、「安全性は高い」ということで、厚生労働省によって食品添加物として使用が認められました。しかし、本当にそうなのか疑問を感じ

これもダメ

DAKARA《ダカラ》 Fresh Start

（サントリーフーズ）

スクラロースの使用によりNG。分解されにくい化学物質で、人間の体内にとりこまれると、全身に回り、免疫などのシステムを乱す危険性がある。

糖類（果糖ぶどう糖液糖、果糖）、水溶性食物繊維、酸味料、香料、塩化K、乳酸Ca、クエン酸K、塩化Ca、酸化Mg、甘味料（スクラロース）、ナイアシン、ビタミンB_6

ざるを得ません。

前にも書いたように、スクラロースを5％ふくむエサをラットに食べさせた実験では、脾臓《ひぞう》と胸腺《きょうせん》のリンパ組織に萎縮《いしゅく》が見られています。さらに、妊娠したウサギに体重1kgあたり0.7gのスクラロースを経口投与《けいこうとうよ》（口から投与する方法）した実験では、一部に死亡例や流産が認められました。ラットの実験では脳にまで入り込むことがわかっています。

これらの実験データ、および有機塩素化合物であることを考え合わせると、やはり摂取すべきではない添加物と考えられます。

スクラロースは、【DAKARA《ダカラ》 Fresh Start】や【ヘルシアウォーター グレープフルーツ味】にも使われています。【ヘルシアウォーター グレープフルーツ味】には、さらにカフェインもふくまれているので、子どもにはいっそう良くありません。

なお、【ポカリスエット】には、スクラロースは使われていません。ただし、あえて子どもに飲ませる必要はないと思います。

ヘルシアウォーター グレープフルーツ味

（花王）

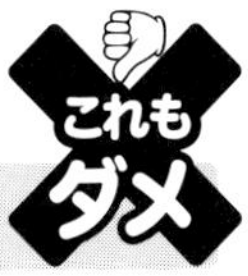

スクラロースなどの使用のほか、カフェインもふくまれているので NG。子どもにとって脳などへの刺激があり、興奮したり、眠れなくなってしまう。

茶抽出物（茶カテキン）、エリスリトール、グレープフルーツ果汁、ぶどう糖、食塩、環状オリゴ糖、香料、酸味料、ビタミンC、甘味料（スクラロース）、乳酸Ca、塩化K、塩化Mg

乳酸菌飲料

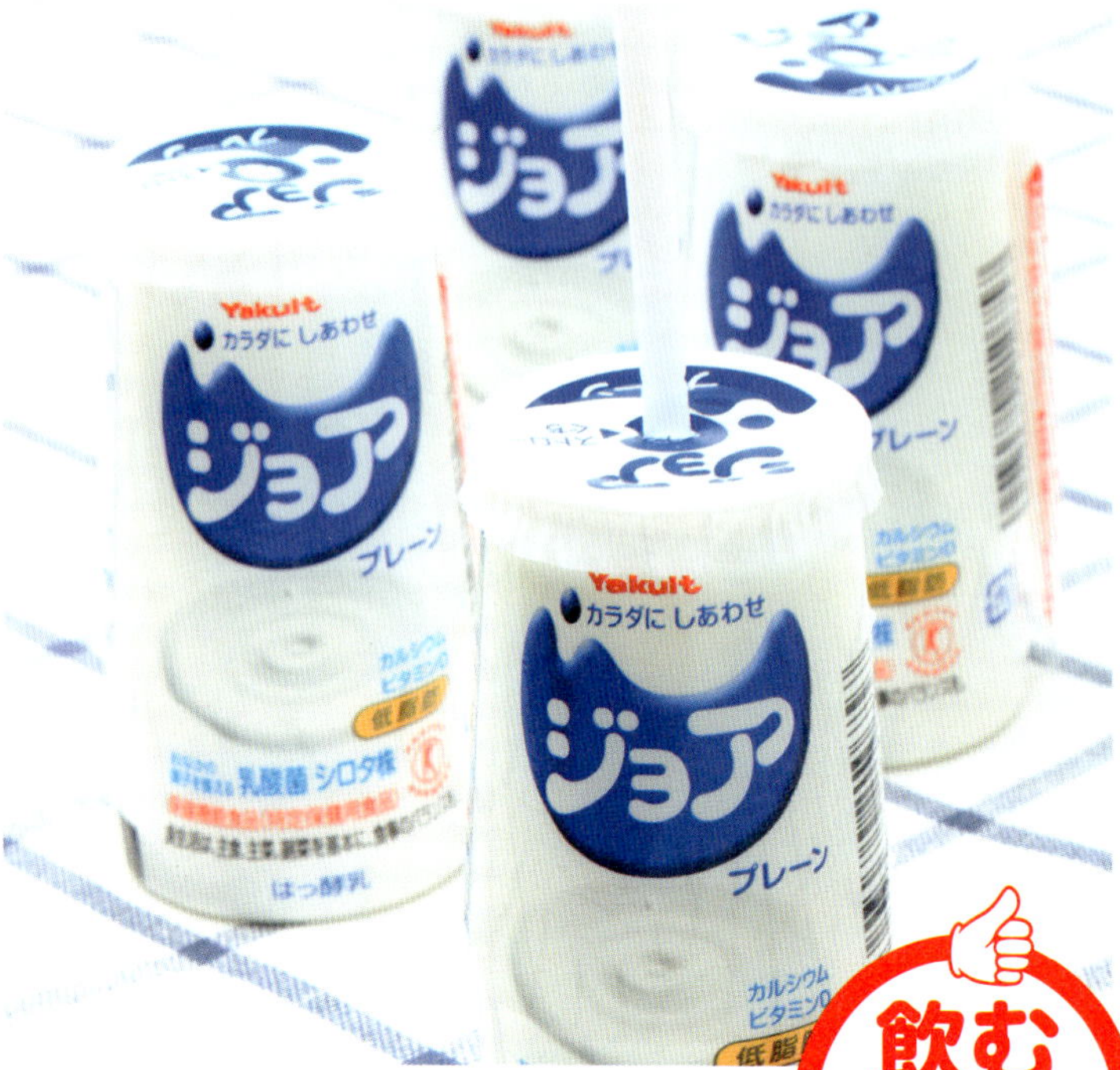

飲む
なら、
こっち

ジョア プレーン
（ヤクルト）

脱脂粉乳、砂糖、クリーム、乳酸 Ca、ビタミン D

栄養強化のために添加されたもので、どちらも安全性に問題なし

乳酸 Ca とビタミン D は、どちらも栄養成分だから問題なし。安心して飲むことができる乳酸菌飲料。子どもに飲ませるなら、こっち。

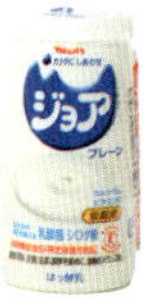

忙しい朝でも1分で健康的に。子どもを想うお母さんにこそ知ってほしいその中身

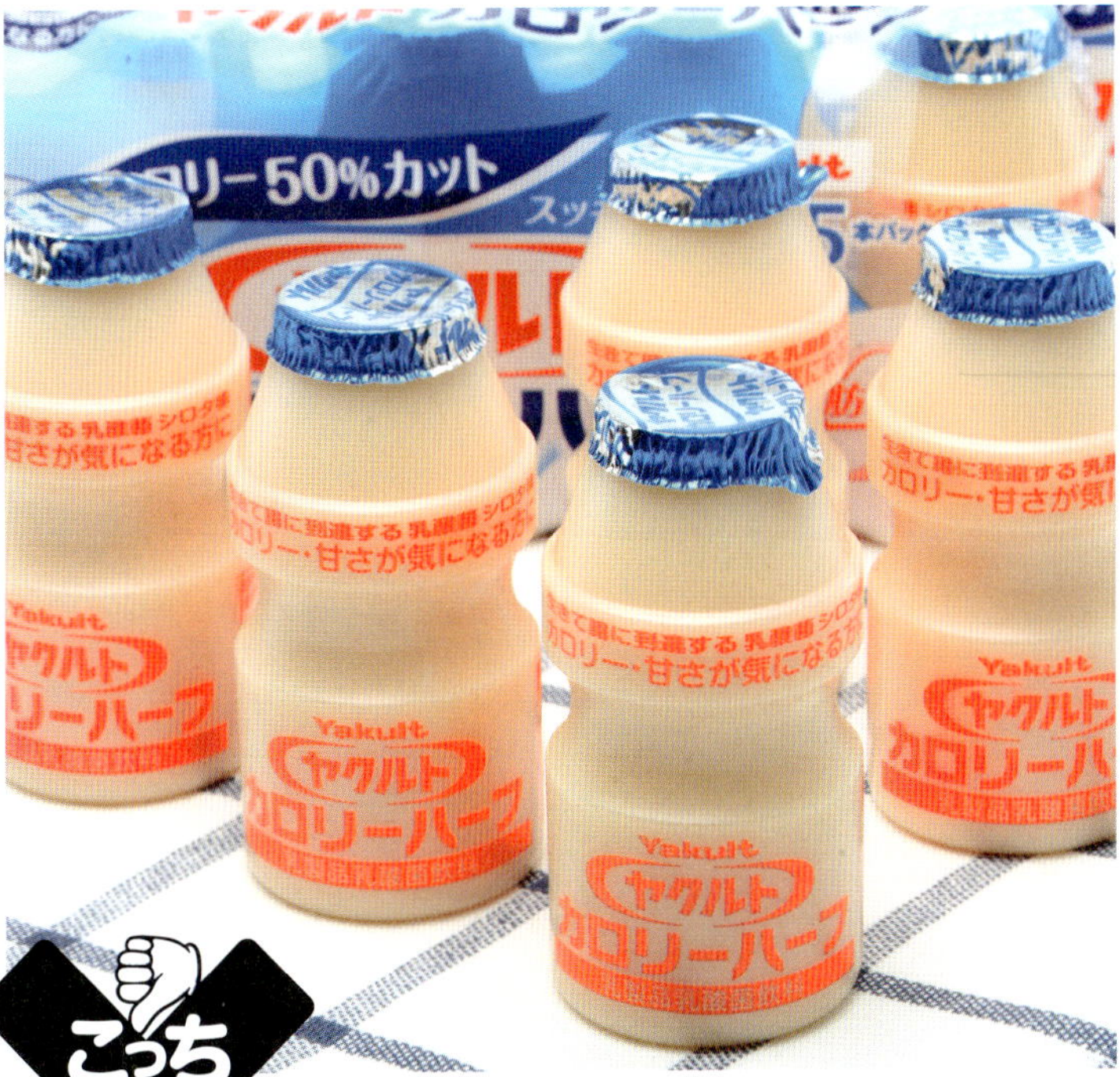

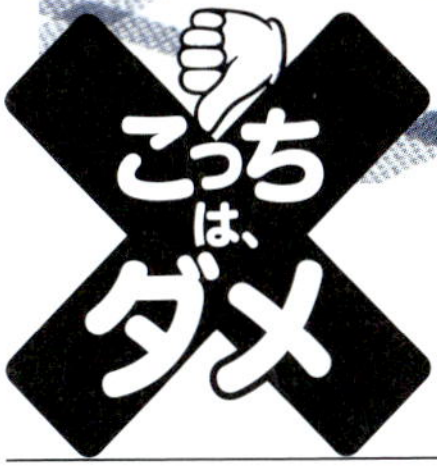

ヤクルト カロリーハーフ 1/2 （ヤクルト）

高カロリーもいけないけれど、もっと危険性があるのはダイエット甘味料としてよく使われるスクラロース。免疫機能を乱す可能性あり。

ぶどう糖果糖液糖、脱脂粉乳、還元水あめ、安定剤（大豆多糖類）、香料、V.C、甘味料（スクラロース）

日本では1999年に使用が認可されたが、免疫機能を乱す危険性があるなど、不安な点が多い

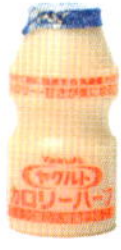

乳酸菌飲料

　通常の【ヤクルト】の原材料を見てみると、「ぶどう糖果糖液糖《とうかとうえきとう》、砂糖、脱脂粉乳、香料」とあって、スクラロースは使われていません。ただし、「ヤクルトは甘くて、カロリーが高い」という風評があります。そこで、スクラロースを添加することで、カロリーを半分（ハーフ）にしたのでしょう。しかし、「カロリーが高い」といっても、１本（65㎖）当たり50ｋｃａｌにすぎません。子ども（6歳～14歳）の１日に必要なエネルギーは、１５００～２５５０ｋｃａｌですから、実際にはそれほど影響はないのです。

　それよりもスクラロースの影響の方が心配されます。【ヤクルト　カロリーハーフ１／２】を毎日飲み続けた場合、それは同時にスクラロースも毎日摂取し続けることになります。そのことが体にどんな影響をおよぼすのか？　これは誰にもわかりません。

植物性乳酸菌ラブレ

（カゴメ）

ギリギリOK！

一括名である香料に、具体的に何が入っているかわからないことが不安点。聞き慣れない「植物性乳酸菌」はおおかた問題なし。

りんご果汁、にんじんエキス、乳製品、大豆飲料、ライム果汁、安定剤（ペクチン）、香料

人間で調べられていないからです。スクラロースは体にとって何の役にも立たない「異物」ですから、体はそれを外に排除しようとします。おそらく、それは体にとってストレスになると考えられます。

試しに【ヤクルト カロリーハーフ1/2】を口にふくんでみたところ、渋いような苦いような変な甘さを感じました。その後、舌がしびれるような感覚を覚え、それは長時間続きました。

【植物性乳酸菌ラブレ】に入っている植物性乳酸菌は、京漬物の「すぐき漬」から発見されたものです。昔から食べられている漬け物ですから、それの乳酸菌についても安全性に問題はほとんどないと考えられます。でも、「自分に合わない」と感じたときは、止めた方がいいでしょう。

なお、安定剤のペクチンは、リンゴなどから抽出された多糖類で、問題はありません。

【ジョア プレーン】に使われている乳酸Ca（カルシウム）とビタミンDは、栄養強化剤であり、問題はありません。

カルピスウォーター

（カルピス）

ギリギリOK!

香料と酸味料が不安点。一括名だから何を使っているかわからない。安定剤の大豆多糖類は、大豆から得られた成分なのでOK。

糖類（果糖ぶどう糖液糖、砂糖）、脱脂粉乳、乳酸菌飲料、酸味料、香料、安定剤（大豆多糖類）

豆乳

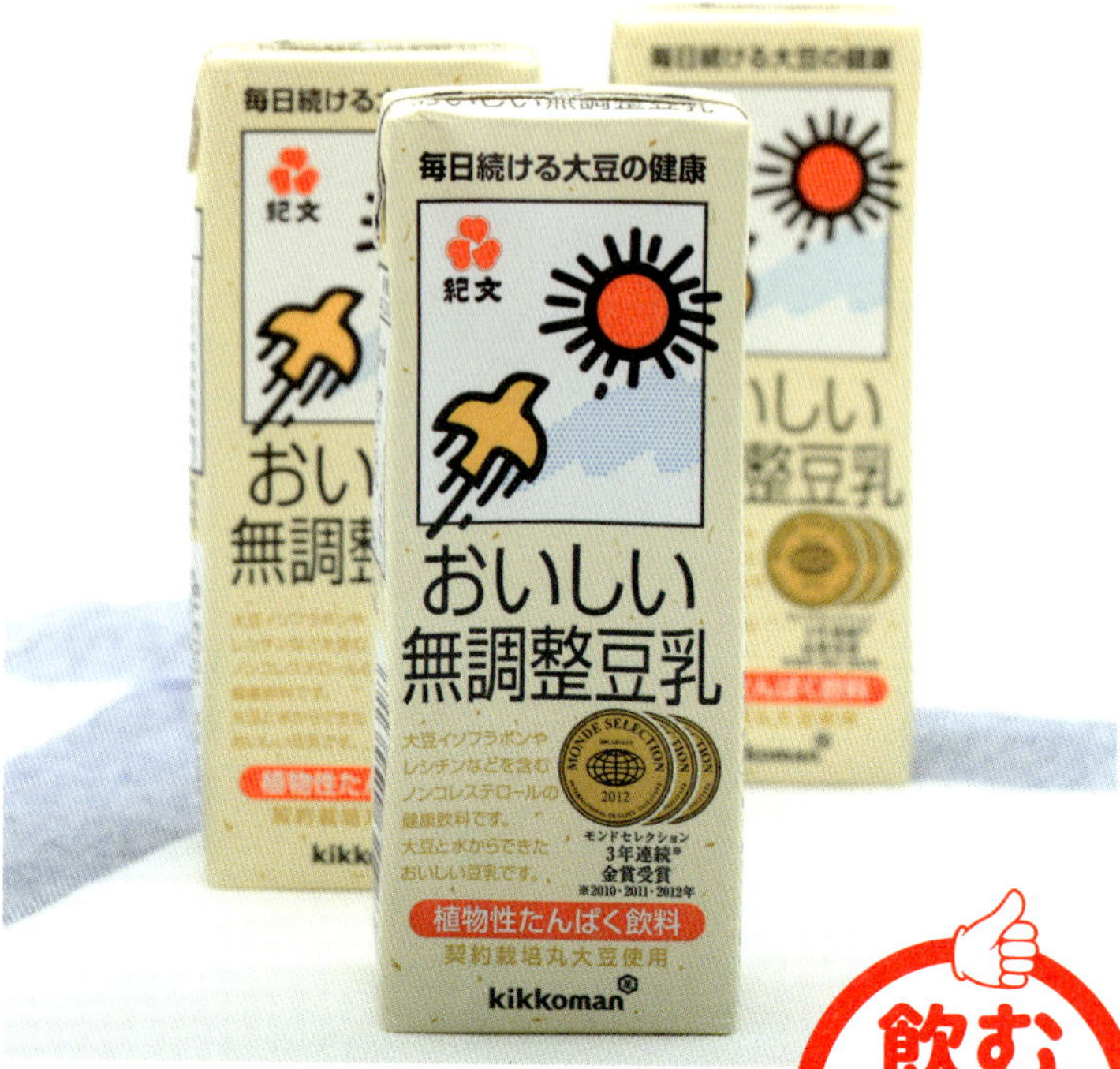

飲むなら、こっち

おいしい無調整豆乳

（キッコーマン飲料）

大豆（カナダ産）（遺伝子組換えでない）

タンパク質を豊富にふくみ、カリウム、マグネシウム、亜鉛、鉄などのミネラル類をバランスよくふくむ

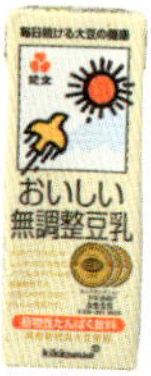

タンパク質やミネラルを豊富にふくんでいて、栄養的に◎。添加物も一切なし。豆乳独特の青臭さもなく、おいしく飲むことができる。

体にとって良いことばかり!?
でも、本当は製品によって安全度が全然違う

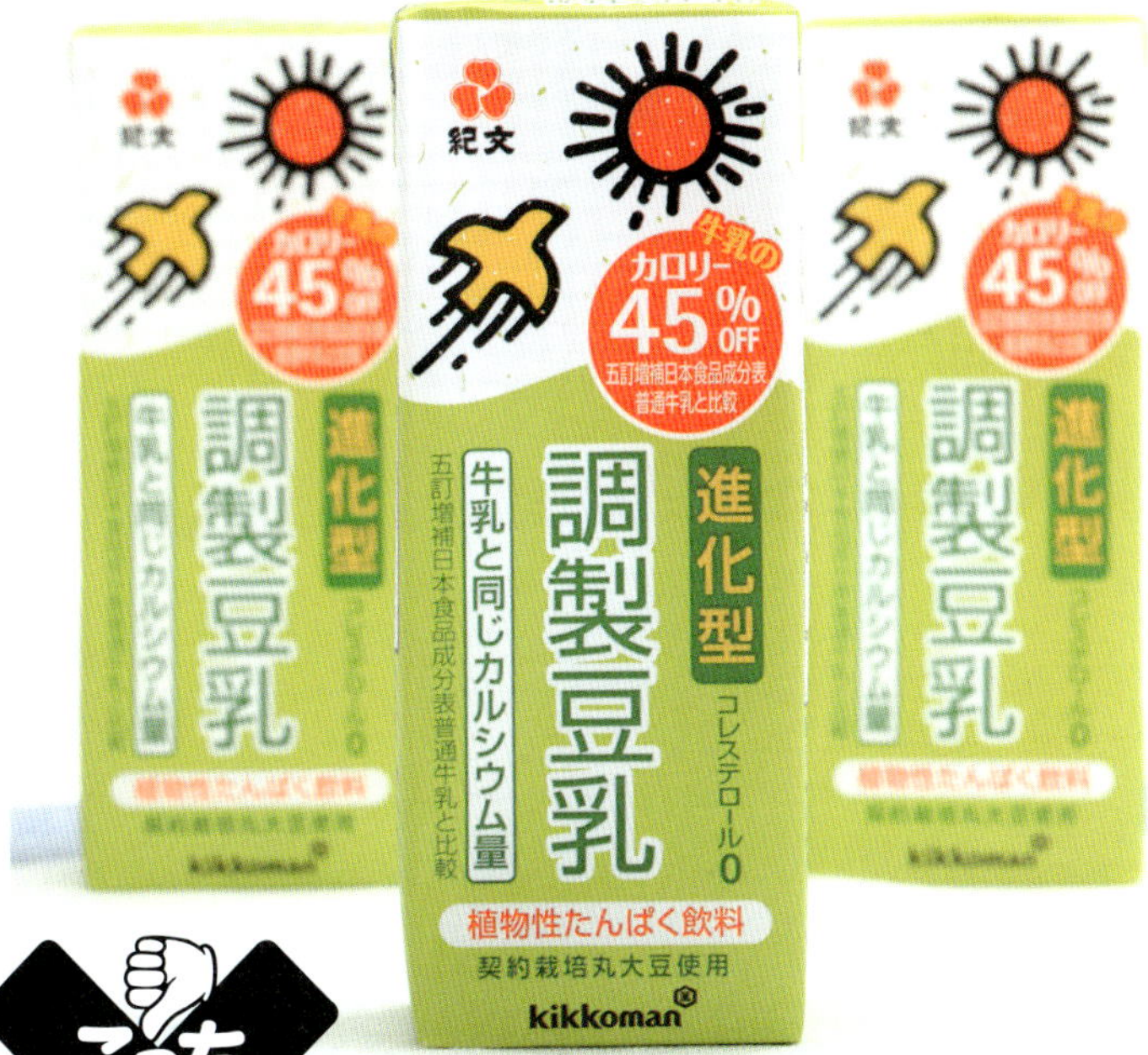

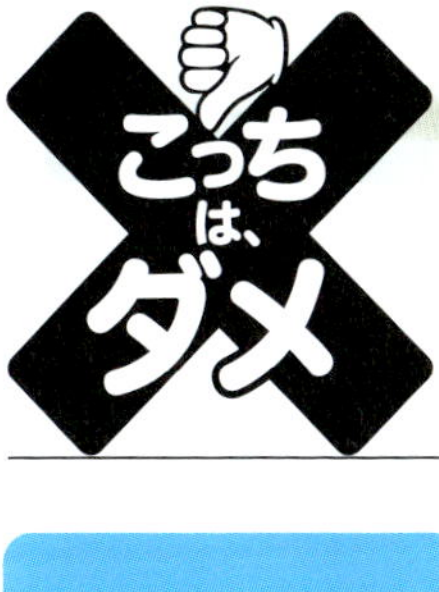

進化型 調整豆乳
(キッコーマン飲料)

カロリーを抑えるためにアセスルファムKが使われているからNG。こうした化学合成物質は、肝臓や免疫などに対する悪影響が心配される。

大豆(カナダ産)(遺伝子組換えでない)、天日塩、エリスリトール、米油、炭酸Ca、香料、乳酸Ca、乳化剤、安定剤(カラギナン)、甘味料(アセスルファムK)、ビタミンD

イヌに投与した実験では、肝機能や免疫を低下させる可能性が示された

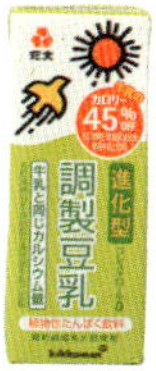

豆乳

「豆乳は体に良い」と思って、子どもに飲ませている方も多いと思います。しかし、豆乳にもいろいろ種類があって、中にはオススメできないものもあります。

豆乳といえば、紀文の製品がポピュラーで、【調整豆乳】がもっとも普及しています。ほかに、【進化型 調整豆乳】や【おいしい無調整豆乳】などがあります。

実はこれらのうち【進化型 調整豆乳】は、オススメすることができないのです。

「進化型」などというと、優れた製品のように感じてしまいますが、その意味はカロリーを抑えているということにすぎないのです。最近、肥満の人が多いので、こうした製品が開発されているわけです。しかし、なぜ低カロリーなのかというと、合成甘味料のアセスルファムK（カリウム）が使われているからなのです。

アセスルファムKは、自然界にはまったく存在しない化学合成物質です。そのため、人間が摂取した場合、代謝されることはありません。つまり、消化されることなく、そのまま腸から吸収されて血液中に入り、「異物」となってグルグル巡るのです。そして、腎臓に達します。こうした化学合成物質は、肝臓や腎臓などに対する悪影響が心配されます。

実際に、イヌに投与した実験では、肝機能や免疫を低下させる可能性が示されています。

一方、【おいしい無調整豆乳】は、添加物を使っていません。苦手な人が多い豆乳の青臭さもほぼなく、文字通り「おいしい」豆乳に仕上がっています。しかも、タンパク質やミネラル類を豊富にふくみ、栄養的にも優れています。値段も他とほとんど変わりません。

なお、【調整豆乳】にふくまれる、カラギナンは、動物実験で発がん促進作用が認められるなど、安全性にやや不安な面があります。

調整豆乳

（キッコーマン飲料）

飲まない方が安心！

カラギナンは、急性毒性は弱いが、気になる動物実験のデータがいくつもあってやや不安が残るので、飲まない方が安心。

大豆（カナダ産）（遺伝子組換えでない）、砂糖、米油、天日塩、乳酸カルシウム、乳化剤、糊料（カラギナン）、香料

ゼリー飲料

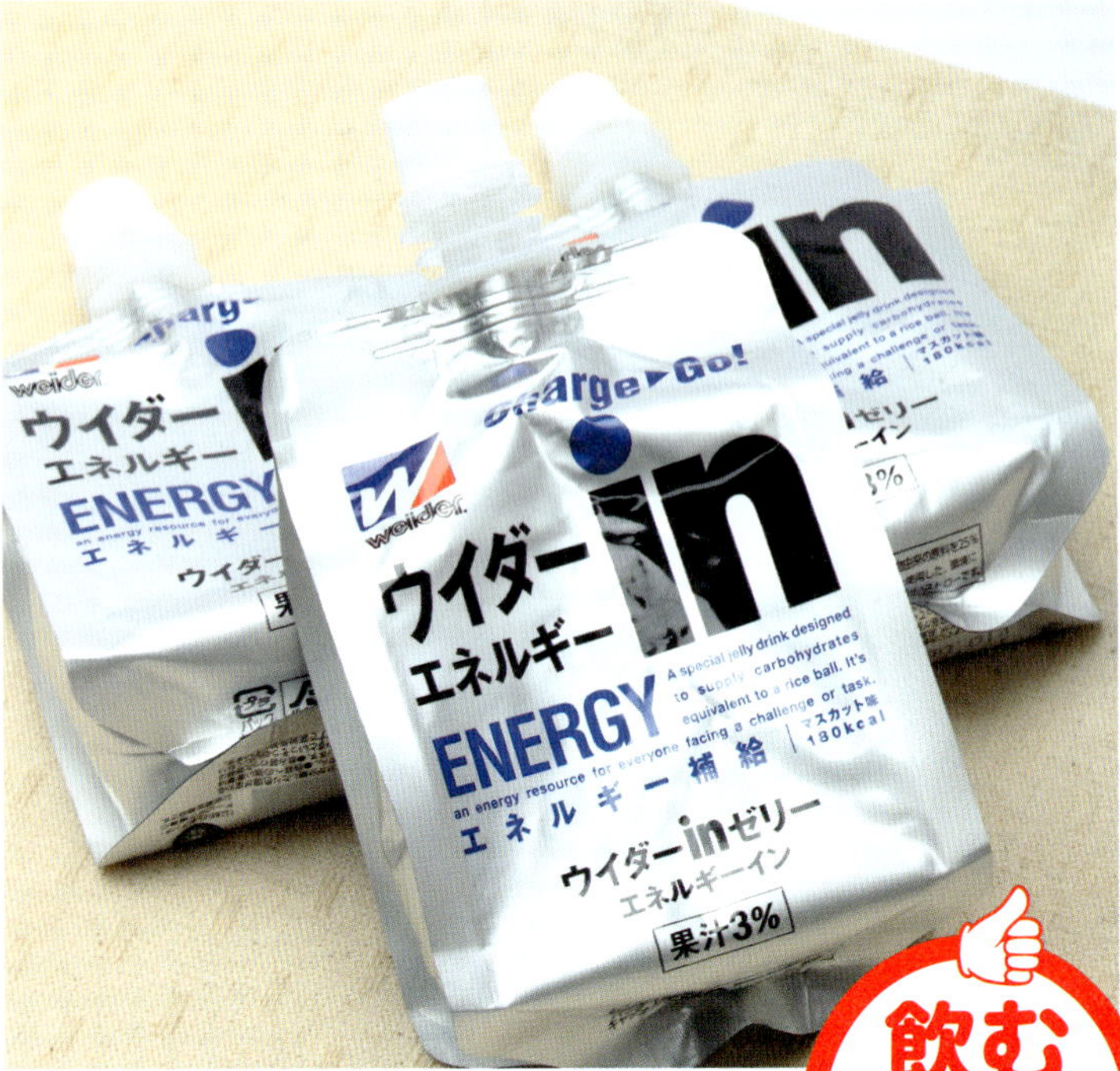

飲むなら、こっち

ウイダーinゼリー エネルギーイン（森永製菓）

マルトデキストリン、果糖ぶどう糖液糖、マスカット果汁、ゲル化剤（増粘多糖類）、乳酸Ca、クエン酸、V.C、クエン酸Na、香料、塩化K、乳化剤、パントテン酸Ca、ナイアシン、V.E、$V.B_1$、$V.B_2$、$V.B_6$、V.A、葉酸、V.D、$V.B_{12}$

それほど毒性の強いものはないが、いくつか安全性に不安なものが。でも、2品目以上使った場合は「増粘多糖類」としか表示されない

香料は、合成が約130品目、天然が約600品目もあり、中には毒性の強いものも。しかし、どれが使われていても「香料」としか表示されない

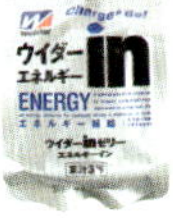

香料と増粘多糖類が使われているのでオススメできない。だけど、他の製品にスクラロースが使われているという点で、どうしても飲むならこっち。

朝食代わりに便利だけど、どれもオススメできない。その中でどうしても飲むとしたら？

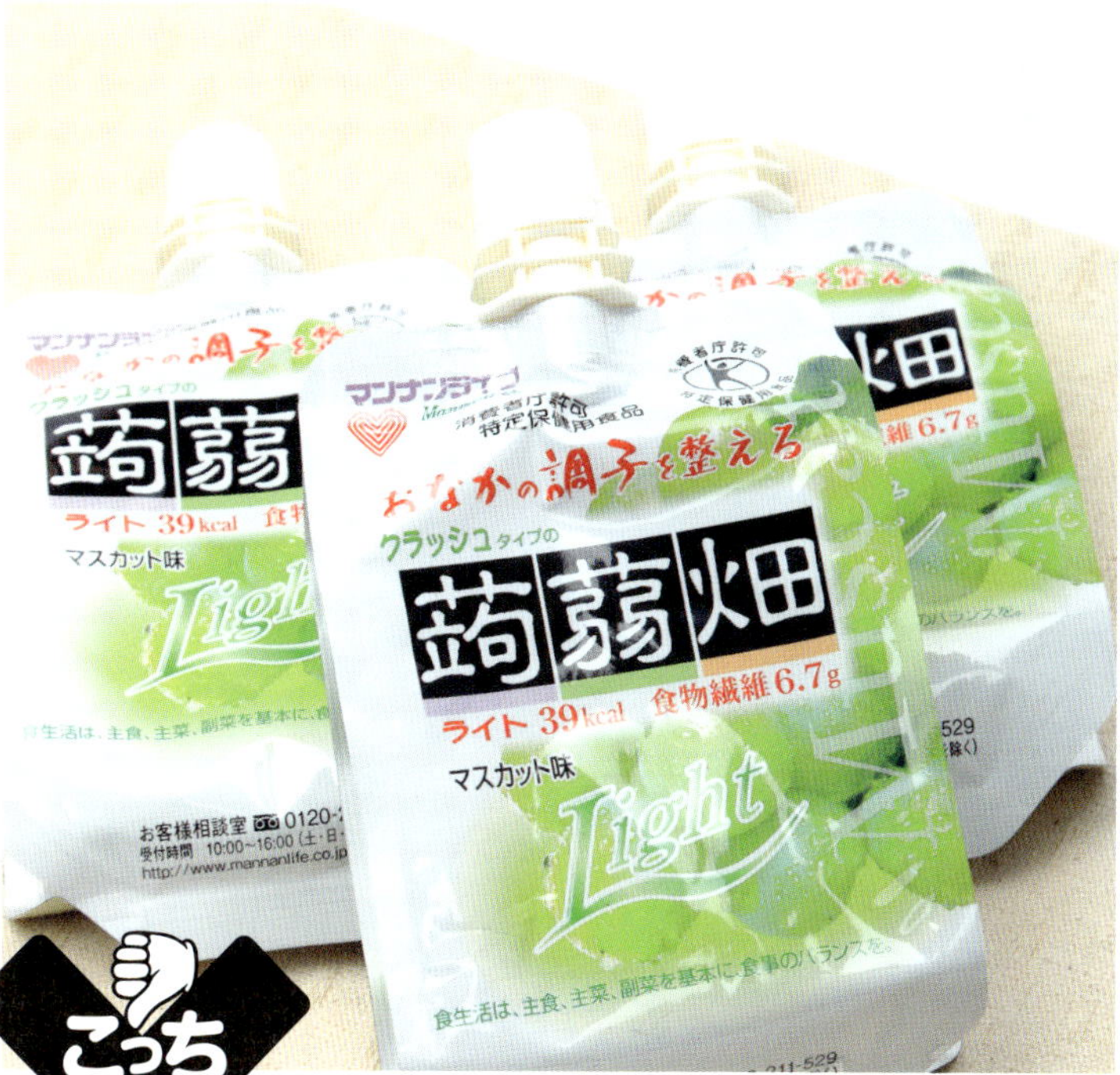

こっちは、ダメ

クラッシュタイプの蒟蒻畑 ライトマスカット味（マンナンライフ）

【ウイダーinゼリーエネルギーイン】でも使われている香料と増粘多糖類に加え、スクラロースも添加されているため、飲んではダメ。

果糖ぶどう糖液糖、難消化性デキストリン、エリスリトール、マスカット果汁、果糖、洋酒、こんにゃく粉、ゲル化剤（増粘多糖類）、酸味料、乳酸Ca、香料、甘味料（スクラロース）

免疫などのシステムに悪影響をおよぼす可能性が

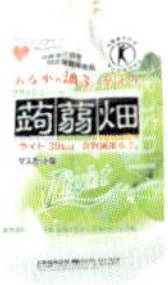

ゼリー飲料

「朝食代わりにゼリー飲料を」というキャッチフレーズで普及したゼリー飲料ですが、どれもオススメはできません。

まず【ウイダーｉｎゼリー エネルギーイン】の場合、香料のにおいが強すぎます。刺激性のある人工的なにおいで、味にも影響しています。

香料は、合成が約１３０品目、天然が約６００品目もあって、それらを数品目、あるいは数十品目組み合わせて独特のにおいが作られています。その製法は企業秘密になっています。

合成香料の中には毒性の強いものがあります。たとえばサリチル酸メチルは、２％ふくむエサをラットに食べさせた実験で、49週ですべてが死亡しました。ベンズアルデヒドは、マウスに、１日に体重１kgあたり0.2～0.6ｇを週５日、２年間投与した実験で、前胃の腫瘍《しゅよう》発生率を増加させました。このほかフェノール類、イソチオシアン酸アリル、エーテル類なども毒性があります。

しかし、それらが使われていても「香料」としか表示されないのでわかりません。あまり刺激性の強い香料は、人によっては気分が悪くなることもあるので、避けた方が無難です。

このほか、ゼリー状にするために使われているゲル化剤の増粘多糖類《ぞうねんたとうるい》は、植物や海藻、細菌などから抽出された粘性のある多糖類です。それほど毒性の強いものはありませんが、いくつか安全性に不安のあるものがあります。

しかし、1品目を使った場合は具体名が表示されますが、2品目以上使った場合は、「増粘多糖類」としか表示されないので、何が使われているのかわかりません。

【クラッシュタイプの蒟蒻畑 ライトマスカット味】と【ミニッツメイド 朝リンゴ】には、香料と増粘多糖類のほか、合成甘味料のスクラロースが使われているので×。

ミニッツメイド 朝リンゴ

これもダメ

（コカ・コーラ カスタマーマーケティング）

【クラッシュタイプの蒟蒻畑 ライトマスカット味】と同じく、香料と増粘多糖類に加え、合成甘味料のスクラロースも使われているため、飲んではダメ。

砂糖、食物繊維、りんご果汁、脱脂粉乳、発酵乳、寒天、乳酸Ca、増粘多糖類（大豆由来）、香料、酸味料、酸化防止剤（V.C）、甘味料（スクラロース）

ビタミンC飲料

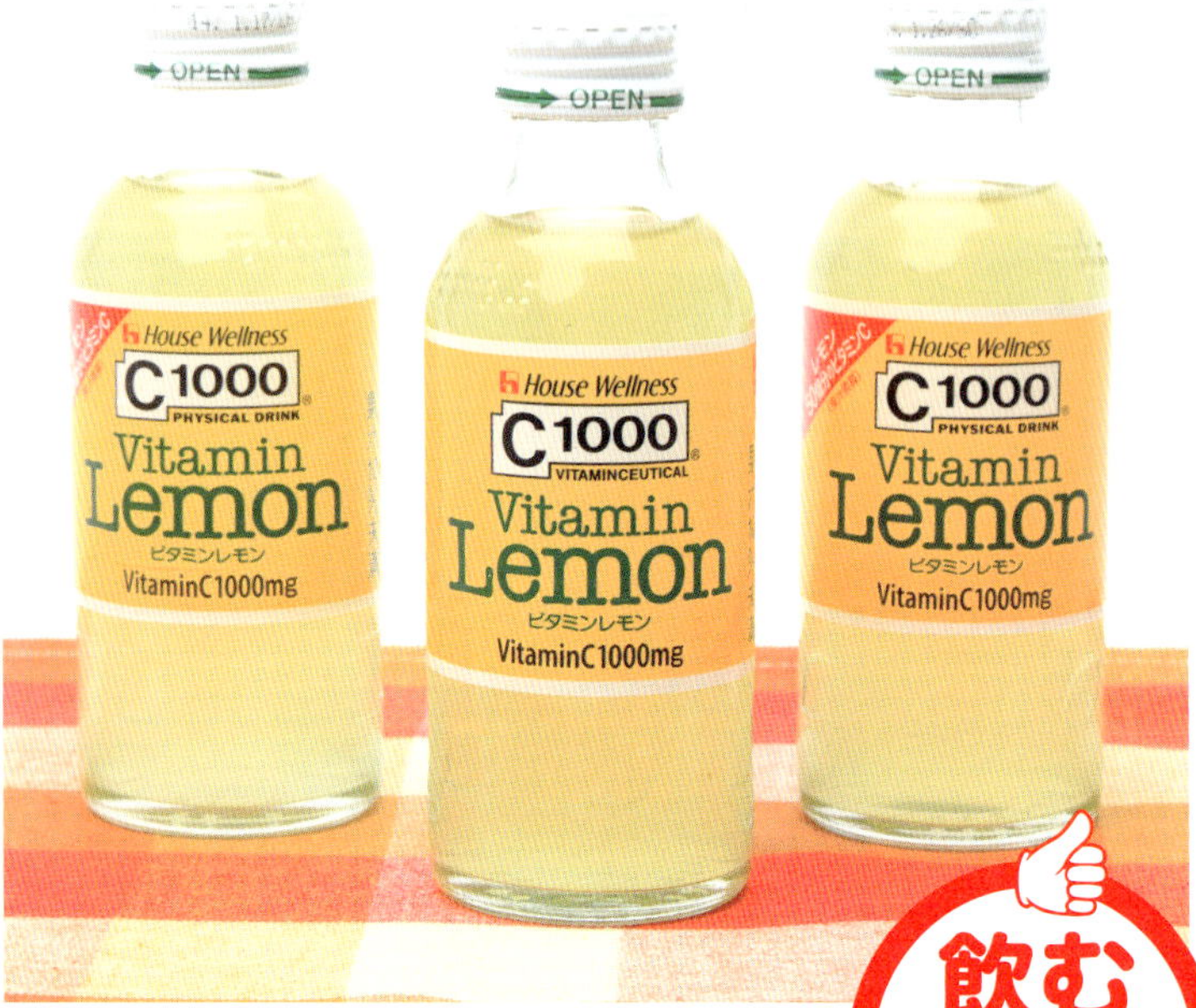

飲むなら、こっち

C1000 ビタミンレモン
（ハウス ウェルネス フーズ）

糖類（果糖ぶどう糖液糖、砂糖）、レモン果汁、はちみつ、V.C、酸味料、ベニバナ黄色素、香料、V.E、ナイアシン、$V.B_1$

どちらも一括名で、何を、どの程度使用しているかわからない

マウスやラットを使った実験では、毒性は認められていない

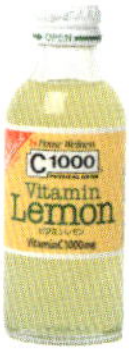

香料、酸味料などが使われているから、不安点がないわけではない。でも、危険性の高い添加物が使われていないことから、飲むならこっち。

ビタミンCはとても大切。ただ、とりすぎてもほとんどがムダに？

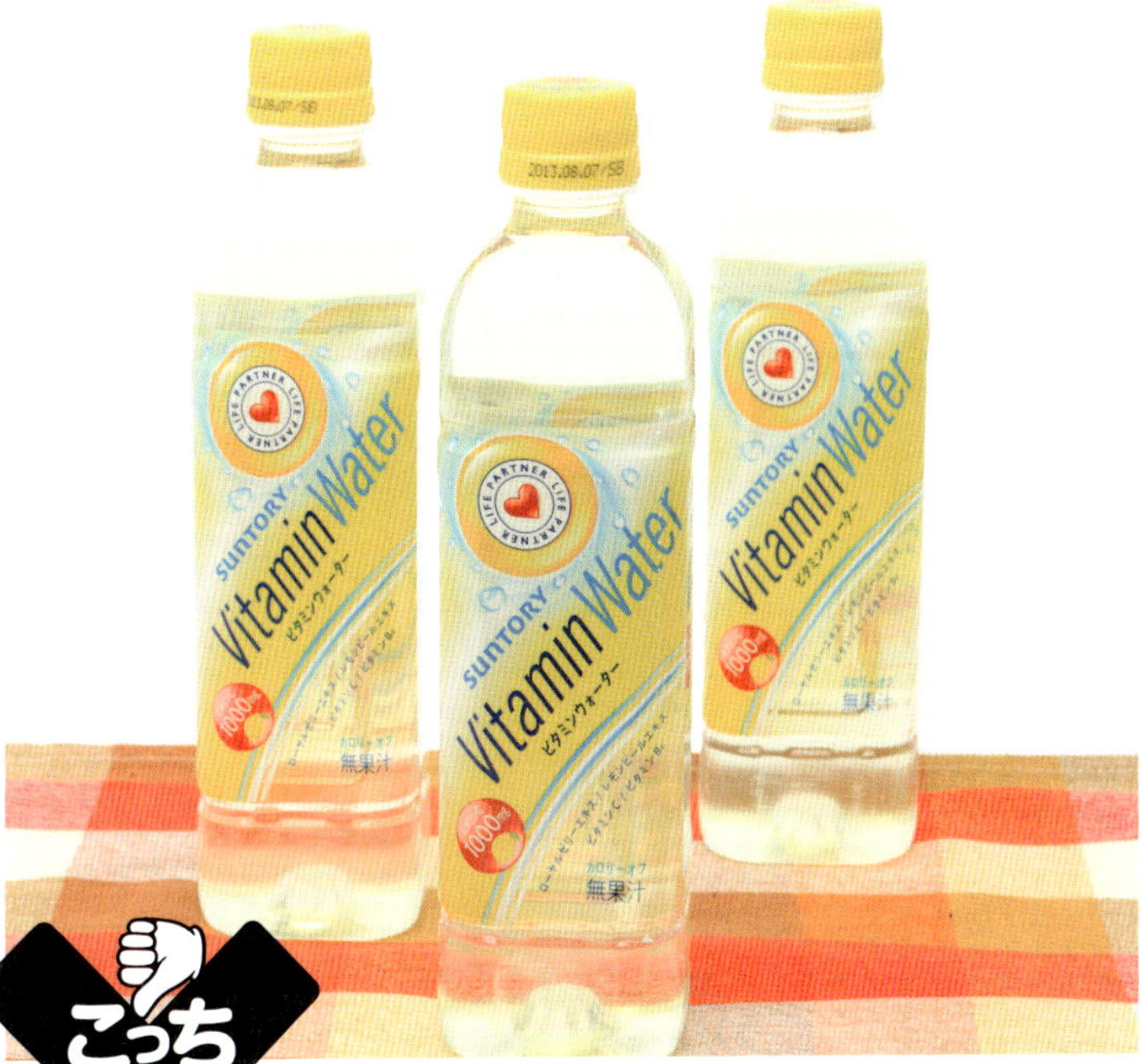

こっちは、ダメ

ビタミンウォーター

（サントリーフーズ）

香料や酸味料の存在も気になるところ。でも何より、低カロリーをねらってか合成甘味料のスクラロースが使われているのでNG。

果糖ぶどう糖液糖、還元麦芽糖水飴、ローヤルゼリーエキス、レモンピールエキス、塩化Na、ビタミンC、香料、酸味料、乳酸Ca、塩化Mg、ベニバナ色素、甘味料（スクラロース）、塩化K、ビタミンB_6

1999年に認可され、砂糖の約600倍の甘みがある添加物。免疫などのシステムに悪影響をおよぼす可能性が

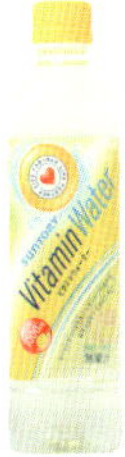

ビタミンC飲料

「ビタミンCは体に良い」と思っている人が多いでしょう。ビタミンCは、皮膚や血管などを構成するたんぱく質のコラーゲンの生成に不可欠であり、また風邪の治りを早める働きがあります。ビタミンCが不足すると、歯茎や皮膚などから出血する壊血病《かいけつびょう》になります。

ビタミンC飲料には、1本当たり1000mg前後のビタミンCがふくまれています。しかし、残念ながらそれらのほとんどはムダになってしまうのです。なぜなら、人間が必要とするビタミンCは、1日に100mg程度で、その量をとっていれば、壊血病になる心配はないのです。ちなみに、ビタミンCは、イチゴやキウィフルーツなどの果物、各種の野菜にふくまれているので、それらを食べることで補給することができます。

C.C.Lemom（レモン）

（サントリーフーズ）

ギリギリOK!

【C1000 ビタミンレモン】と同様、香料、酸味料などが使われていることに心配が残る。でも、もしビタミンC飲料を飲むなら、これもOK。

糖類（果糖ぶどう糖液糖、砂糖）、レモン果汁、ビタミンC、香料、酸味料、ベニバナ色素、パントテン酸カルシウム、ビタミンB_6、カロチン色素

【ビタミンウォーター】と【アクエリアス ビタミンガード】には、合成甘味料のスクラロースが添加されています。低カロリーをうたうために使っているのでしょう。しかし、スクラロースについてはこれまで何度も指摘してきたように、様々な問題点があります。したがって、こうした飲料は飲まない方が賢明です。

【C1000 ビタミンレモン】と【C・C・Lemon】には、スクラロースはふくまれていませんが、香料、酸味料などが使われています。酸味料は、アジピン酸やグルコン酸、クエン酸、乳酸など25品目以上あります。もともと食品にふくまれる酸が多いので、毒性の強いものは見当たりませんが、どれがいくつ使われていても、「酸味料」としか表示されません。また、一度に大量に摂取したり、何品目も摂取したりすると、口内や胃などの粘膜に刺激を感じることがあります。

なお、ベニバナ黄色素は、ベニバナの花から抽出された黄色い色素で、マウスなどを使った実験では、毒性は認められていません。

アクエリアス ビタミンガード

（コカ・コーラ カスタマーマーケティング）

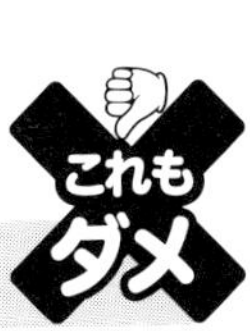

香料は一括名だから、何を使っているかわからず、中には毒性の強いものも。そして、スクラロースの使用により、これもダメ。

高果糖液糖、はちみつ、塩化Na、レモンピールエキス、海藻エキス、V.C、香料、クエン酸、クエン酸Na、マリーゴールド色素、塩化K、塩化Mg、乳酸Ca、甘味料（スクラロース）

栄養ドリンク

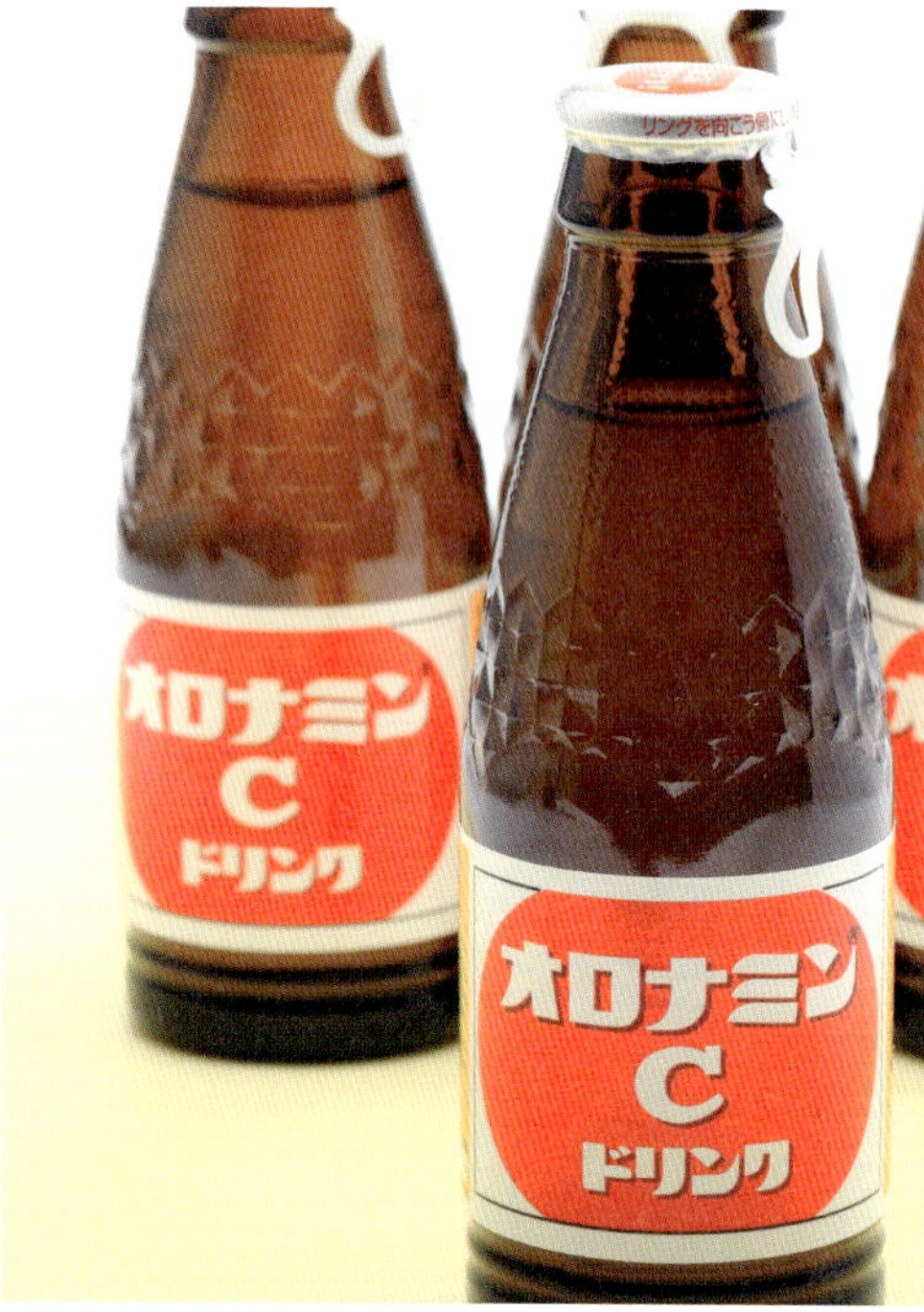

飲む
なら、
こっち

飲み物

オロナミンC

（大塚製薬）

糖類（砂糖、ぶどう糖果糖液糖）、ハチミツ、食塩、香料、ビタミン C、クエン酸、カフェイン、ナイアシンアミド、ビタミン B_6、ビタミン B_2、溶性ビタミン P、イソロイシン、トレオニン、フェニルアラニン、グルタミン酸 Na

添加量が通常 0.01％以下と少なく、使用品目が多いため、一括名表示が認められている

危険性のある香料もあるが、一括名なので何が使われているかわからない。ただし、香りは比較的穏やか。

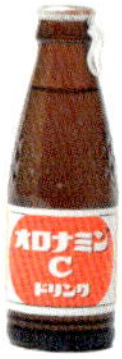

疲れたときの頼もしい存在だけど、飲むなら成分をしっかり確認して

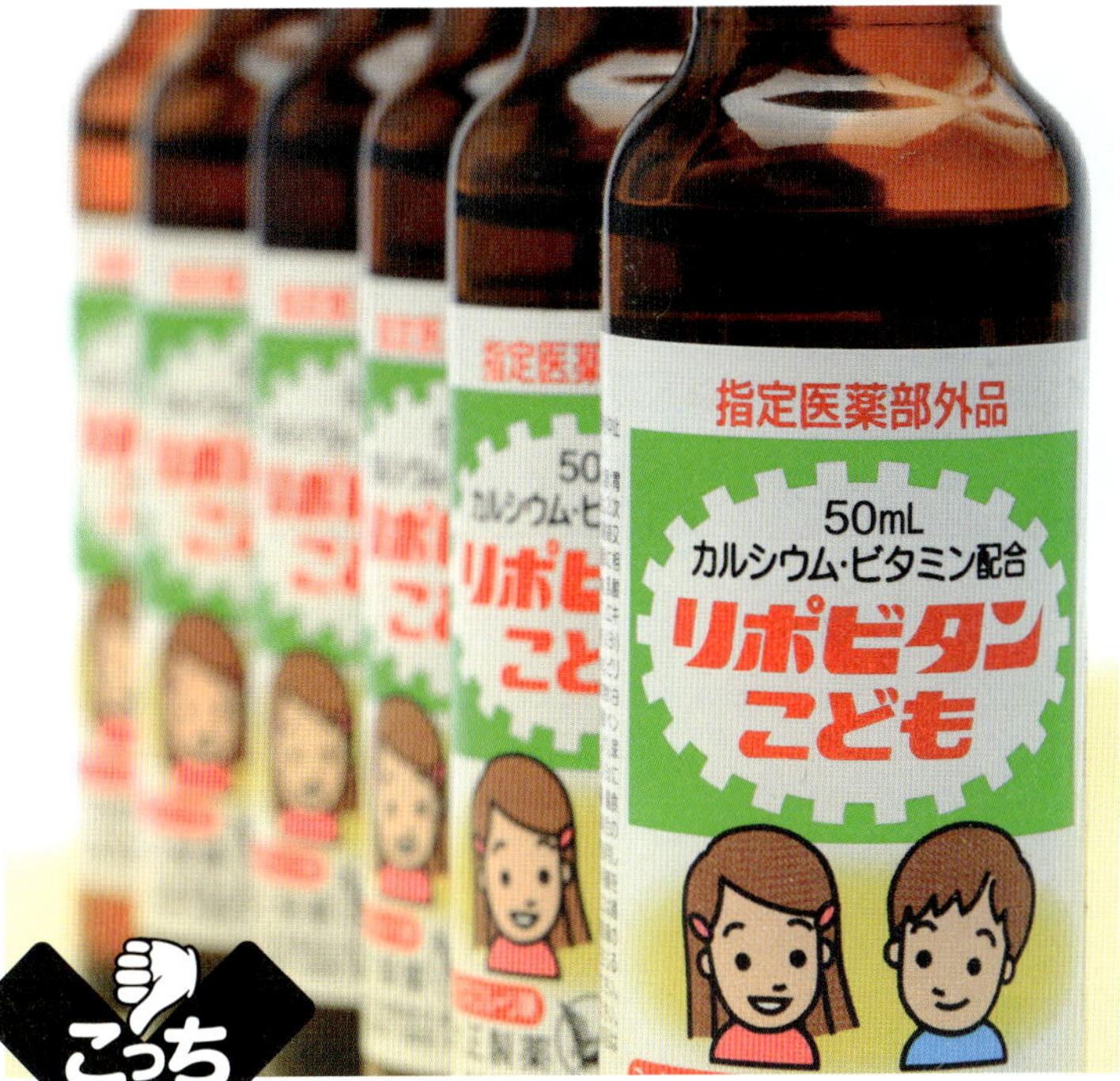

こっちは、ダメ

リポビタンこども

(大正製薬)

タウリンは「血中脂質を改善する」などと言われるが、効果はほとんど確認されていない。また、安息香酸、サリチル酸が使われているのでNG。

【成分】1本(50mL)中　タウリン750mg、乳酸カルシウム水和物200mg、ローヤルゼリー100mg、ニンジンエキス-P57.5mg(ニンジン400mgに相当)、チアミン硝化物($V.B_1$) 3mg、リボフラビンリン酸エステルナトリウム($V.B_2$) 2mg、ピリドキシン塩酸塩($V.B_6$) 3mg、ニコチン酸アミド10mg　添加物：白糖、クエン酸、クエン酸Na、安息香酸、香料、サリチル酸、安息香酸ベンジル、バニリン、プロピレングリコール

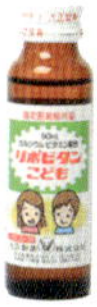

ビタミンCと反応して白血病を起こすベンゼンに変化することがある

栄養ドリンク

忙しい現代社会では子どもも疲れているせいか、子供用の栄養ドリンクが売られています。

代表格は、【リポビタンこども】。これは、指定医薬部外品（厚生労働大臣が指定した医薬部外品）で、スーパーやコンビニでも売られていて、しかも食品と違って効能・効果をうたうことができます。ビンには、「【効能】☆幼少児の発育期・偏食児・病中病後・発熱性消耗性疾患・食欲不振・栄養障害等の場合の栄養補給☆虚弱体質☆滋養強壮」とあります。それにしても、「偏食児」の栄養補給に効果があるというのも、変です。偏食は、本来は食事指導できちんと直さなければならないはずです。栄養ドリンクに頼っていると、余計偏食になってしまうでしょう。この製品の効能は、カルシウムや各種のビタミンなどを補給するということのようですが、それは肉

デカビタC

（サントリーフーズ）

ギリギリOK!

【オロナミンC】と同じく香料、それに加えて酸味料が使われていることに不安が残る。でも、栄養ドリンクを飲むのであれば、これもギリギリOK。

糖類（果糖ぶどう糖液糖、砂糖）、ローヤルゼリーエキス、酸味料、香料、ビタミンC、ナイアシンアミド、カフェイン、パントテン酸Ca、溶性ビタミンP、ビタミンB_1、ビタミンB_6、ビタミンB_2、スレオニン、グルタミン酸Na、β－カロチン、ビタミンB_{12}

や野菜、穀類などから十分とることができるのです。

それから、主成分となっている「タウリン」は、生体内で胆汁酸《たんじゅうさん》、心筋、筋肉、脾臓《ひぞう》、脳、肺、骨髄などに存在していて、含流アミノ酸（硫黄をふくむアミノ酸）から作られています。俗に「血中脂質を改善する」「肝機能を高める」「血圧を下げる」と言われていますが、それらの効果はほとんど確認はされていません。

一方、添加物の安息香酸《あんそくこうさん》は保存料で、ビタミンCと反応して、人間に白血病を起こすベンゼンに変化することがあります。サリチル酸は保存効果がある強い酸で、たくさんとると胃痛を起こすことがあります。これらを考え合わせると、わざわざ買って子どもに飲ませる必要はまったくありません。

【オロナミンC】と【デカビタC】の場合、どちらも各種のビタミンとアミノ酸をふくんでいますが、基本的にはこれらも食事からとることができます。なお、保存料は使われていませんが、香料や酸味料が添加されています。

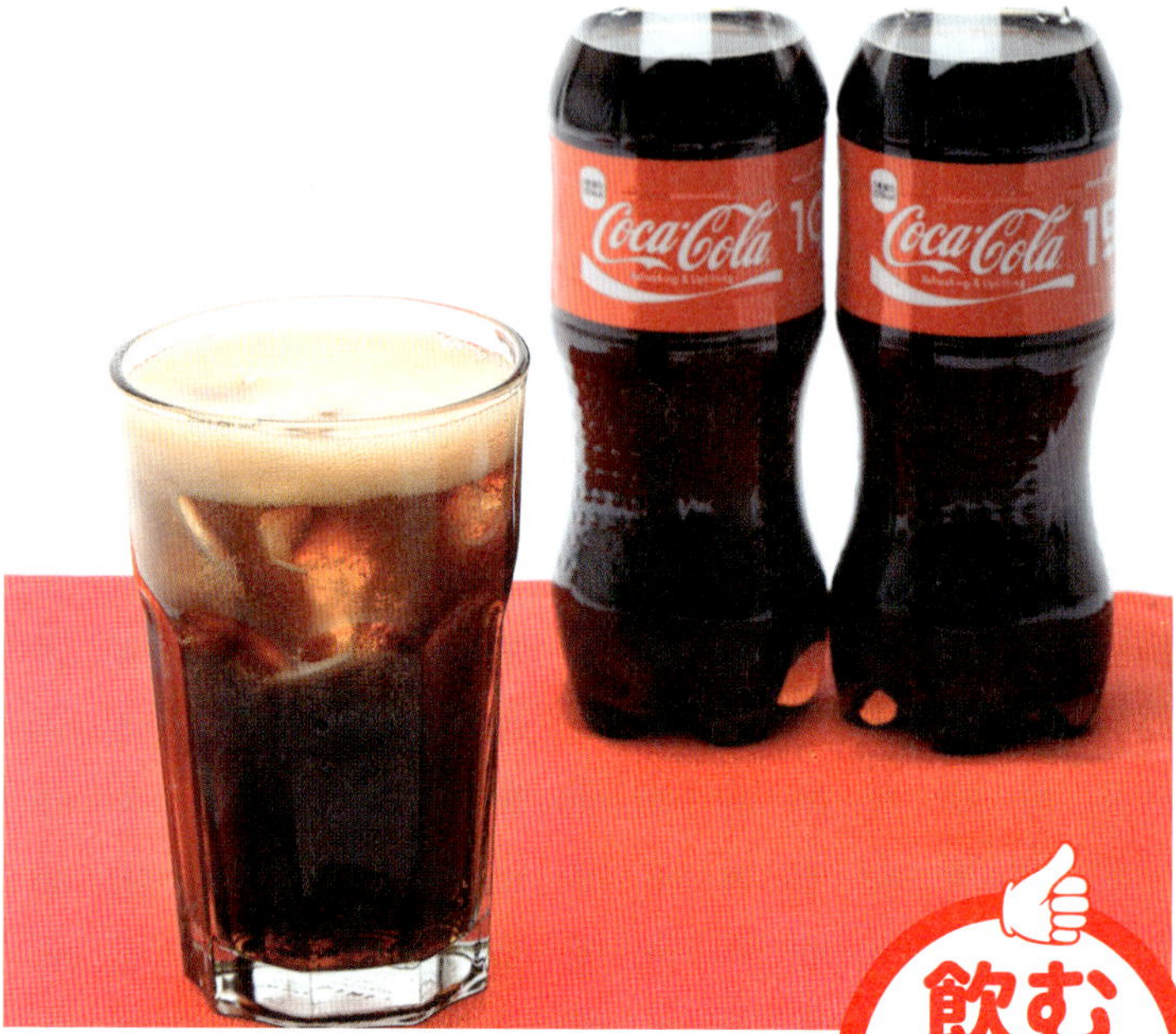

飲むなら、こっち

コカ・コーラ

（コカ・コーラ カスタマーマーケティング）

糖類（果糖ぶどう糖液糖、砂糖）、カラメル色素、酸味料、香料、カフェイン

子どもにとって脳などへの刺激が強すぎて、興奮したり、眠れなくなる

現在、日本で売られているコーラには、発がん性物質の4－メチルイミダゾールがふくまれている

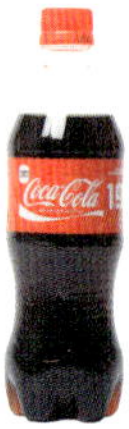

カラメル色素とカフェインが添加されているためもちろんオススメはできない。でも、合成甘味料を使っていないため、どうしても飲むならこっち。

子どもの体を考えれば飲ませてはいけない。
それでもねだられてしまったら、どうする？

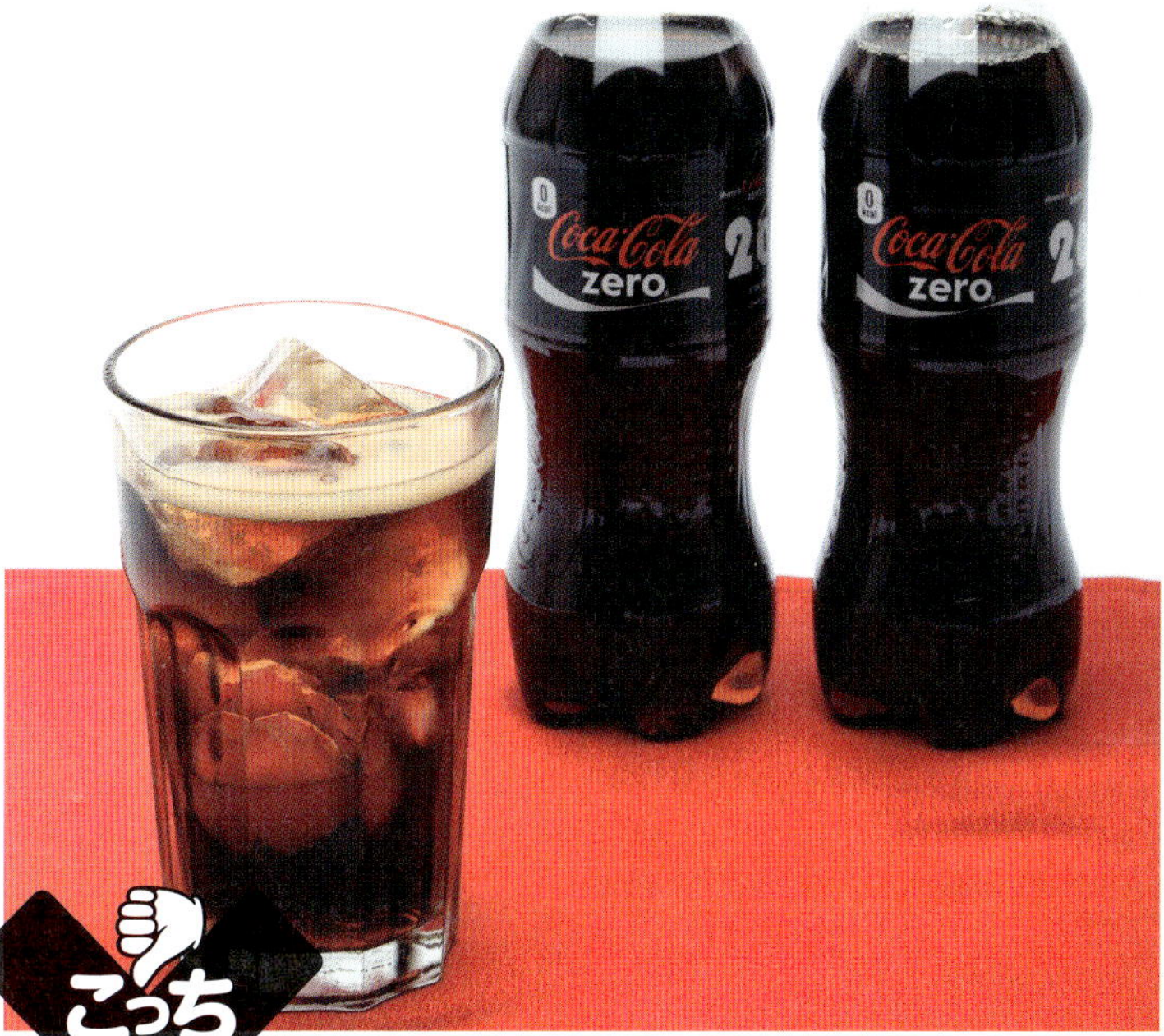

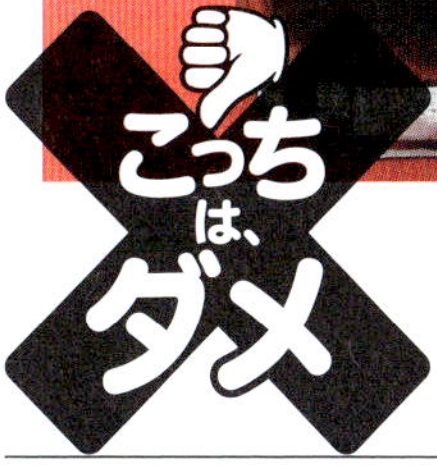

コカ・コーラ ゼロ

（コカ・コーラ カスタマーマーケティング）

カラメル色素とカフェインに加え、アスパルテーム、アセスルファムK、スクラロースが使われているので飲んではいけない。

カラメル色素、酸味料、甘味料（アスパルテーム・L－フェニルアラニン化合物、アセスルファムK、スクラロース）、香料、カフェイン

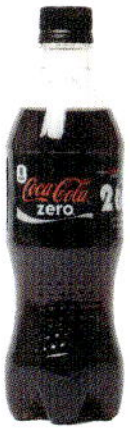

脳腫瘍を増加させるとの指摘や、白血病やリンパ腫を起こすという結果（動物実験による）が出ている

肝機能や免疫などに悪影響をおよぼす可能性がある

コーラ

「コーラは体に悪い」と思っている人が大半だと思いますが、実際その通りなのです。とくに子どもたちにはどれもオススメすることができません。

まず、独特の褐色を出すために使われているカラメル色素が問題です。カラメル色素には4種類あって、そのうち2種類には原料にアンモニウム化合物が使われており、そのため副産物として4－メチルイミダゾールという化学物質ができます。これは発がん性物質であることが動物実験でわかっているのです。そして、日本で売られているコーラには、4－メチルイミダゾールがいずれの製品にもふくまれているのです。

さらに、子どもにとっては良くないカフェインがどの製品にもふくまれています。

これもダメ

ペプシ ネックス

(サントリーフーズ)

カラメル色素とカフェインに加えて、合成甘味料のアスパルテーム、アセスルファムカリウムが使われているので、飲んではダメ。

酸味料、カラメル色素、香料、甘味料（アスパルテーム・L－フェニルアラニン化合物、アセスルファムカリウム)、カフェイン

また最近では、【ペプシ ネックス】や【コカ・コーラ ゼロ】などのダイエットタイプが売り出されていますが、安全性の不確かな合成甘味料が使われています。アスパルテーム・L－フェニルアラニン化合物については、アメリカの複数の研究者によって、脳腫瘍《のうしゅよう》を増加させているという指摘がなされています。さらに、2005年にイタリアで行われた動物実験では、白血病やリンパ腫を起こすという結果で出ています。アセスルファムK（カリウム）は、自然界に存在しない化学合成物質で、イヌを使った実験で、肝機能や免疫力を低下させる可能性が示されています。スクラロースは、有機塩素化合物《ゆうきえんそかごうぶつ》の一種。ネズミを使った実験で、免疫に悪影響をおよぼす可能性が示されています。

【ペプシ ネックス】には、アスパルテーム・L－フェニルアラニン化合物とアセスルファムKが、【キリン メッツ コーラ】と【コカ・コーラ ゼロ】には、さらにスクラロースが使われています。そのため、子どもに飲ませてはいけない飲み物といえるでしょう。

キリン メッツ コーラ

(キリンビバレッジ)

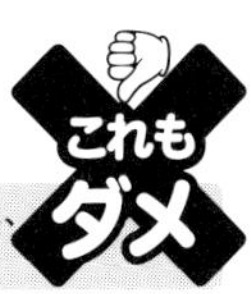

【コカ・コーラ ゼロ】と同じく、カラメル色素とカフェイン、アスパルテーム、アセスルファムK、スクラロースの使用によりNG。

難消化性デキストリン（食物繊維）、カラメル色素、香料、酸味料、甘味料（アスパルテーム・L－フェニルアラニン化合物、アセスルファムK、スクラロース）、グルコン酸Ca、カフェイン

乳飲料

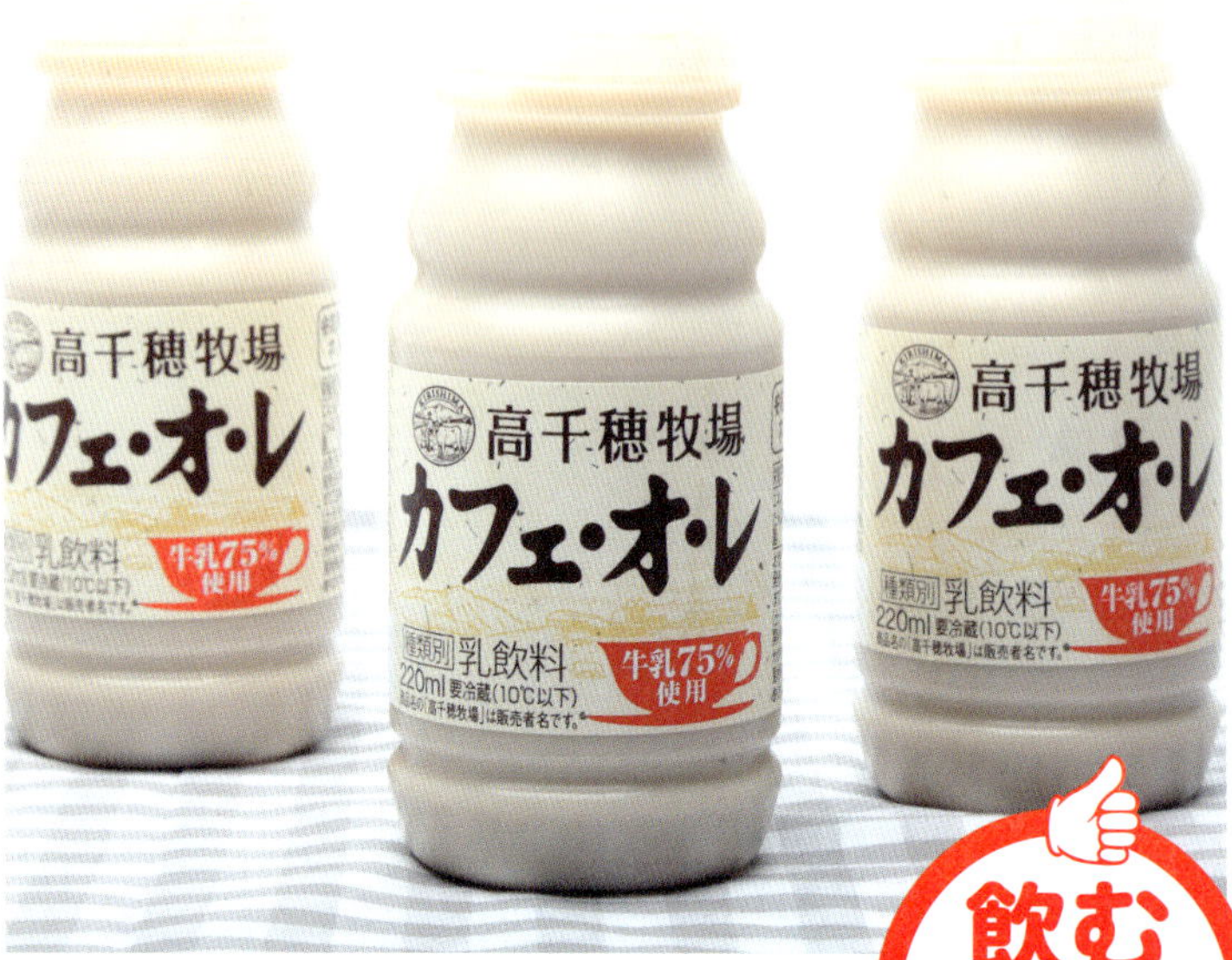

飲むなら、こっち

高千穂牧場カフェ・オ・レ

(高千穂牧場)

牛乳、砂糖、コーヒー

通常、カフェオレに使われている乳化剤や香料、カラメル色素などの添加物は一切なしで安心。自然な色で、人工的な変なにおいもせず◎。

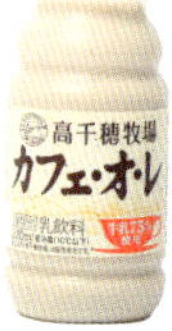

子どもが大好きな乳飲料。
ガブガブ飲んじゃうから、より安全なものを

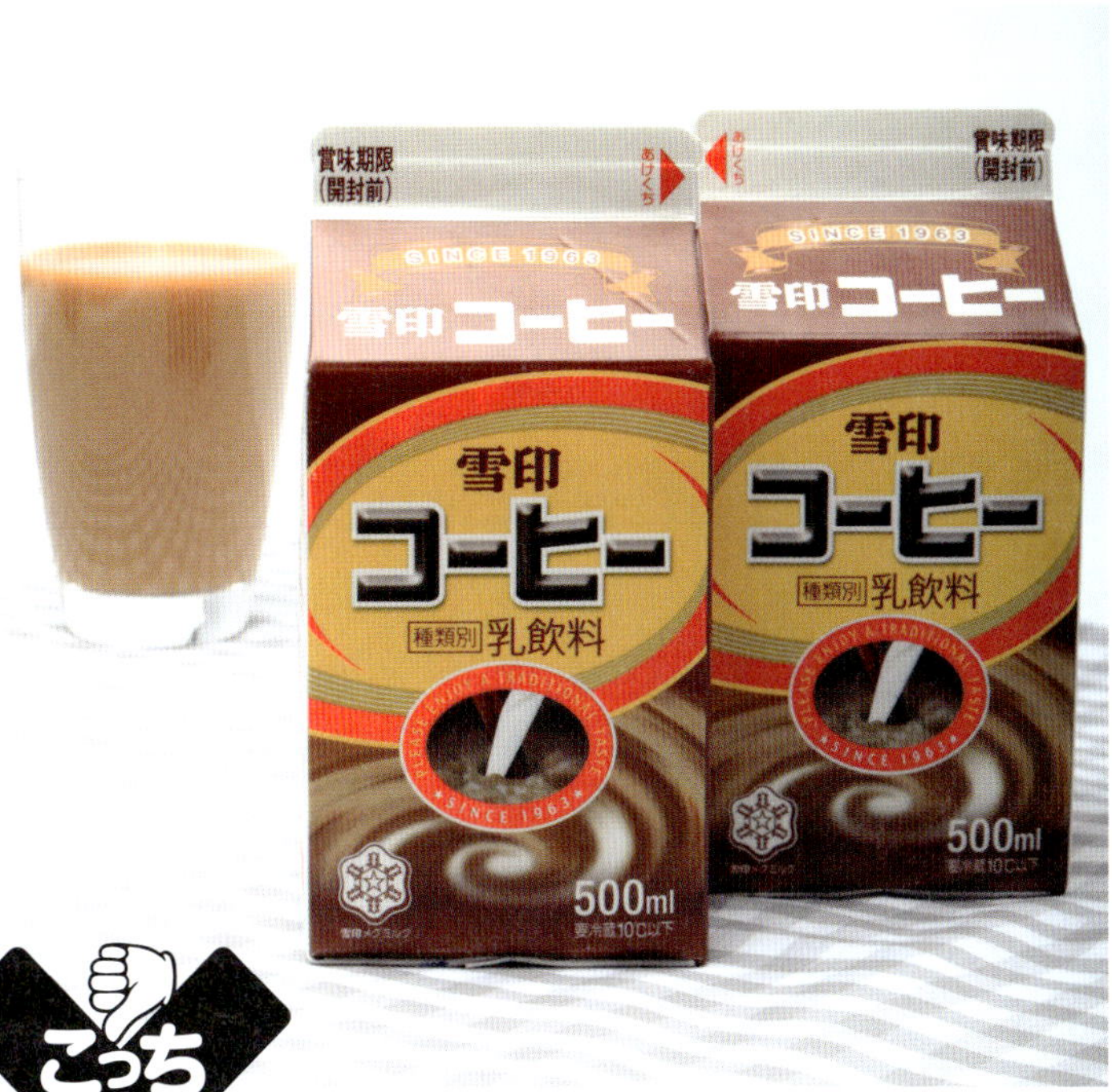

こっちは、ダメ

雪印コーヒー
(雪印メグミルク)

カラメル色素には、発がん性物質がふくまれている可能性がある。そのため、飲まない方が安心。また、香料の存在も気になるところ。

砂糖・異性化液糖、乳製品、コーヒー、ココナッツオイル、食塩、香料、カラメル色素

4種類あるうち2種類には発がん性物質がふくまれている。でも、「カラメル色素」としか表示されず、どれが使われているかわからない

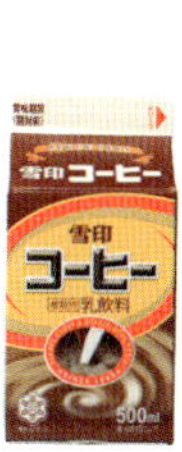

乳飲料

カフェオレには、通常乳化剤《にゅうかざい》、香料、カラメル色素などが使われ、独特のなめらかな食感や香りなどを演出しています。

ところが、【高千穂牧場カフェ・オ・レ】にはそれらの添加物は一切使われておらず、それでいてカフェオレ独特の味わいを出しています。自然な色合いで、人工的な変なにおいもしないので、安心して飲むことができます。また、ボトルを小さめ（220㎖）にしているので、1本で164kcalとカロリーが少なめになっています。

一方、【雪印コーヒー】および【グリコ マイルドカフェオーレ】には、カラメル色素が使われています。色を濃くするためでしょう。前にも指摘したように、カラメルⅢとカラメルⅣには、発がん性のある4-メチルイミダゾールがふくまれています。しかし、「カラ

マウントレーニア カフェラッテ

（森永乳業）

乳化剤の中には問題のあるものもあるが、製造元の森永乳業によると、それらは使われておらず心配なし。唯一、香料が使われていることが不安点。

ギリギリOK!

乳製品、砂糖・果糖ぶどう糖液糖、コーヒー、乳、乳化剤、香料

メル色素」としか表示されないので、4種類のカラメル色素のうち、どれが使われているのかわかりません。

【マウントレーニア カフェラッテ】は人気があって、たいていのコンビニで売られていますが、乳化剤と香料が使われています。乳化剤は、合成のものが9品目あって、4品目はもともと食品にふくまれていたり、食品成分に近いものなので、ほとんど心配ないのですが、残りの5品目には問題があります。

とくに2008年に認可されたポリソルベート60とポリソルベート80は、動物実験の結果から、発がん性の疑いがあります。製造元の森永乳業に問い合わせたところ、「グリセリン脂肪酸エステルとショ糖脂肪酸エステルを使っているが、ポリソルベート類は使っていない」といいます。グリセリン脂肪酸エステルは脂肪に近いもので食品にもふくまれており、ショ糖脂肪酸エステルは食品成分に近いので心配はありません。このほか、香料が気になるところですが、香料は企業秘密の壁があって、何なのかわかりません。

グリコ マイルドカフェオーレ

（グリコ乳業）

飲まない方が安心！

【雪印コーヒー】と同じく、カラメル色素を使っているので、飲まない方が安心。
4種類あるカラメル色素のうち2種類には発がん性物質がふくまれている。

砂糖、乳製品、果糖ぶどう糖液糖、コーヒー、植物油脂、食塩、カラメル色素

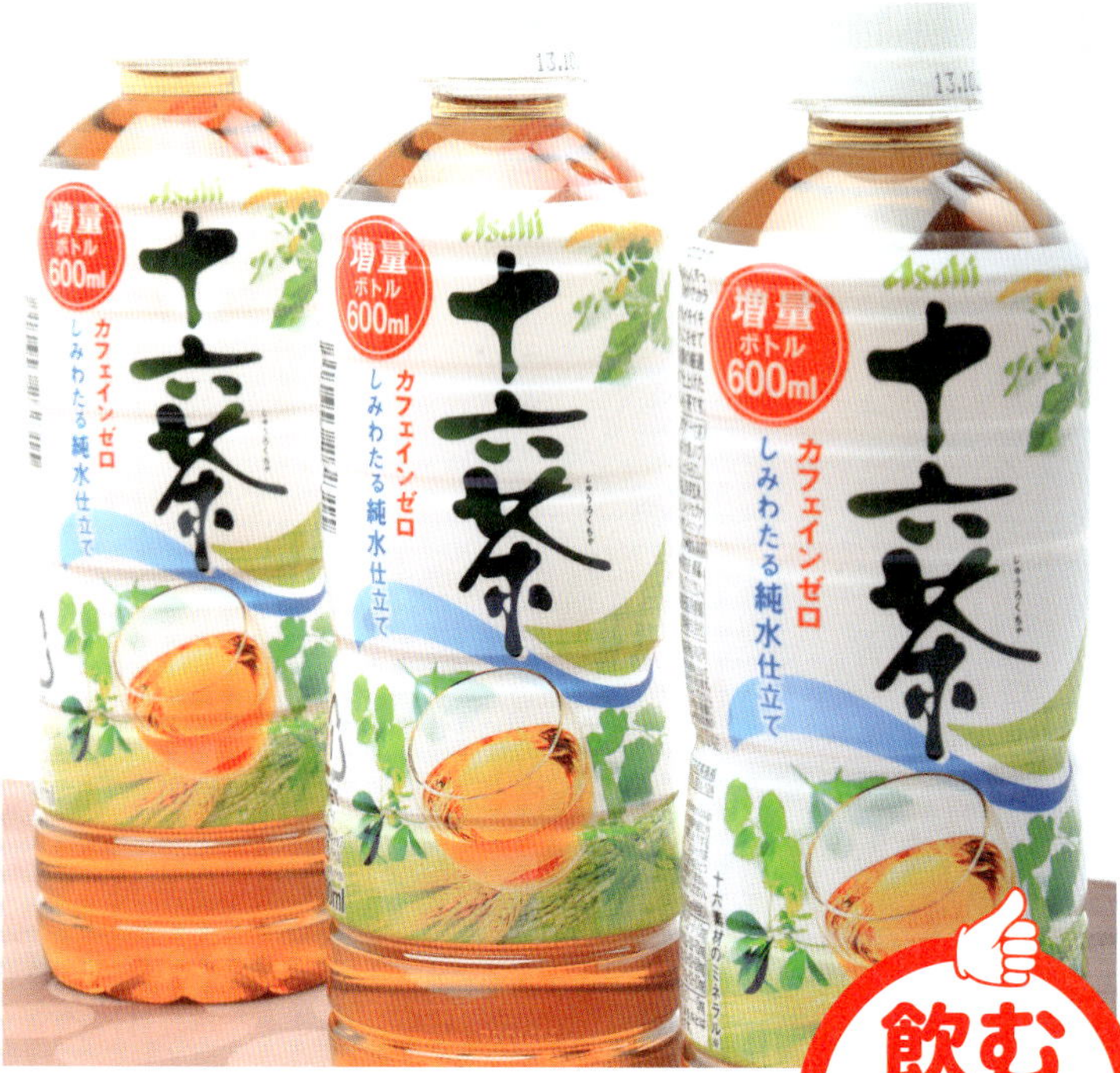

飲むなら、こっち

アサヒ 十六茶

（アサヒ飲料）

ハトムギ、大麦、ハブ茶、玄米、発芽大麦、とうもろこし、びわの葉、黒豆（大豆）、発芽玄米、カワラケツメイ、昆布、シイタケ、グァバ葉、桑の葉、あわ、きび、ビタミンC

成分が酸化して、味や香り、色などが変化するのを防ぐ。安全性に問題なし

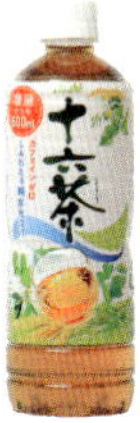

緑茶が使われていないから、カフェインゼロ。原材料も古くから食用に使われているものだから問題なし。安心して飲むことができるお茶。

日本の国民的飲み物。どれも危険性はほとんどないけれど、飲むなら一番安心なものを

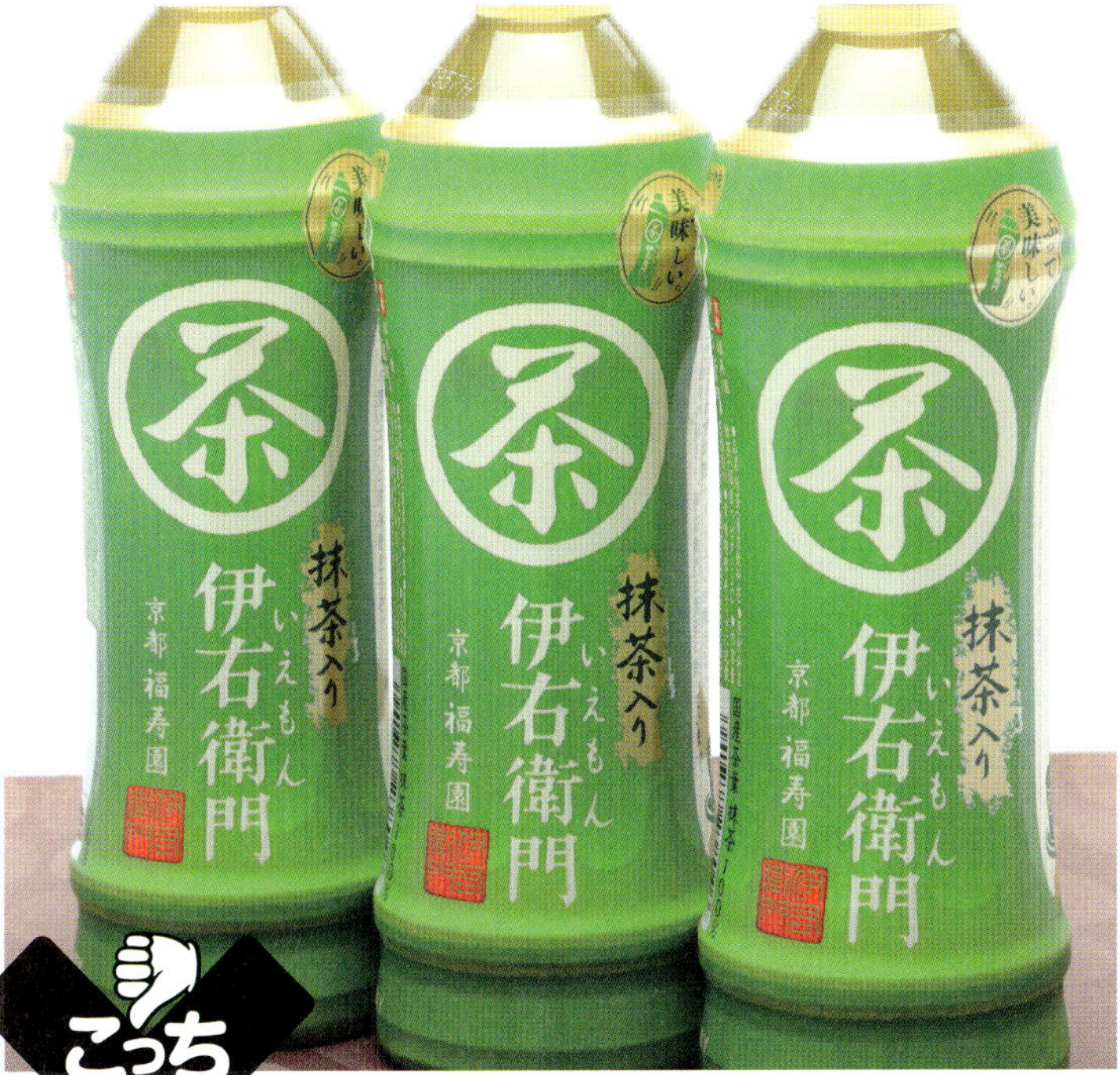

こっちは、ダメ

伊右衛門
（サントリーフーズ）

ほぼ問題ないけれど、通常のお茶よりもナトリウムの量が多いことが若干不安。しかも、製品にナトリウム量が表示されておらず、不親切。

緑茶（国産）、ビタミンC

緑茶にはカフェインがふくまれていて、子どもにとって脳などへの刺激が強すぎる可能性がある。人によっては、不眠、耳鳴りなどの症状が現れることも

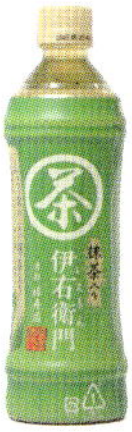

お茶

【アサヒ 十六茶】の特徴は、何といってもカフェインがゼロであることです。緑茶が使われていないので、カフェインもふくまれていないのです。

「びわの葉」「カワラケツメイ」「グァバ葉」など、普段私たちがあまり口にしないものが原材料に使われていますが、いずれも古くから食用として使われているものなので、問題はないでしょう。ちなみに、私もこの製品を何度も飲んだことがありますが、刺激性や違和感といったものは感じたことはありません。

なお、ビタミンCは、成分が酸化して、味や香り、色などが変化するのを防ぐために添加されています。安全性に問題はありません。

一方、【爽健美茶】の場合、緑茶が入っている点が【アサヒ 十六茶】との大きな違いです。そのため、カフェインがふくまれていま

爽健美茶

(コカ・コーラ カスタマーマーケティング)

これもOK!

飲んでも問題なし。ただ、緑茶が入っているため、カフェインがふくまれている。カフェインが苦手な子どもには注意が必要。

ハトムギ、玄米（発芽玄米3%）、緑茶、大麦、プーアル茶、どくだみ、はぶ茶、チコリー、月見草、ナンバンキビ、ビワの葉、杜仲葉、オオムギ若葉、明日葉、ビタミンC

す。もし、カフェインが苦手なお子さんがいるならば、注意した方がいいでしょう。

【お～いお茶 緑茶】と【伊右衛門】を見てみると、これらも緑茶が使われているので、カフェインがふくまれています。カフェインは、神経を刺激するので、人によっては不眠や耳鳴りなどの症状が現れることがあります。ですから、昔から子どもにはカフェインをとらせない方が良いということで、「コーヒーは子どもに飲ませない」という親も多いようです。しかし、日本人はお茶をよく飲むので、緑茶まではなかなか禁止できないのが、現実だと思います。そのあたりは、親の判断に任せるしかないでしょう。

なお、【伊右衛門】の場合、お茶を煮出す際、抽出効率を高めるために、炭酸水素Na（重曹）を混ぜています。それは茶葉の成分と反応して分解されますが、ナトリウムは残るので、１００mℓ当たり約10mgのナトリウムがふくまれています。ちなみに、通常のお茶の場合、浸出液１００mℓにふくまれるナトリウムは約３mgです。

お～いお茶 緑茶

（伊藤園）

これもOK!

【爽健美茶】と同じく、カフェインがふくまれているので、苦手な子どもには飲ませないなどの注意が必要。ただし、問題のある添加物は使われていない。

緑茶（日本）、ビタミンC

野菜ジュース

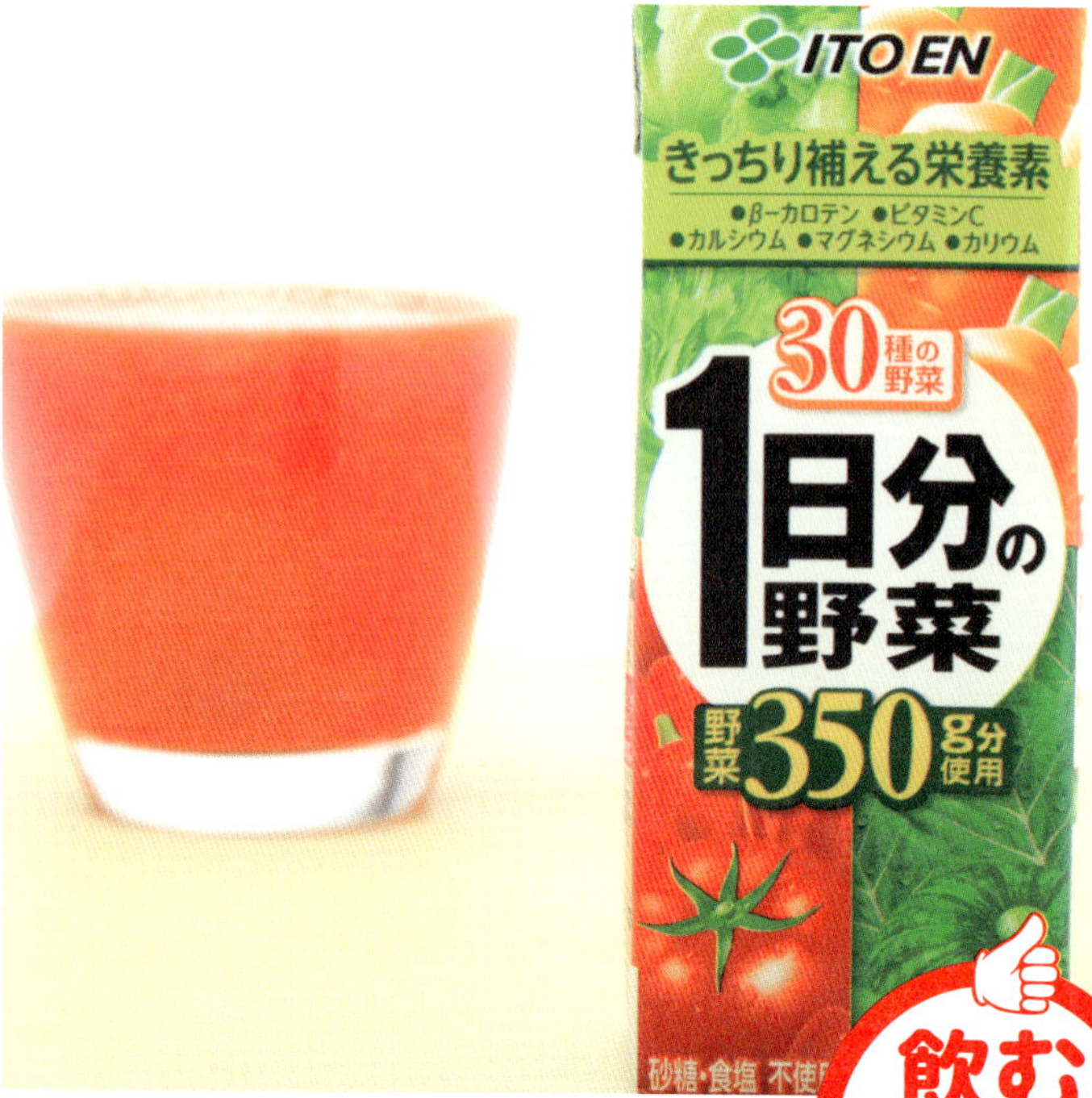

飲むなら、こっち

1日分の野菜

（伊藤園）

野菜（にんじん、トマト、有色甘藷、赤ピーマン、インゲン豆、モロヘイヤ、メキャベツの葉、レタス、ケール、ピーマン、大根、白菜、アスパラガス、グリーンピース、セロリ、しそ、ブロッコリー、かぼちゃ、あしたば、小松菜、ごぼう、ゴーヤ、しょうが、緑豆スプラウト（もやし）、パセリ、クレソン、キャベツ、ラディッシュ、ほうれん草、三つ葉）、レモン果汁、水溶性食物繊維、乳酸カルシウム、塩化マグネシウム、ビタミンC

ミネラル強化の目的で使用。
安全性に問題なし

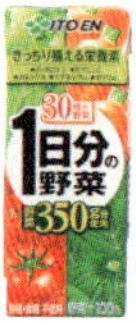

危険性のある添加物はなく、野菜350g分の野菜汁が入っているため、ビタミン類やミネラル類をふくんでいる。そのため、飲むならこれ。

健康のために、野菜不足を補うために…。
そんな思いに一番応えてくれるのはどれ？

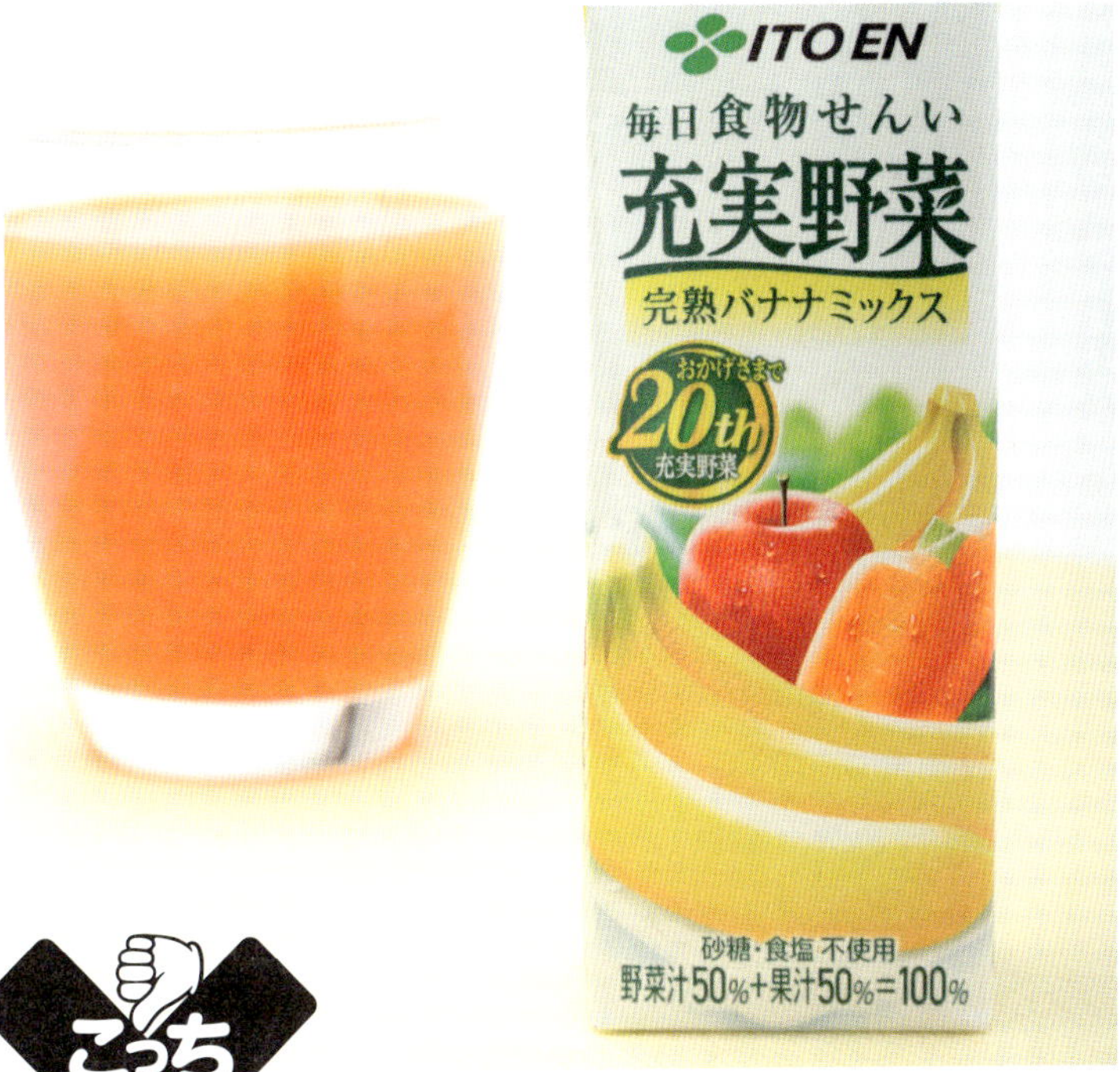

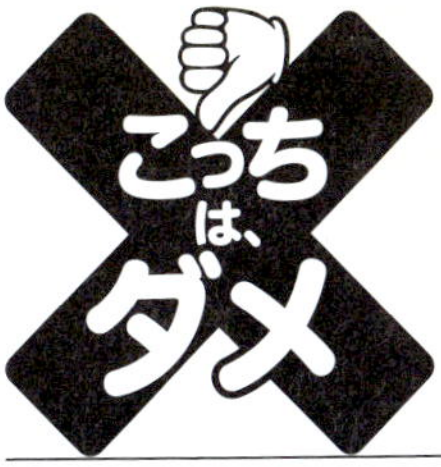

充実野菜 完熟バナナミックス（伊藤園）

濃縮還元すると果汁の香りが失われるため、香料が添加されている。その点で、【1日分の野菜】に比べて、安全度が下がってしまう。

野菜（にんじん、有色甘藷、レタス、赤ピーマン、インゲン豆、ケール、ピーマン、白菜、ブロッコリー、セロリ、アスパラガス、かぼちゃ、小松菜、あしたば、パセリ、クレソン、キャベツ、ラディッシュ、ほうれん草、三つ葉）、果実（ぶどう、バナナ、りんご、レモン、アセロラ）、水溶性食物繊維、香料

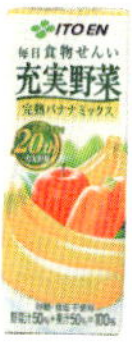

中には毒性の強いものがいくつかあるが、それらが使われていても「香料」としか表示されないためわからない

野菜ジュース

野菜にふくまれる食物繊維やビタミン、ミネラルを手軽にとれるということで、毎日飲んでいる人もいる野菜ジュース。ただし、内容不明の香料が添加された製品が多いので、注意してください。

これらの製品に使われている野菜汁や果汁は、濃縮還元されたものです。つまり、野菜や果物から汁をしぼり、それらからいったん水分を蒸発させて濃縮し、そして製品化するときに水分を加えて元の状態に戻したものなのです。こうすることで容積を減らすことができ、輸送や貯蔵のコストを低減することができるのです。

しかし、濃縮還元によって、果汁の場合、香りが失われてしまいます。そこで、香料を添加して、失われた香りを補っているのです。しかし、天然の香りとはおよそ違った人工的なものになってしまい、味も舌に残る不自然なものになっています。ですから、香料が添加

野菜一日これ一本

（カゴメ）

これもOK!

これも飲んでOK。香料も使われておらず、野菜 350 g分の野菜汁が入っているため、ビタミン類やミネラル類をふくんでいる。

野菜（トマト、にんじん、メキャベツ（プチヴェール）、赤ピーマン、ケール、ほうれん草、モロヘイヤ、ブロッコリー、レタス、セロリ、しょうが、紫キャベツ、赤じそ、ヨモギ、チンゲンサイ、カリフラワー、クレソン、パセリ、かぼちゃ、アスパラガス、たまねぎ、ビート、だいこん、小松菜、紫いも、あしたば、はくさい、なす、グリーンピース、ごぼう）、レモン果汁

された【充実野菜 完熟バナナミックス】を飲むと、不自然な甘ったるいにおいと、変な味が舌に残ります。

また、安全性の点でも問題があります。香料は、合成が約130品目、天然が何と約600品目もあり、それらを数品目、あるいは数十品目組み合わせて、独特の香りが作られています。合成香料の中には、毒性の強い品目がいくつかありますが、それらが使われていても、「香料」としか表示されないためわからないのです。

一方、【1日分の野菜】と【野菜一日これ一本】には果汁が使われていないため、香料も使われていません。また、野菜350g分（厚生労働省が摂取を推奨している1日の野菜量）の野菜汁がふくまれているため、ビタミン類やミネラル類をふくんでいます。

なお、【1日分の野菜】は、加工の際に失われるビタミンCを補い、さらに乳酸カルシウムや塩化マグネシウムを添加することで、ミネラルを強化しています。これらも添加物ですが、安全性に問題はありません。

野菜生活100

（カゴメ）

飲まない方が安心!

健康アップ商品の野菜ジュースに香料を使うのは問題。「野菜汁50%＋果汁50%＝100%」と表示しながら、香料を使っているのも問題。

野菜（にんじん、ピーマン、ほうれん草、アスパラガス、小松菜、クレソン、かぼちゃ、紫キャベツ、ブロッコリー、メキャベツ（プチヴェール）、ビート、赤じそ、セロリ、レタス、はくさい、ケール、パセリ、なす、たまねぎ、だいこん、キャベツ）、果実（りんご、オレンジ、レモン）、香料

100%果汁飲料

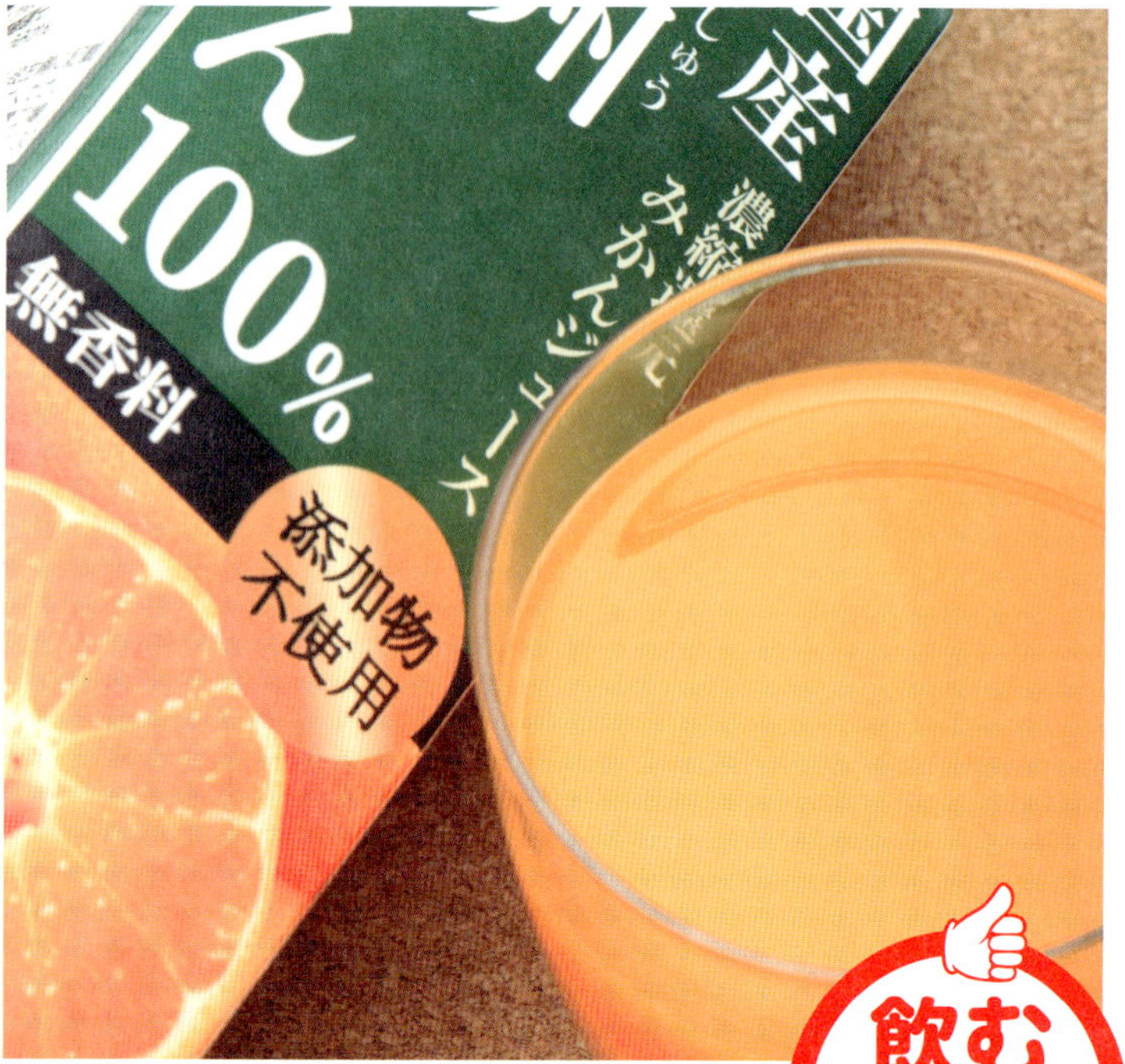

飲むなら、こっち

コーシン 温州《うんしゅう》みかん100%（興真乳業）

うんしゅうみかん

香料や酸味料などの添加物が一切使われておらず、まさしく「100%果汁飲料」といえる製品。安心して子どもに飲ませられるのは、これ。

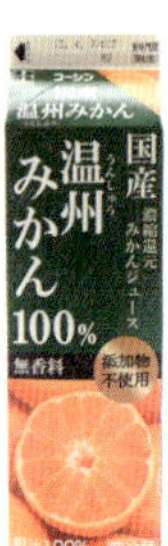

100%果汁だから健康的で、安全！
本当に全部がそうだと思いますか？

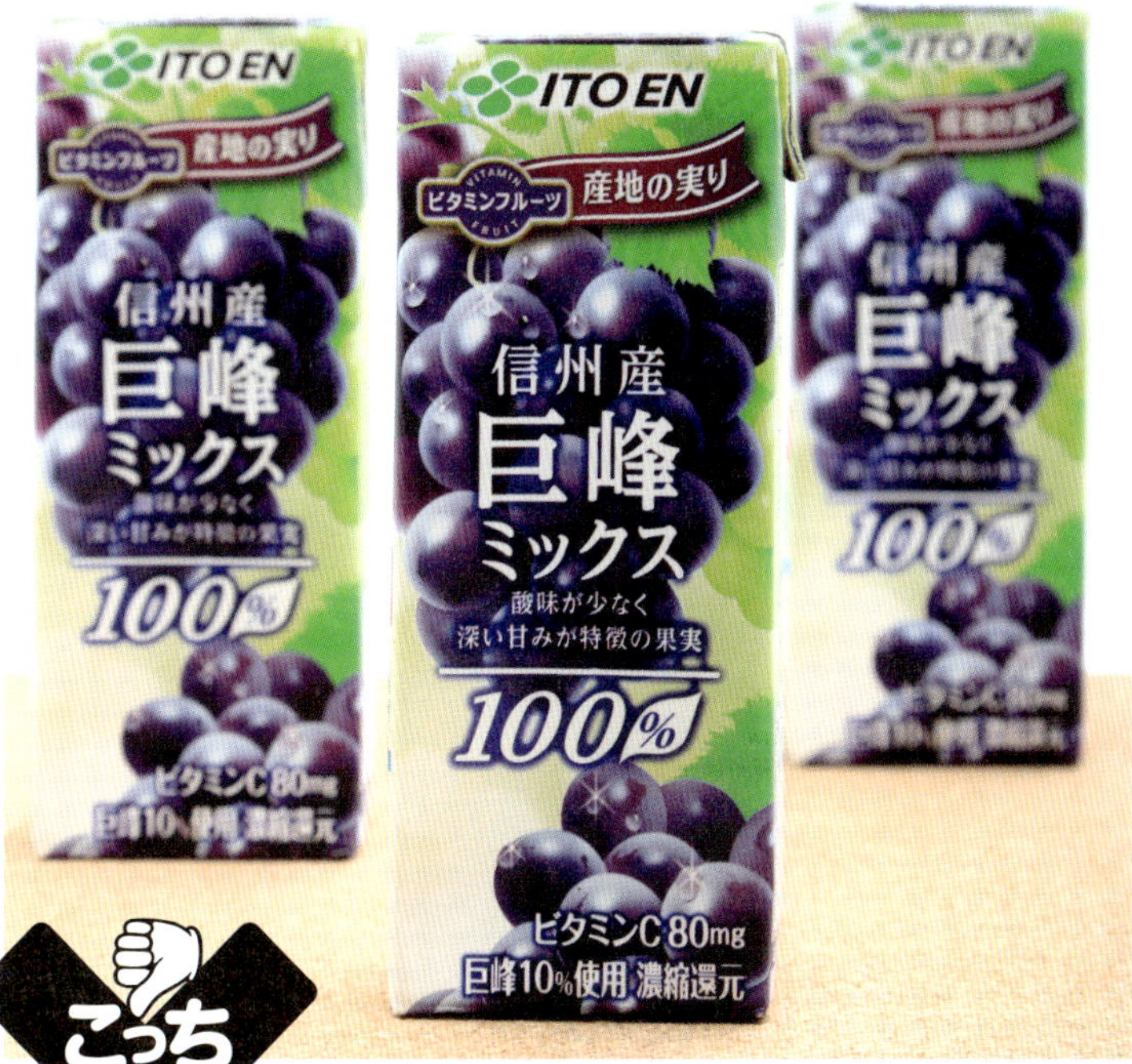

こっちは、ダメ

信州産 巨峰ミックス
（伊藤園）

危険性が高いわけではないが、香料や酸味料が添加されているため、【コーシン 温州みかん100%】と比べて、不安要素が多くなってしまう。

ぶどう、香料、酸味料、ビタミンC

香料は、合成が約130品目、天然が約600品目もあり、中には毒性の強いものも。しかし、何が使われていても「香料」としか表示されない

これは一括名表示なので、何が使われているかわからない。どれも毒性はそれほどないが、一度に大量にとると口内や胃などを刺激する心配がある

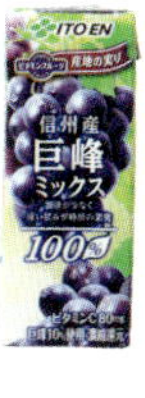

100%果汁飲料

「果汁100%」と銘打った果汁飲料が数々出回っています。「果汁を味わいたい」「果汁だけなら安心」ということで、買い求めている人も多いと思います。

しかし実際には、そのほとんどは「果汁100%」ではないのです。なぜなら、香料が添加されているからです。

それらの製品の原材料を見ると、いずれも「濃縮還元」と表示されています。つまり、りんごやぶどうなどの果物から果汁をしぼり、それからいったん水分を蒸発させて濃縮し、そして製品化する際に水分を加えて元の状態に戻したものなのです。こうすることによって容積を減らすことができ、輸送や貯蔵のコストを低減することができるのです。

しかし、濃縮還元の過程で、果物の特徴である香りが失われ、果

トロピカーナ フルーツ×フルーツ(パインアップル)

(キリンビバレッジ)

ギリギリOK!

香料が使われていることによって若干のマイナス点。中には毒性の強いものもあるのだが、何が使われていても「香料」としか表示されない。

パインアップル(スムースカイエン93%以上、ゴールデンパイン6%以上)、香料

汁らしさというものがなくなってしまいます。そこで、香料を添加することによって、果物のにおいらしきものを付けているのです。ですから、厳密にいえば、「果汁100%」ではないということになるのです。

これは、不当な表示とも思えるのですが、通常香料の添加量は、全体の0・01%以下と少ないため、ほとんど影響はないということで、取り締まりの対象にはなっていないようです。それでも、消費者からすれば、「果汁100%」と表示されていれば、「果汁だけ使われている」と思うのは当然でしょう。したがって、だまされたような気分になる人も多いと思います。

そんな中で、【コーシン 温州みかん100%】には、香料が添加されていません。味わいもすっきりとしています。

一方、その他の製品には、香料やビタミンCが添加されています。【信州産 巨峰ミックス】には、さらに酸味料が添加されているため、酸味が強すぎて、不自然な味になっています。

グリコ 赤りんご青りんご

（グリコ乳業）

ギリギリOK!

【トロピカーナ フルーツ×フルーツ（パインアップル）】と同じく、香料を使っているという点が多少気になるところ。

りんご、香料、酸化防止剤（ビタミンC）

飲むヨーグルト

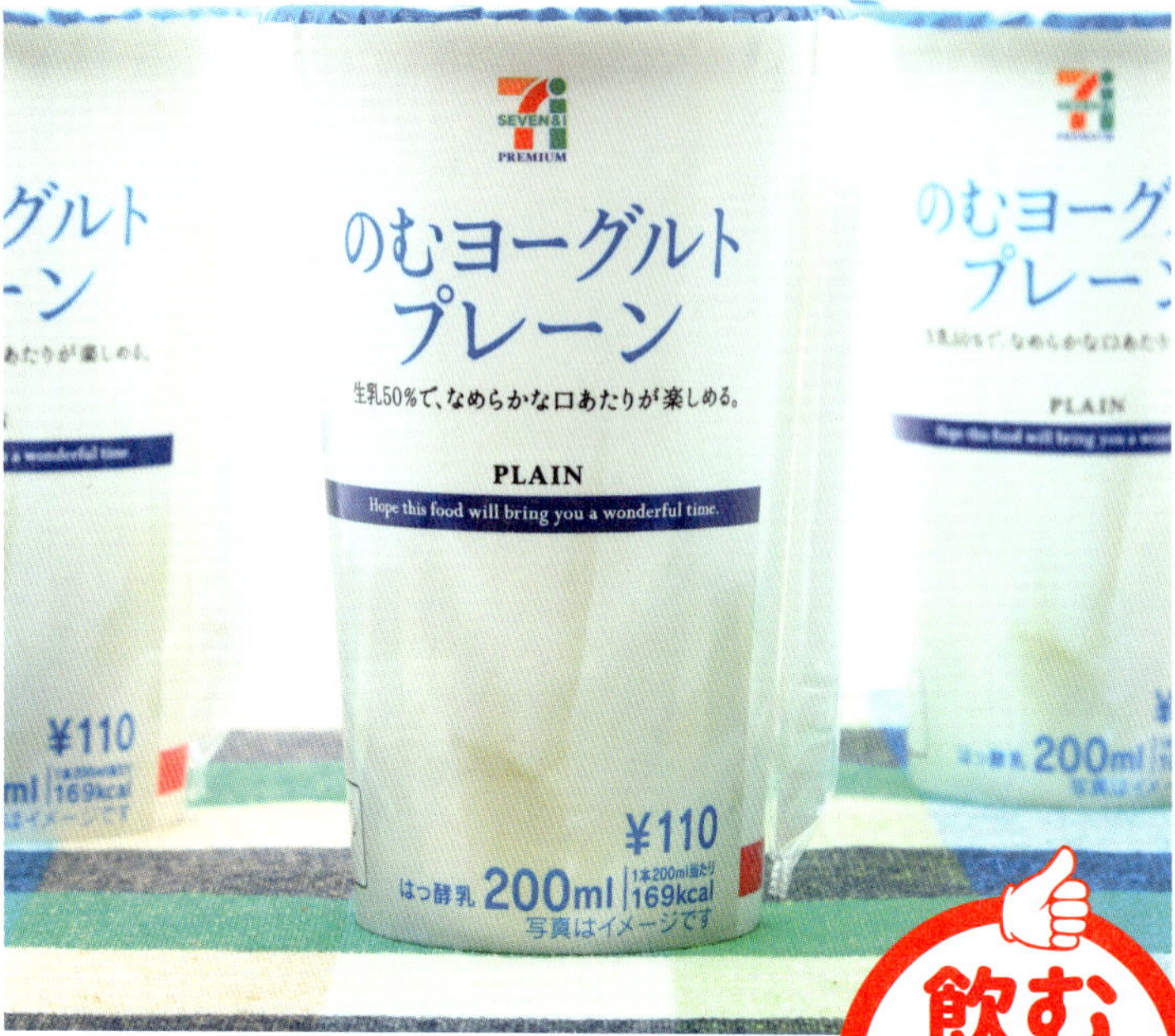

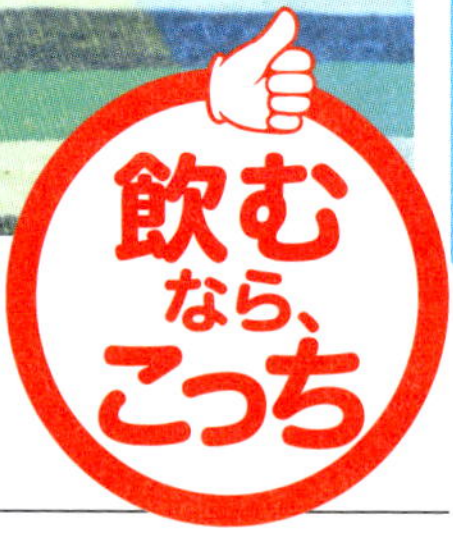

のむヨーグルト プレーン
（セブンプレミアム）

生乳、乳製品、砂糖、デキストリン

ぶどう糖がいくつも結合したもので、デンプンを分解して作られている。食品に分類され、その由来からも危険性はなし

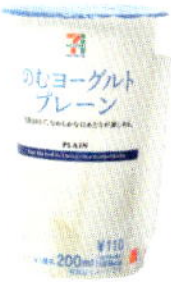

香料などの添加物が入っていないため、安心して飲むことができる。味も自然な甘みに仕上がっている。デキストリンも問題なし。

飲むタイプだから忙しい朝もらくちん。
そんなお手軽健康飲料の不安要素って？

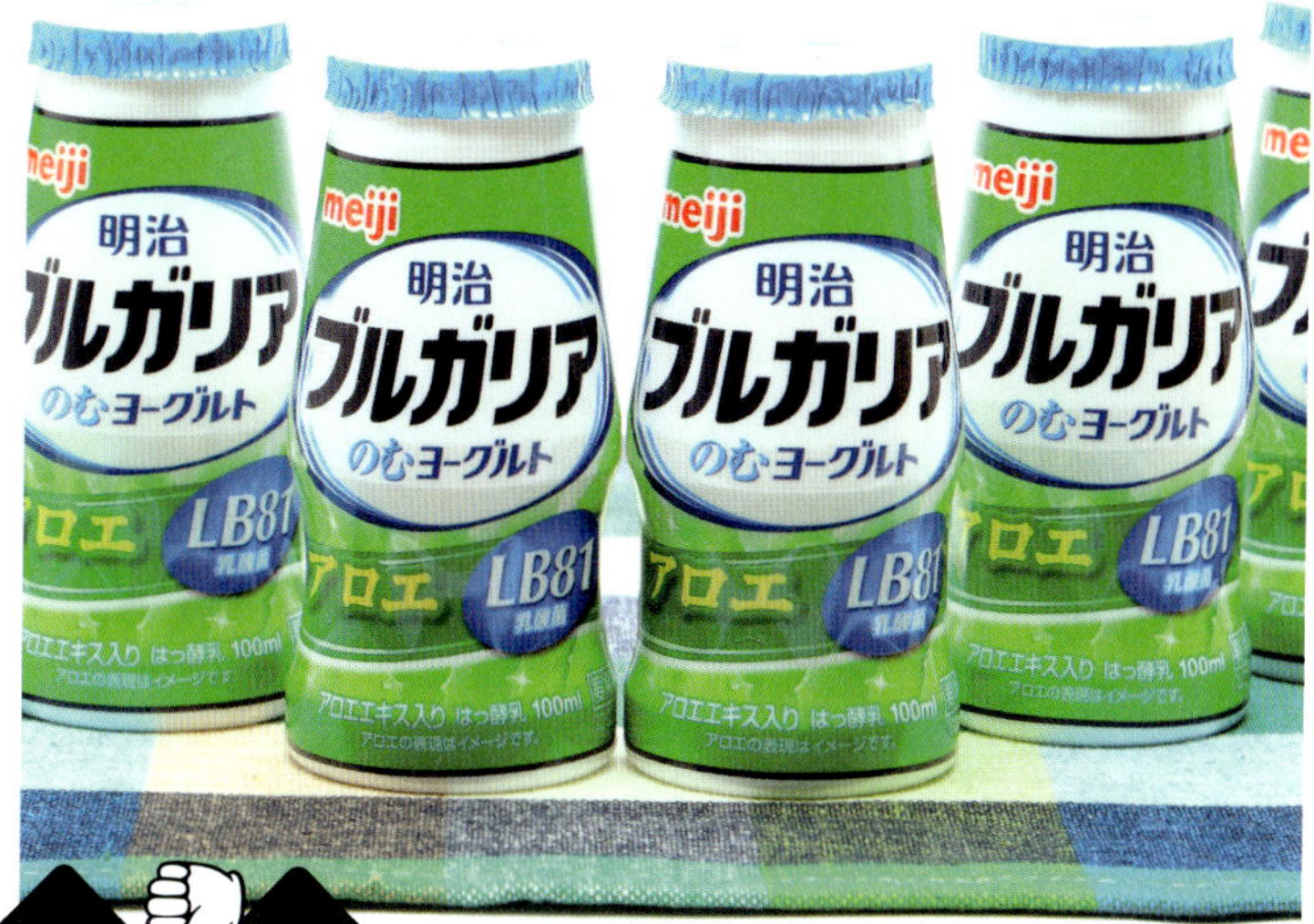

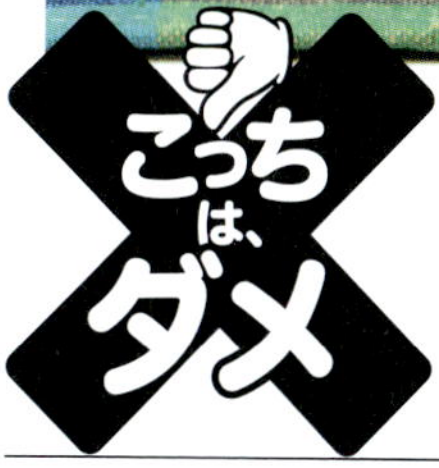

明治ブルガリアのむヨーグルト アロエ (明治)

アロエは「胃に良い」というイメージがあるけど、飲んではダメ。それは、合成甘味料のアスパルテームが使われていることが理由。

乳製品、砂糖、アロエベラ葉肉エキス、安定剤（ペクチン）、香料、甘味料（アスパルテーム・L-フェニルアラニン化合物）、酸味料

1983年に日本国内での使用が認可された甘味料。脳腫瘍を増加させるとの指摘や、白血病やリンパ腫を起こすという結果（動物実験による）が出ている

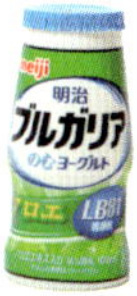

飲むヨーグルト

【のむヨーグルト プレーン】には、香料などの添加物は使われていません。そのため、変なにおいがなく、自然な甘さの飲むヨーグルトに仕上がっています。

なお、デキストリンは、ぶどう糖がいくつも結合したもので、デンプンを分解して作られています。食品に分類されており、その由来からも安全性に問題はありません。

【明治ブルガリアのむヨーグルト アロエ】については、「どうして良くないの？」と疑問を感じる人がいるかもしれません。アロエは「胃に良い」と言われているからです。ただ、ここでの問題点は、甘味料のアスパルテームが使われていることなのです。

ちなみに、【明治ブルガリアのむヨーグルト ストロベリーLB81】にも、アスパルテームが使われていて、また強い香料も使

明治ブルガリアのむヨーグルト プレーンLB81

（明治）

ギリギリOK!

トクホ（特定保健用食品）の許可を得ていて、とくに便秘気味の人に、効果があるよう。香料の使用が唯一の不安要素だが、においは穏やかなもの。

乳製品、ぶどう糖果糖液糖、砂糖、安定剤（ペクチン）、香料

われています。

一方、【明治ブルガリアのむヨーグルト　プレーンLB81】は、お腹の調子を整えるトクホ（特定保健用食品）の許可を得ていて、「許可表示…LB81乳酸菌の働きにより、腸内細菌のバランスを整えて、おなかの調子を良好に保ちます」とあります。とくに便秘気味の人に、効果があるようです。

安定剤のペクチンは、りんごやサトウダイコンなどから抽出された多糖類ですので、安全性に問題はありません。香料が使われていますが、においの穏やかなものです。

【プルーンFe　1日分の鉄分　のむヨーグルト】には、その名の通り鉄分を補給するためにクエン酸鉄アンモニウムが添加されています。栄養強化剤のひとつなので、問題はないでしょう。

ただ、かなり強いにおいの香料が使われていて、それが気になるところです。とても甘ったるい、プルーンのようなそうでないような、そんなにおいです。できたら、使わないでもらいたいものです。

プルーンFe 1日分の鉄分 のむヨーグルト

（雪印メグミルク）

飲まない方が安心！

クエン酸鉄アンモニウムは、栄養強化剤なので問題なし。気になるのは、強いにおいの香料が使われている点。心配なものは、飲まない方が安心。

生乳、乳製品、砂糖・異性化液糖、プルーン果汁、ガラクトオリゴ糖シロップ、香料、クエン酸鉄アンモニウム、葉酸、ビタミンB_{12}

食パン

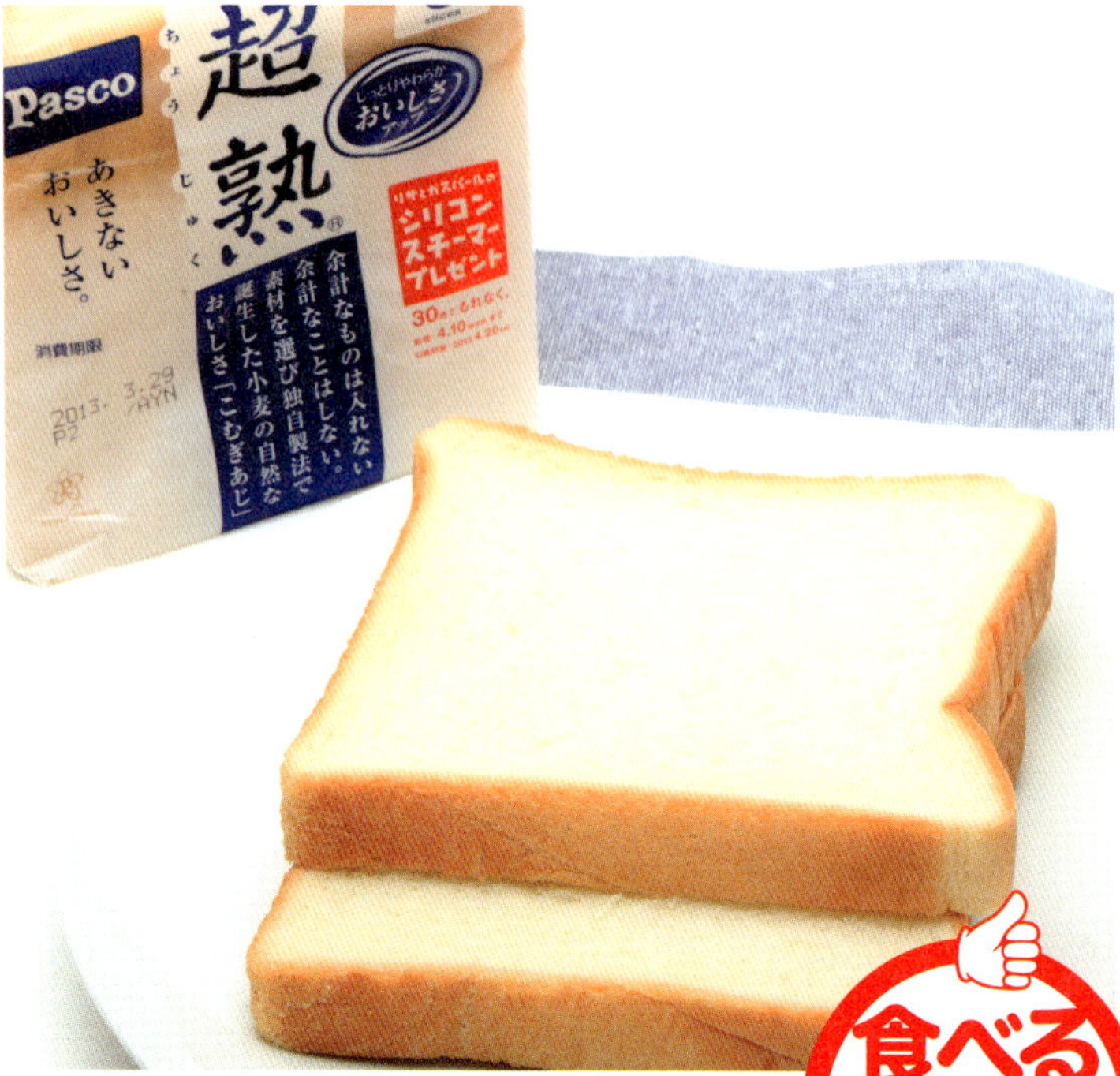

主食

食べるなら、こっち

超熟

(敷島製パン)

小麦粉・砂糖・バター入りマーガリン・パン酵母・食塩・米粉・(原材料の一部に小麦、乳成分を含む)

添加物が使われていないため、弾力性のある味わい深いパンに仕上がっている。安全性の面から考えても問題なく、食べるならこっち。

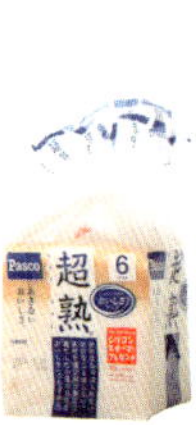

「朝食はパン派」という家族には知っていてほしい、絶対に避けたい添加物

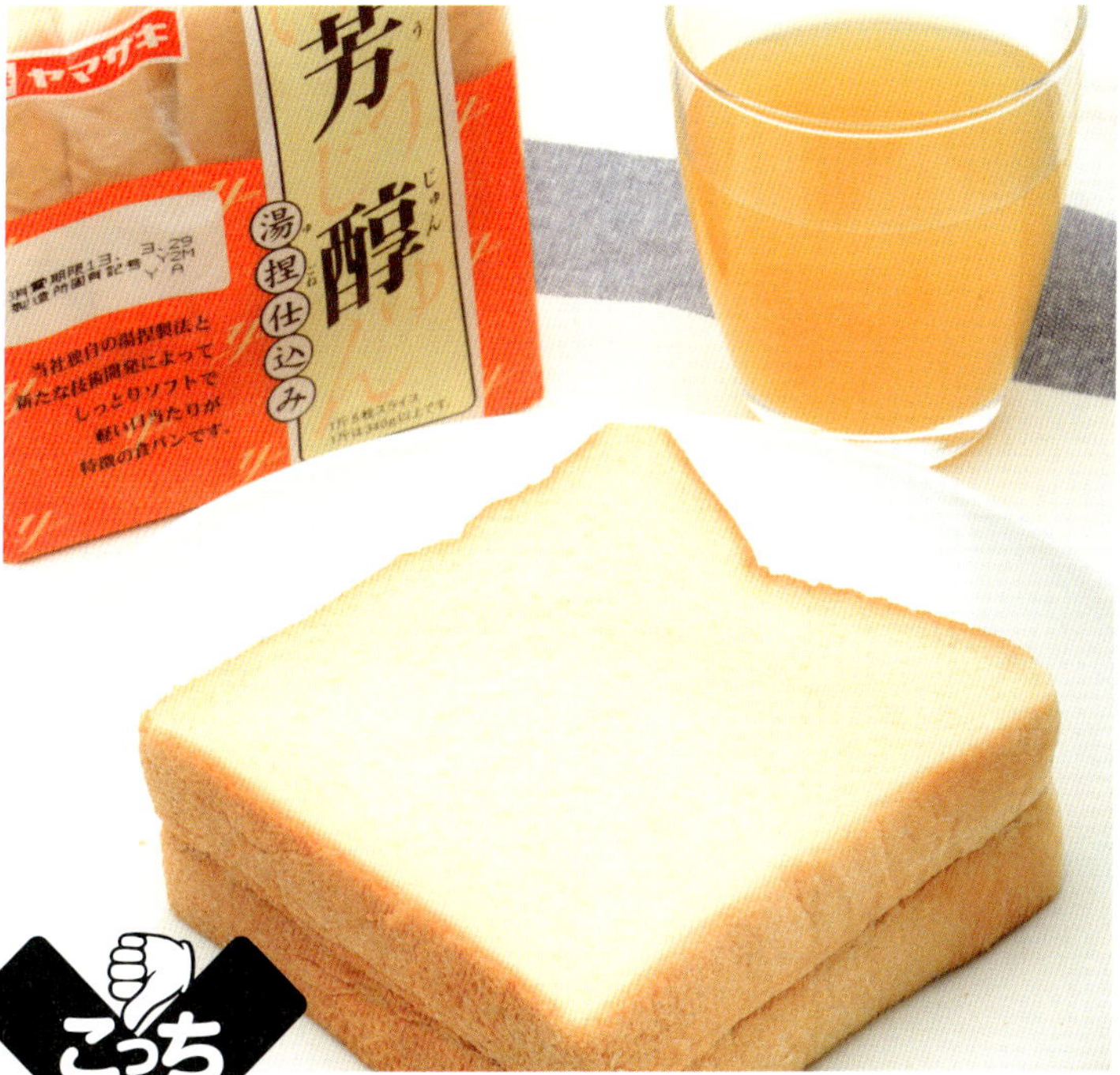

こっちは、ダメ

芳醇
（山崎製パン）

発がん性物質・臭素酸カリウムが使われているのでNG。山崎製パンは「安全性に問題はない」と言うが、それでも不安はぬぐえない。

小麦粉、糖類、マーガリン、パン酵母、食塩、発酵種、脱脂粉乳、植物油脂、醸造酢、乳化剤、イーストフード、V.C、（原材料の一部に乳成分、小麦、大豆を含む）

乳化剤：水と油など混ざりにくい液体を混ざりやすくする乳化剤。合成のものが9品目あり、そのうちの4品目は問題ないが、一括名表示が認められていて、どれを使っているかわからない

イーストフード：膨張剤の役割を果たす。16品目あって、中には毒性の強いものもあるので不安が残る

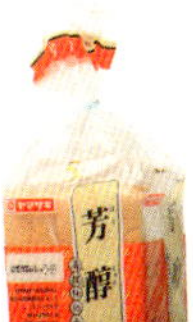

食パン

実は山崎製パンの【芳醇】と敷島製パンの【超熟】には、決定的な違いがあります。前者には、発がん性のある添加物が使われており、後者には使われていません。

【芳醇】の袋には、「本製品は品質改善と風味の向上のため臭素酸《しゅうそさん》カリウムを使用しております。その使用量並びに残存に関しては厚生労働省の定める基準に合致しており、第三者機関（日本パン技術研究所）による製造所の確認と定期検査を行なっております」という表示があります。山崎製パンは、パン生地を粘り強くし、弾力性のあるきめの細かいパンを作るために使っているといいますが、この臭素酸カリウムこそが発がん性物質なのです。

ネズミを使った実験では、腎臓に腫瘍《しゅよう》を、腹膜にがんを発生させることがわかっているのです。

本仕込み

（フジパン）

ギリギリOK!

トランス脂肪酸を多くふくむショートニング、具体的に何を使っているかわからない乳化剤の存在が不安。ただ、食べても問題ないレベル。

小麦粉、砂糖（北海道産100%）、脱脂粉乳、食塩、マーガリン（植物油脂、バター（北海道産100%）、食塩）、ショートニング、パン酵母、発酵風味料、乳化剤、V.C、（原材料の一部に乳成分、小麦を含む）

山崎製パンは「添加する臭素酸カリウムは微量であり、パンが焼成される過程で分解されてしまうので、安全性に問題はない」といいます。これを厚生労働省も認めていて、販売を許しているのです。

同社では、これまで食パンを調べて、臭素酸カリウムの残留量が0・5ppb以下（ppbは10億分の1を表す濃度の単位）であることを確認したといいます。しかし、ゼロではありません。それに毎日大量に生産される製品をすべてチェックできるわけではありません。機械の調子や焼成加減で、臭素酸カリウムがもっと残ってしまう可能性があります。

そもそも発がん性のある化学物質をあえてパンに使って、消費者を危険にさらすという企業姿勢が問題です。臭素酸カリウムは、【超芳醇】【超芳醇 特選】【レーズン好きのレーズンブレッド】にも使われています。なお、【モーニングスター】には、使われていません。

一方、【超熟】には、添加物が使われていません。そのため弾力性のある味わい深いパンに仕上がっています。

モーニングスター

（山崎製パン）

ギリギリOK!

乳化剤とイーストフードを使っている点が心配。イーストフードとは、いわば膨張剤の役割を果たし、中には毒性の強いものも。

小麦粉、糖類、マーガリン、パン酵母、食塩、脱脂粉乳、発酵種、乳化剤、酢酸Na、イーストフード、V.C、（原材料の一部に乳成分、小麦、大豆を含む）

菓子パン（あんパン）

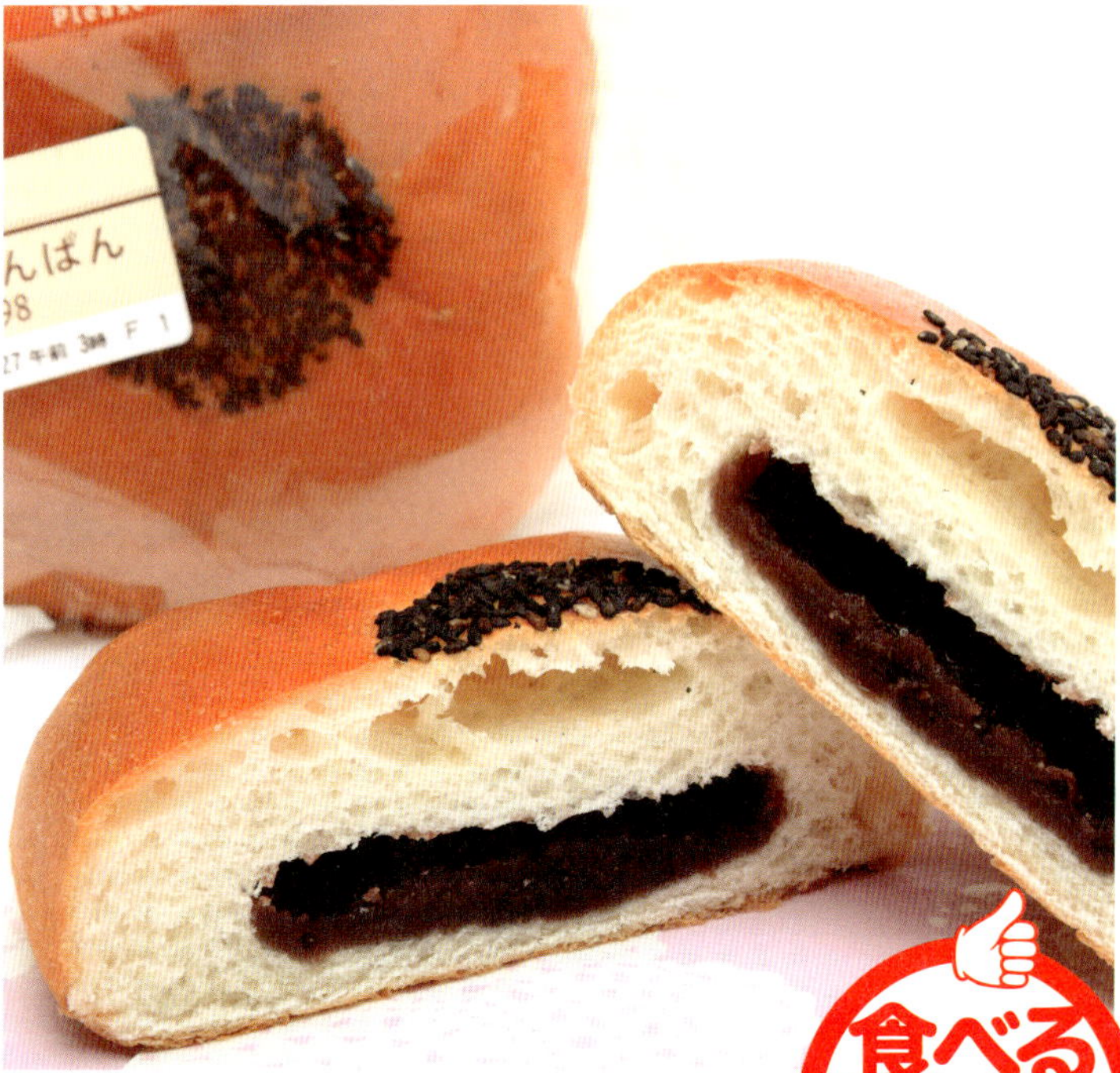

食べるなら、こっち

つぶあんぱん

（セブン - イレブン）

つぶあん、小麦粉、砂糖、マーガリン、卵、パン酵母、黒ごま、食塩、粉末水飴、植物油脂、乳等を主原料とする食品、脱脂粉乳、ホエイパウダー、ぶどう糖、酢酸Na、増粘剤（ペクチン）、ビタミンC、香料、（原材料の一部に大豆を含む）

酢の成分の酢酸にナトリウムを結合させたもので、安全性に問題なし

りんごやサトウダイコンなどから抽出された多糖類で、安全性に問題なし

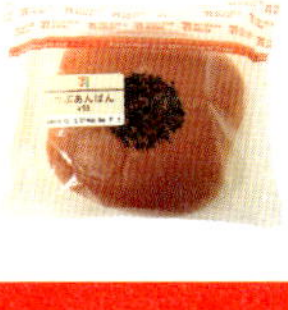

他の製品のようにイーストフードを使っていないため、食べるならこっち。ただ、香料を使っている点に多少の不安を覚えるところ。

菓子パンの代表的な存在。
どうせ食べるならば、少しでも安心なものを

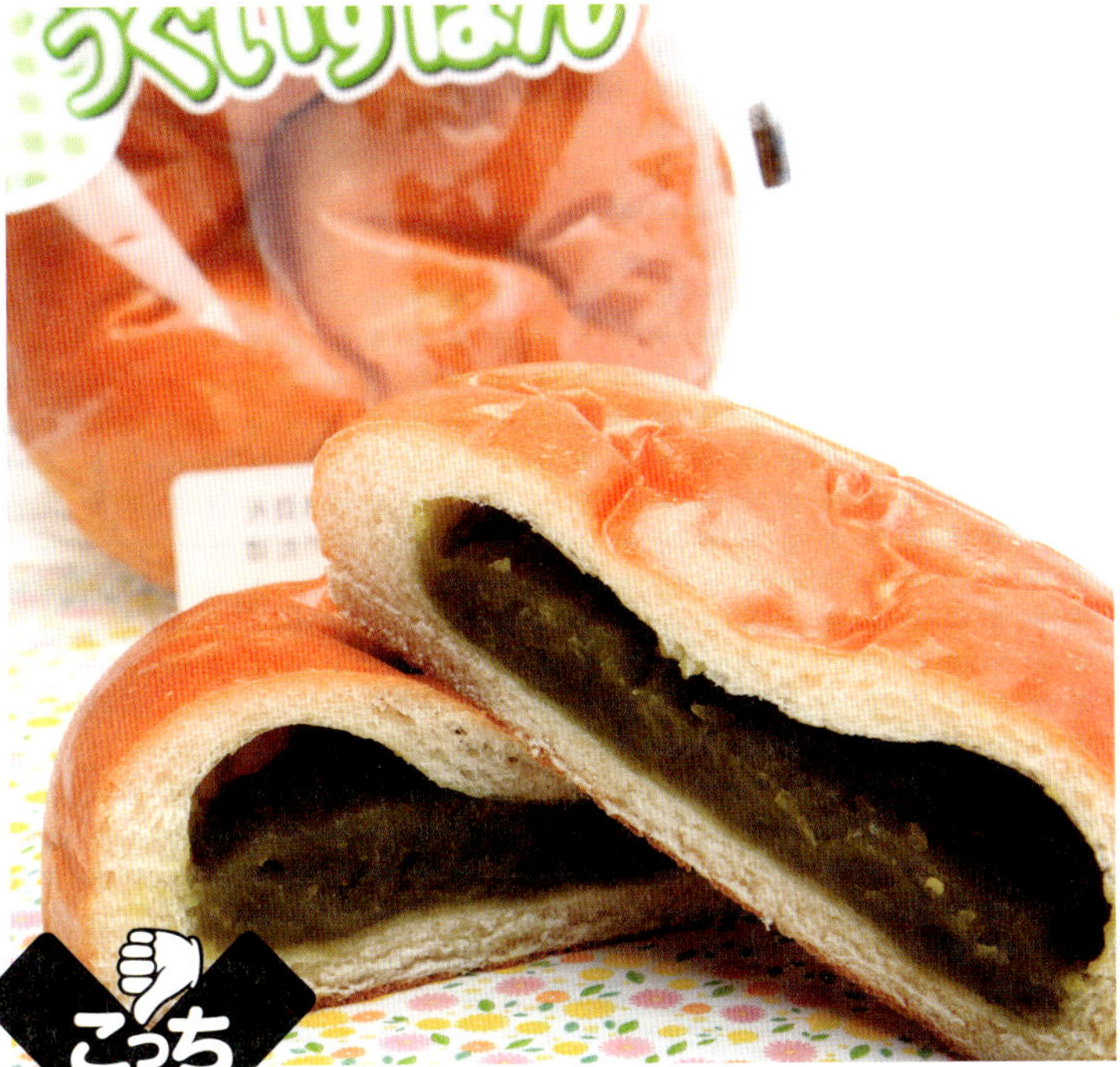

こっちは、ダメ

ヤマザキ うぐいすぱん

（山崎製パン）

最大の理由は、タール色素の黄4（黄色4号）と青1（青色1号）を使っていること。その化学構造や動物実験の結果から、発がん性やその疑いがあるものが多い。

うぐいすあん、小麦粉、糖類、マーガリン、卵、脱脂粉乳、パン酵母、植物油脂、牛乳、食塩、植物性たん白、ナチュラルチーズ、たんぱく質濃縮ホエイパウダー、還元水あめ、ソルビット、乳化剤、加工デンプン、着色料（黄4、青1）、イーストフード、糊料（アルギン酸エステル）、香料、V.C、（原材料の一部に乳成分、卵、小麦、大豆を含む）

これらはとても分解されにくい化学物質で、発がん性の疑いがあり、じんましんの原因になることも

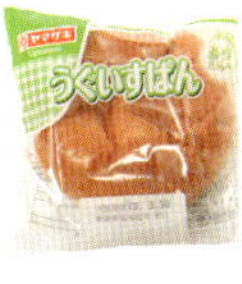

菓子パン（あんパン）

あんパンは、菓子パンの中では比較的添加物が少ない方です。ただし、たいていイーストフードが使われています。イーストフードは添加物の塊で、いわば膨張剤の役割を果たします。そのため、機械でもふっくらしたパンを焼くことができるようになるのです。しかし、パンにガスが多くふくまれるため、フワフワした、弾力性のない、味わいのないパンになってしまいます。また、イーストフードは16品目あって、通常その中から数品目選んで使われますが、中には毒性の強いものもあるので、不安な面があります。

【つぶあんぱん】には、イーストフードが使われていません。そのため、弾力性があり、歯ごたえのあるパンになっています。

酢酸Naは、酢の成分の酢酸にNa（ナトリウム）を結合させたもので、安全性に問題はありません。

ヤマザキ あんぱん

（山崎製パン）

ギリギリOK!

ふっくらしたパンを焼くために使われるイーストフード。全部で16品目あり、中には毒性の強いものもあり多少不安。

こしあん、小麦粉、糖類、マーガリン、卵、脱脂粉乳、パン酵母、植物油脂、牛乳、食塩、植物性たん白、ナチュラルチーズ、たんぱく質濃縮ホエイパウダー、還元水あめ、乳化剤、加工デンプン、イーストフード、糊料（アルギン酸エステル）、香料、V.C、（原材料の一部に乳成分、卵、小麦、大豆を含む）

増粘剤のペクチンは、りんごやサトウダイコンなどから抽出された多糖類で、これも安全性に問題なし。

【うぐいすぱん】には、タール色素の黄4（黄色4号）と青1（青色1号）が使われています。タール色素は、その化学構造や動物実験の結果から、発がん性やその疑いのあるものが多いのです。青色1号の場合、2%または3%ふくむ液1mℓを週1回、94～99週に渡って皮下注射した実験では、76%以上にがんが発生しました。

また、黄色4号は人間に蕁麻疹《じんましん》を起こすことが知られています。そのため、皮膚科医のあいだでは要注意物質としてあげられています。

【パスコ 五彩あんぱん 5個入】に使われている漂白剤の亜硫酸塩《ありゅうさんえん》は簡略名で、実際には亜硫酸ナトリウム、次亜硫酸ナトリウム、ピロ亜硫酸カリウム、ピロ亜硫酸ナトリウム、二酸化硫黄《にさんかいおう》のいずれかです。しかし、いずれも胃や腸の粘膜を刺激しやすく、またビタミンB_1の欠乏を引き起こして成長を悪くする心配があります。

パスコ 五彩あんぱん 5個入

これもダメ

（敷島製パン）

亜硫酸塩が使われているので、食べてはダメ。胃や腸の粘膜を刺激しやすく、またビタミンB_1の欠乏を引き起こして成長を悪くするおそれが。

小麦粉、つぶあん、こしあん、白あん、抹茶入り白あん、栗入り白あん、糖類、卵、加工油脂、パン酵母、小麦たんぱく、白ごま、黒ごま、けしの実、脱脂粉乳、食塩、乳化剤、酸化防止剤（ビタミンC、EDTA-Ca-Na）、漂白剤（亜硫酸塩）、クチナシ色素、香料、（原材料の一部に大豆を含む）

菓子パン（あんパン以外）

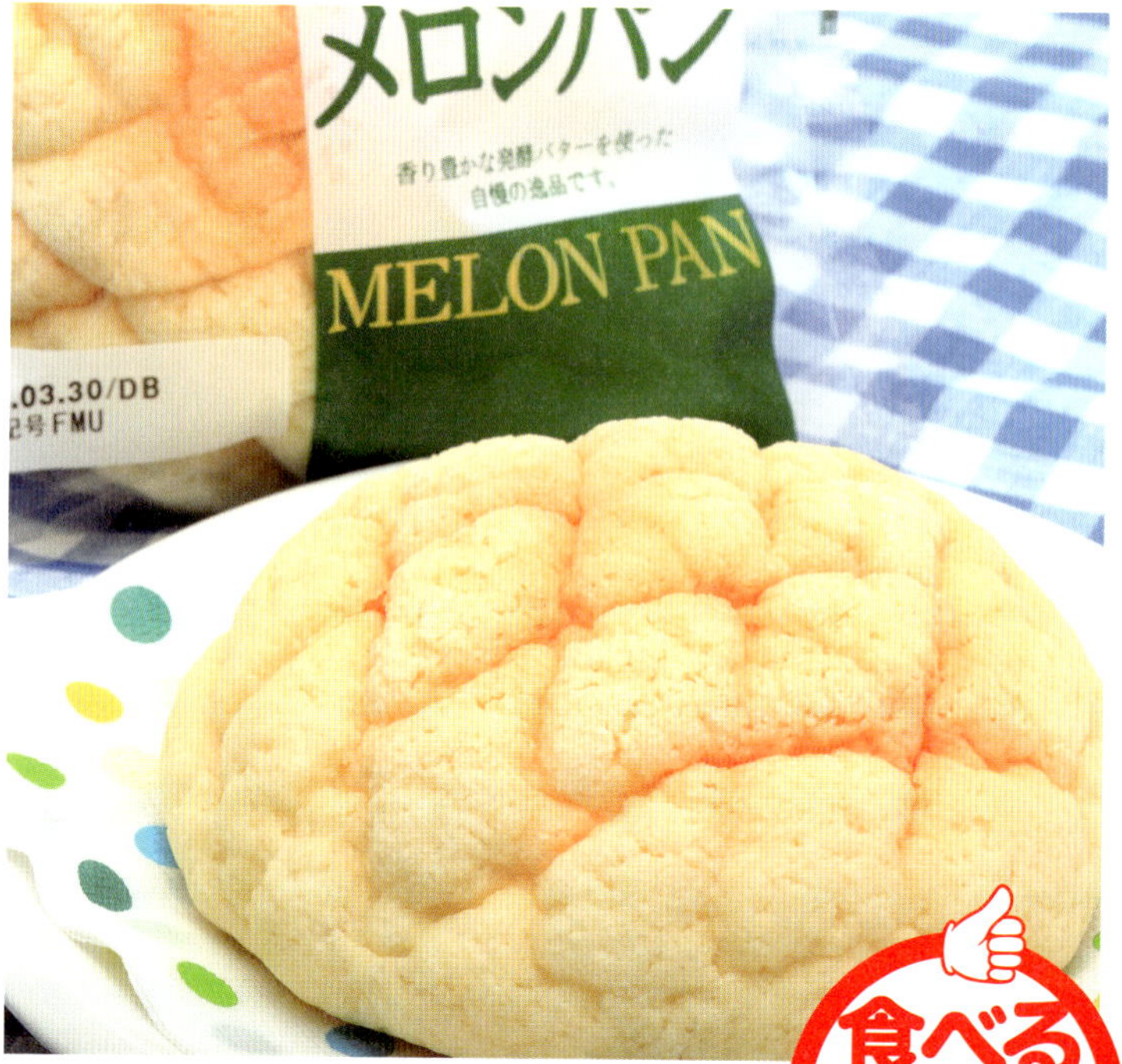

主食

食べるなら、こっち

特撰メロンパン
（フジパン）

小麦粉、砂糖、マーガリン（植物油脂、発酵バター、その他）、卵、乳等を主要原料とする食品、パン酵母、ブドウ糖、加工油脂、食塩、小麦たん白、乳化剤、香料、イーストフード、V.C、（原材料の一部に卵、乳成分、小麦、大豆を含む）

乳化剤や香料などは、具体的に何が使われているかわからず不安が残る。ただ他に比べて、添加物の数が少ないため、食べるならこっち。

16品目あり、中には毒性の強いものもあるため、安全性に不安が残る

香料は、合成が約130品目、天然が約600品目もあり、中には毒性の強いものも。しかし、何が使われていても「香料」としか表示されない

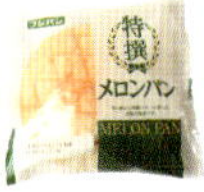

気軽に食べていたその菓子パン、
本当は添加物だらけって知っていましたか？

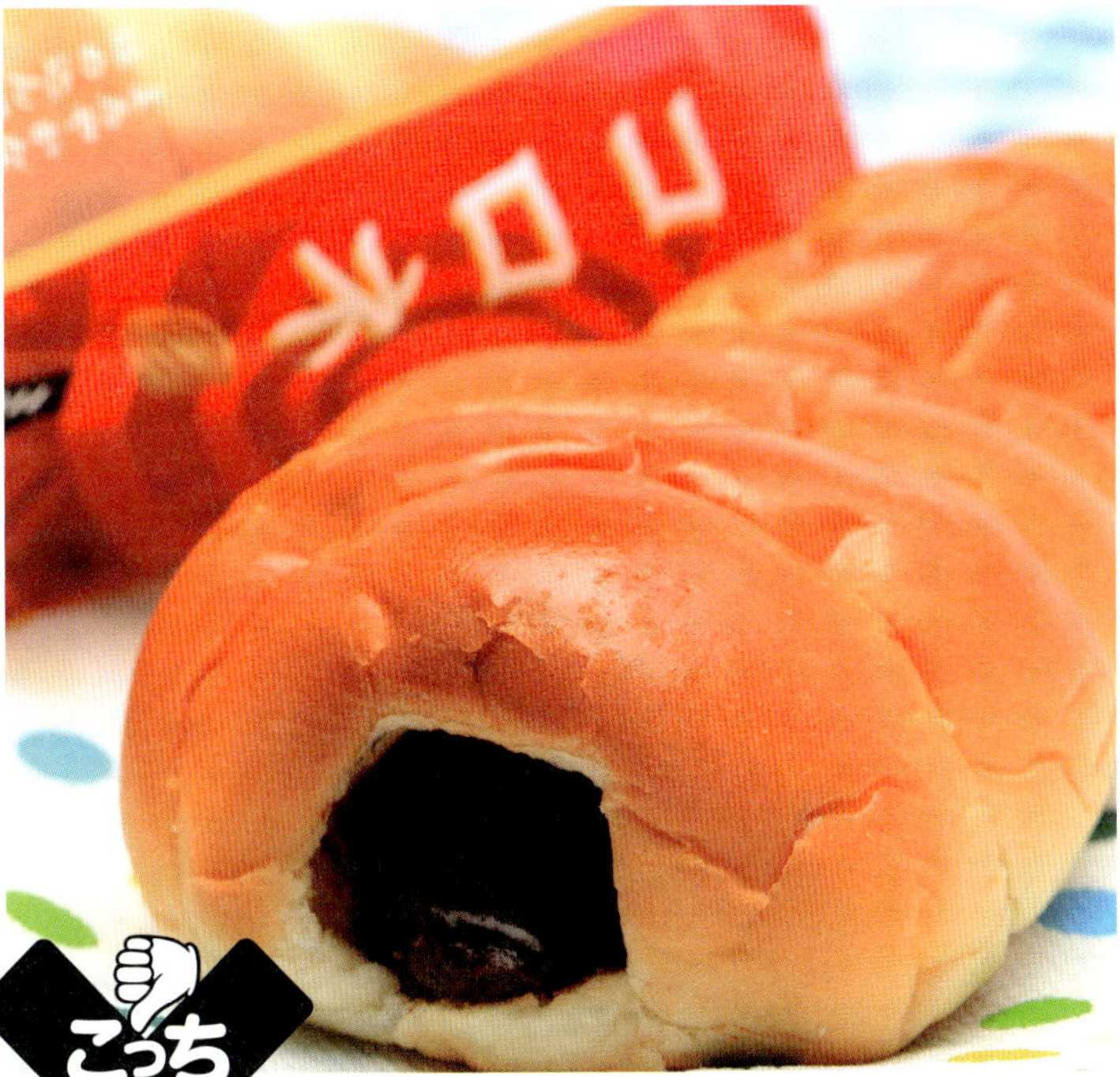

こっちは、ダメ

コロネ ミルクチョコクリーム（山崎製パン）

とくに保存料のソルビン酸Kが使われているため、食べてはダメ。また、アレルギーの体質の人は、糊料のアルギン酸エステルに要注意。

ミルクチョコフラワーペースト、小麦粉、糖類、ショートニング、脱脂粉乳、卵、パン酵母、マーガリン、植物油脂、食塩、植物性たん白、トレハロース、加工デンプン、グリシン、カラメル色素、乳化剤、pH調整剤、糊料（増粘多糖類、アルギン酸エステル）、香料、保存料（ソルビン酸K）、イーストフード、グリセリンエステル、V.C、（原材料の一部に乳成分、卵、小麦、大豆を含む）

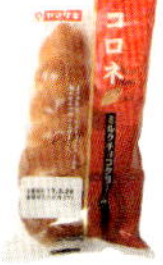

細胞の遺伝子を突然変異させたり、染色体異常を引き起こす作用があって、こうした遺伝子への悪影響は、がんの発生と関係あり

アレルギー体質の人がとると、皮膚発疹を起こすことがある

菓子パン（あんパン以外）

　菓子パンには、あんパン以外にチョコレートパン、ジャムパン、メロンパンなどがありますが、いずれも添加物の数が多い点に不安を感じます。パンの製造にイーストフードや乳化剤《にゅうかざい》などが使われるほか、中のチョコレートやジャムなどにも添加物が使われているため、合計するとどうしても多くなってしまうのです。
　とくに山崎製パンの菓子パンは添加物が多く、【コロネ ミルクチョコクリーム】の場合、トレハロース以降が添加物で、全部で13種類にもなります。
　中でも問題なのは、保存料のソルビン酸Kの存在です。これは、ソルビン酸にK（カリウム）を結合させたものですが、細胞の遺伝子を突然変異させたり、染色体異常を引き起こすといった作用があり、こうした遺伝子に対する悪影響は、がんの発生と関係がありり

パスコ 果肉入りいちごジャムパン

（敷島製パン）

食べない方が安心！

添加物の数が14種類と多く、食べない方が安心。ジャムやチョコレートが使われた菓子パンは、添加物が多くなりがちなので注意が必要。

いちごジャム、小麦粉、糖類、乳等を主要原料とする食品、加工油脂、マーガリン、卵、パン酵母、食塩、小麦たんぱく、大豆粉、ゲル化剤（増粘多糖類）、乳化剤、酸味料、香料、加工デンプン、酢酸Na、着色料（紅麹、カロチン）、増粘剤（キサンタン）、リン酸Ca、イーストフード、ビタミンC、酒精、酸化防止剤（ビタミンE）、（原材料の一部に卵、小麦、乳成分、大豆、りんごを含む）

ます。ただ、遺伝子に異常を起こさせるからといって、すべて発がん性があるというわけではありませんが、できるだけとらないようにした方がいいでしょう。

糊料《こりょう》のアルギン酸エステルは、正しくはアルギン酸プロピレングリコールエステルといいます。海藻などにふくまれる多糖類の一種のアルギン酸と、溶剤などに使われているプロピレングリコールを結合させたものです。アレルギー体質の人が摂取すると、皮膚発疹を起こすことがあります。

一方、メロンパンは各パンメーカーから出ていますが、菓子パンの中では、比較的添加物が少ない方です。フジパンの【特撰メロンパン】は、乳化剤以降が添加物で、全部で4種類となっています。ただし、乳化剤や香料などが、具体的に何が使われているのかわからないので、気になるところです。

神戸屋の【チョココロネ】も、添加物が11種類、敷島製パンの【パスコ 果肉入りいちごジャムパン】も14種類と多くなっています。

チョココロネ

（神戸屋）

食べない方が安心！

【いちごジャムパン】と同じく、添加物の数が 11 種類と多いことが気にかかる。添加物の数にしたがって不安要素が増えるので、避けた方が無難。

チョコレートフラワーペースト、小麦粉、砂糖、ショートニング、卵、加工油脂、パン酵母、食塩、乳等を主要原料とする食品、加工デンプン、ソルビット、乳化剤、グリシン、香料、増粘多糖類、pH 調整剤、イーストフード、ビタミンB_1、ビタミンC、メタリン酸 Na、（原材料の一部に乳、卵、小麦、大豆を含む）

惣菜パン

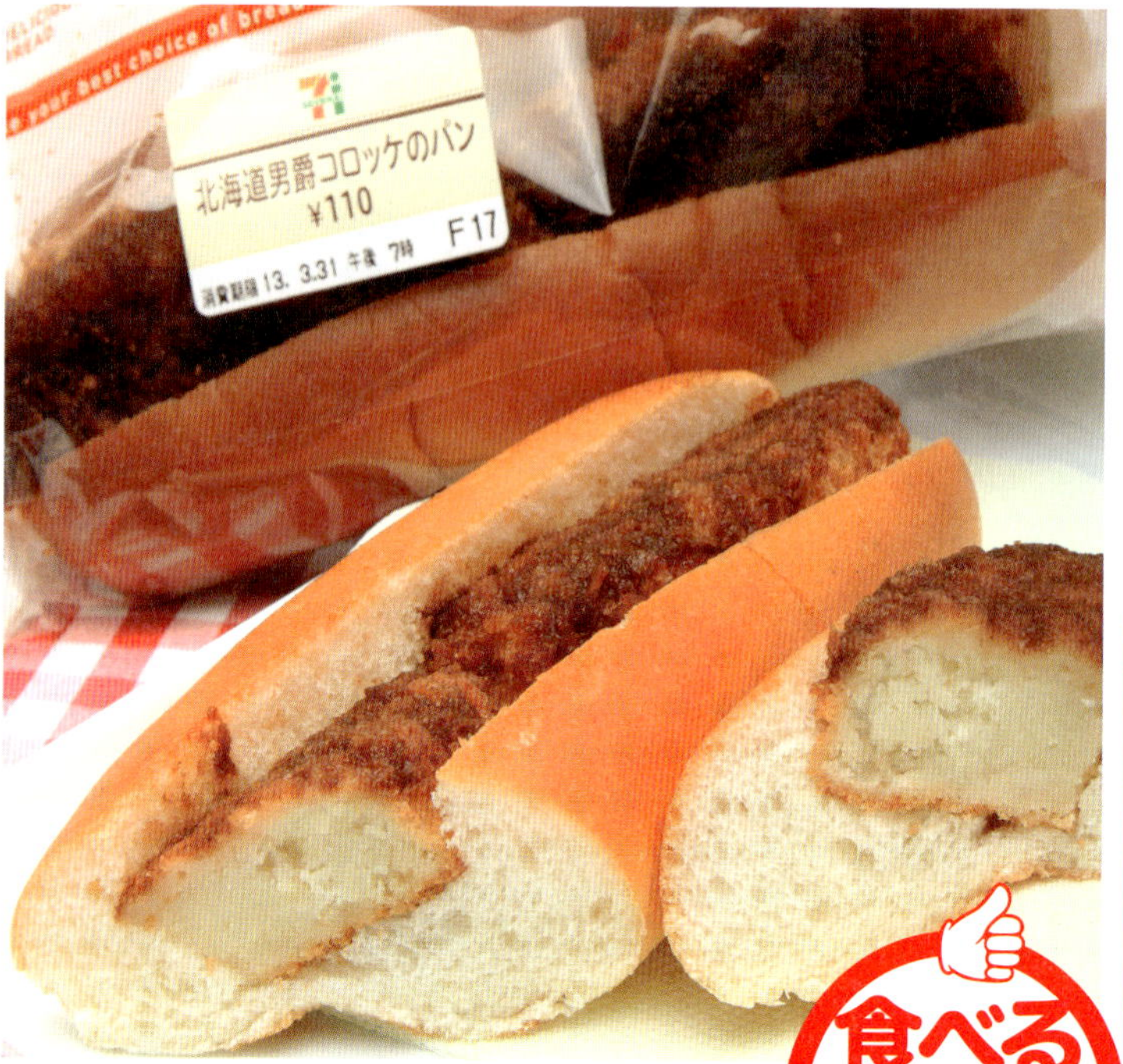

食べるなら、こっち

北海道男爵コロッケのパン

（セブン - イレブン）

コロッケ、小麦粉、植物油脂、ソース、製菓原料用調製品（砂糖、脱脂粉乳、植物油脂）、ショートニング、卵、砂糖、パン酵母、食塩、乳等を主原料とする食品、ぶどう糖、加工澱粉、増粘剤（加工澱粉、タマリンド）、pH 調整剤、調味料（アミノ酸）、乳化剤、ビタミン C、卵白リゾチーム、（原材料の一部に牛肉・大豆・りんごを含む）

イーストフードを使っていないという点で、食べるならこっち。なお、揚げ油を使っているので、油に敏感な人は注意した方がいい。

主食

小腹がすいたときに手がのびがちだけど、そのときは、危険な添加物を必ず確認

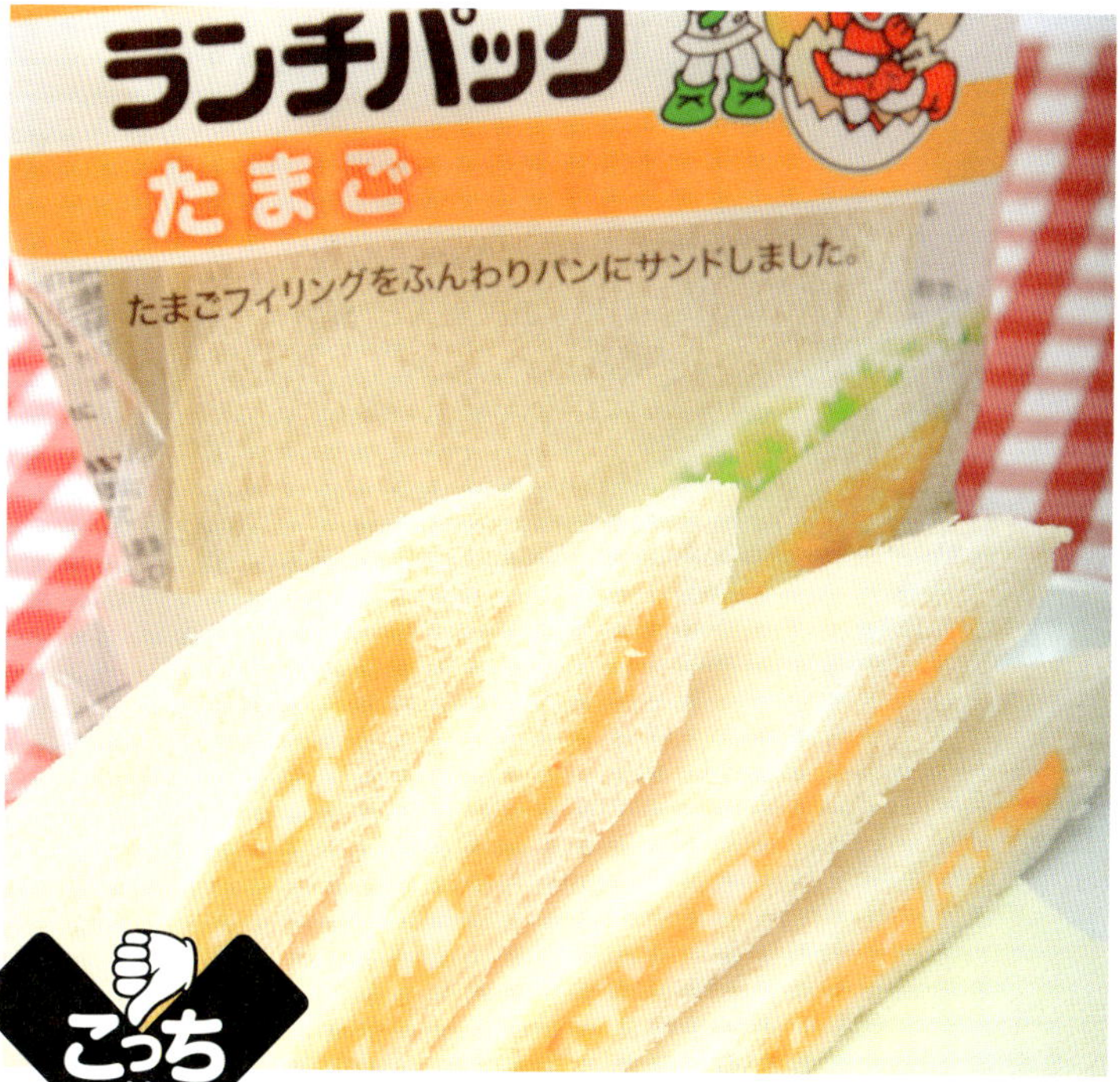

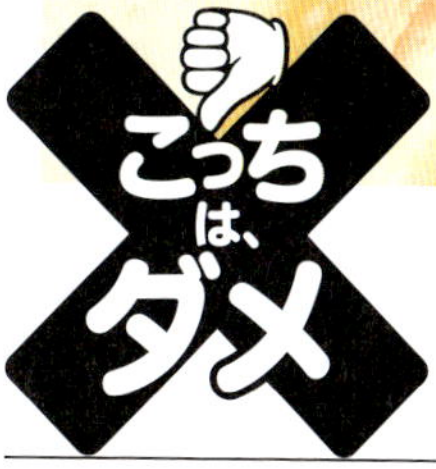

ランチパック たまご

（山崎製パン）

発がん性のある臭素酸カリウムの使用によって×。なお、ピーナッツやツナマヨネーズなど他の【ランチパック】でも使用されている。

卵フィリング（卵、ドレッシング、植物油脂、その他）、小麦粉、砂糖混合異性化液糖、マーガリン、パン酵母、食塩、脱脂粉乳、増粘剤（加工デンプン、増粘多糖類）、酢酸Na、グリシン、乳化剤、調味料（アミノ酸）、pH調整剤、イーストフード、カロテノイド色素、V.C、（原材料の一部に乳成分、卵、小麦、大豆を含む）

膨張剤の役割を果たす。全部で16品目あり、中には毒性の強いものも

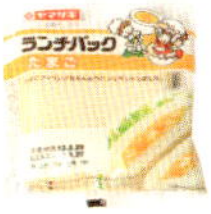

惣菜パン

【ランチパック たまご】には、「このパンには品質改善と風味の向上のため臭素酸《しゅうそさん》カリウムを使用しております。残存に関しては厚生労働省の定める基準に合致しております」という表示があります。つまり、これにも【芳醇】と同様に、発がん性のある臭素酸カリウムが使われていて、同じ問題があるということになります。

なお、【ランチパック】には、たまごのほか、「ピーナッツ」や「ツナマヨネーズ」など多くの種類がありますが、すべてにこの表示があります。

通常惣菜パンには、イーストフードが使われていますが、【北海道男爵コロッケのパン】には使われていません。そのため、弾力性があり、味わいのあるパンになっています。ただし、pH調整剤（アルカリ度や酸性度を調整するもので、酸が使われることが多い）な

金城軒 カリーパン

（フジパン）

食べない方が安心！

イーストフードのほか、数多くの添加物が使われていることが心配。とくに、発がん性物質がふくまれている可能性のあるカラメルには注意。

野菜入りビーフカレーフィリング、ミックス粉（小麦粉、砂糖、でん粉、その他）、ショートニング、パン粉、卵、パン酵母、加工油脂、小麦たん白、加工デンプン、糊料（加工デンプン、グァー）、膨張剤、酢酸Na、乳化剤、調味料（アミノ酸等）、着色料（カラメル、アナトー、V.B_2）、グリシン、pH調整剤、キトサン、イーストフード、V.C、酸味料、（原材料の一部に卵、乳成分、小麦、いか、牛肉、大豆、鶏肉、豚肉、りんご、ゼラチンを含む）

どの添加物が使われているため、多少歯茎や舌などに刺激を感じ、また、揚げ油が口に残ります。油に敏感な人は、注意した方がいいでしょう。

【金城軒 カリーパン】と【パスコ あらびきチョリソーソーセージ】には、イーストフードのほか、多くの添加物が使われていることが気にかかります。とくに前者には、カラメル色素が使われています。また、後者には、発色剤の亜硝酸《あしょうさん》Naが使われていますが、これはソーセージに添加されているものです。

亜硝酸Naは急性毒性が強く、また肉に多くふくまれるアミンという物質と反応して、ニトロソアミン類という強い発がん性物質に変化することがあります。そのため、ソーセージにニトロソアミン類がふくまれている可能性があります。

また、ニトロソアミン類は酸性条件下でできやすいので、胃の中でできることもあります。したがって、亜硝酸Naが添加されている食品は、食べない方がいいでしょう。

パスコ あらびきチョリソーソーセージ

（敷島製パン）

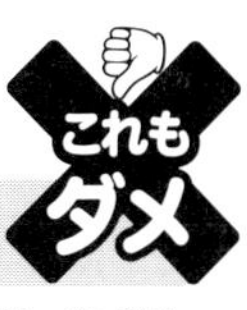

多くの添加物が使われ、加えてその中に亜硝酸Naが使われているのでNG。急性毒性が強く、強い発がん性物質に変化することがある。

小麦粉、ウインナーソーセージ、ケチャップ、マスタード、砂糖、ショートニング、卵、パン酵母、加工油脂、食塩、乳等を主要原料とする食品、小麦たんぱく、大豆粉、加工デンプン、調味料（アミノ酸等）、乳化剤、増粘剤（加工デンプン、増粘多糖類）、リン酸塩（Na）、酢酸Na、イーストフード、酸化防止剤（ビタミンC）、着色料（ターメリック色素）、ビタミンC、発色剤（亜硝酸Na）、（原材料一部に卵、小麦、乳成分、大豆、豚を含む）

インスタントラーメン

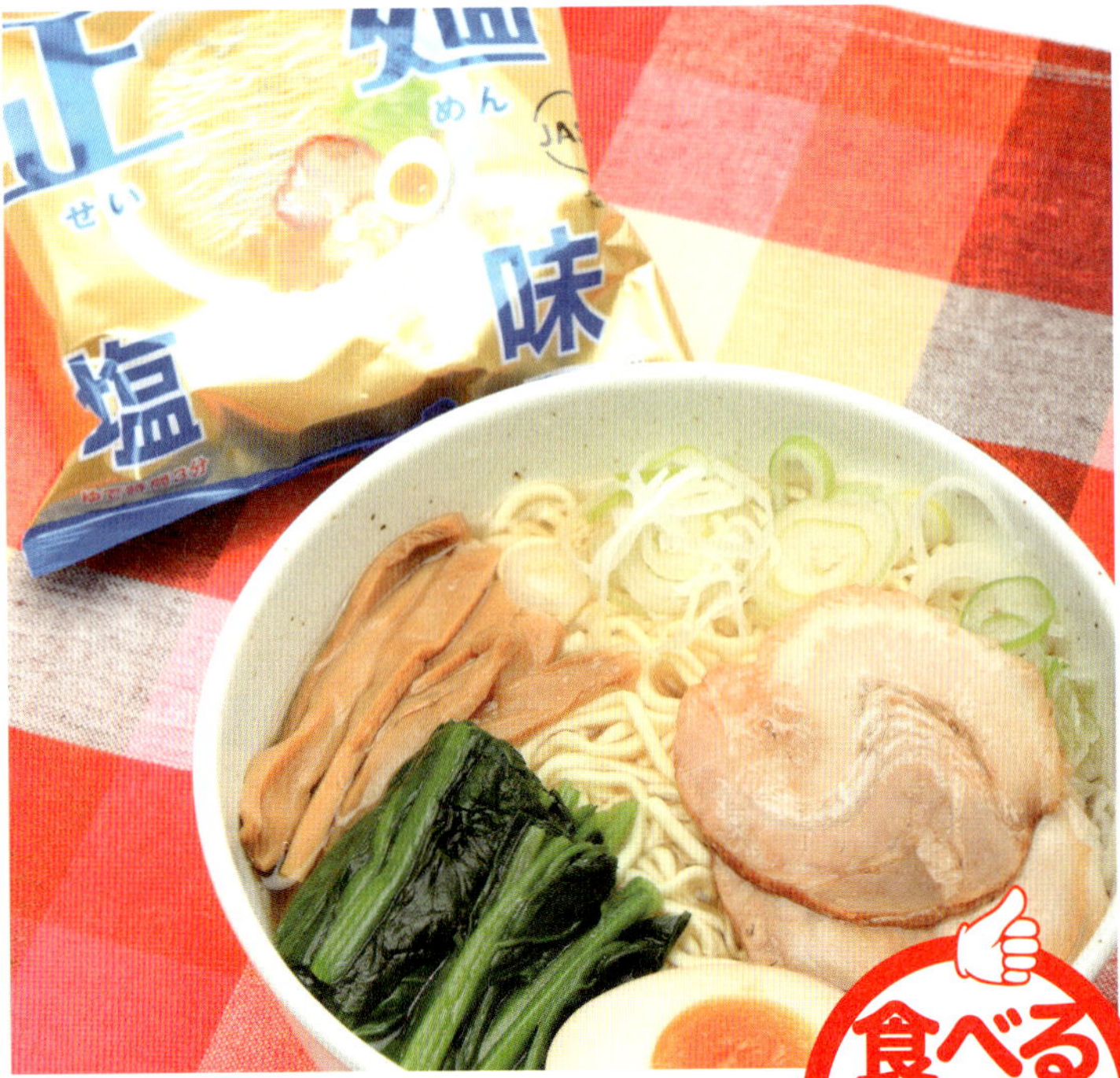

食べるならこっち

マルちゃん正麺 塩味

（東洋水産）

めん（小麦粉、食塩、植物油脂、卵白）、添付調味料（食塩、鶏脂、チキンエキス、かつおエキス、たん白加水分解物、砂糖、香辛料、酵母エキス、植物油、オイスターソース、野菜エキス、こんぶエキス）、加工でん粉、調味料（アミノ酸等）、トレハロース、酒精、かんすい、炭酸カルシウム、レシチン、酸化防止剤（ビタミンE）、増粘多糖類、クチナシ色素、（原材料の一部に大豆、ゼラチンを含む）

ラーメン独特の風味や色合いを出すための添加物。それほど毒性の強いものはないが、口に違和感を覚えたり、胸やけを起こすことがある

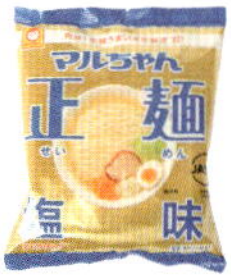

めんを油で揚げていないから、有害性のある過酸化脂質の量が少ない。加えて「塩味」は、カラメル色素未使用なので、食べるならこれ。

食べるなら、めんを油で揚げているかをチェック。それから、添加物の種類と数も気にかけて

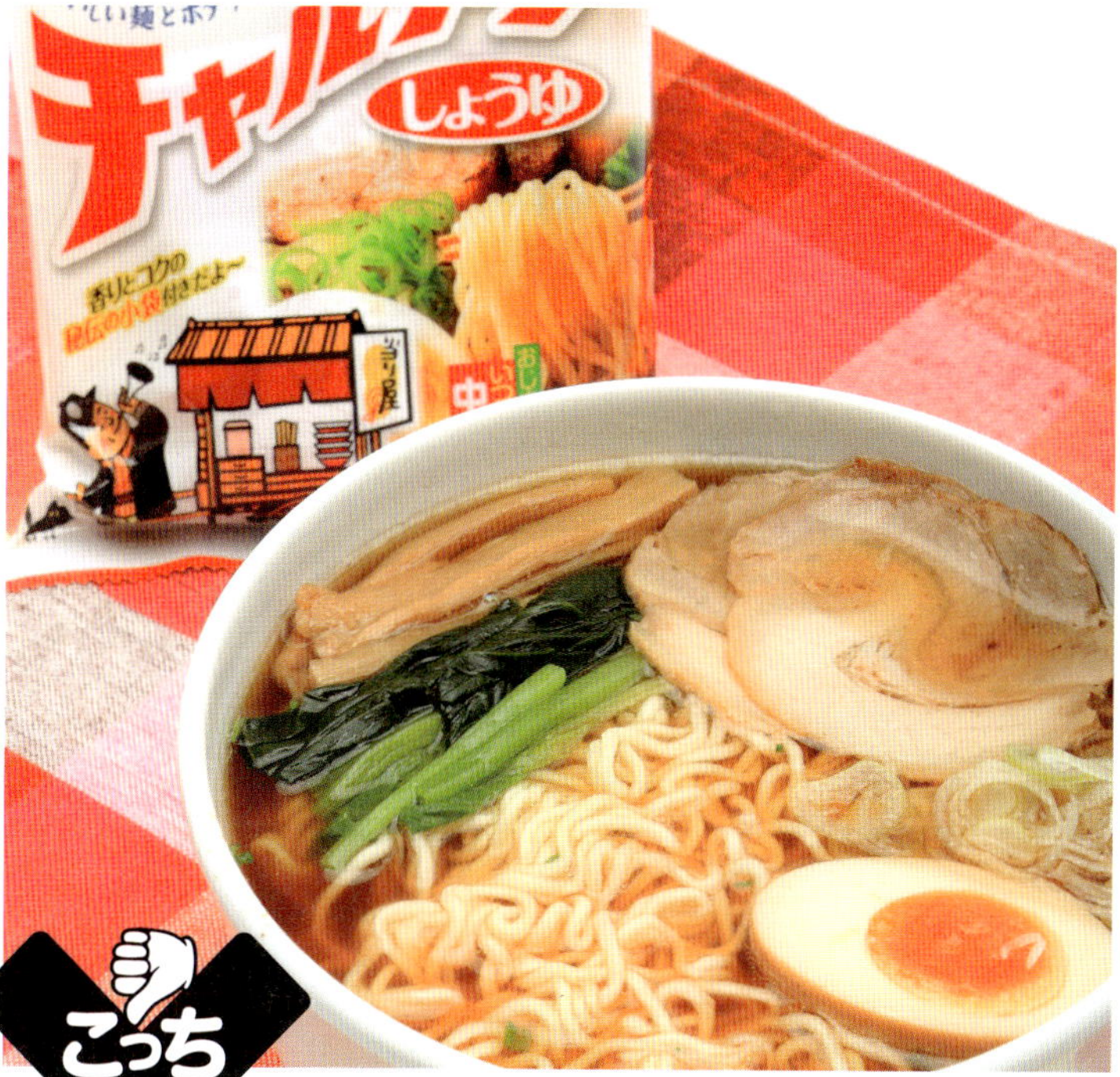

こっちは、ダメ

チャルメラ しょうゆ

（明星食品）

めんを油で揚げているので、過酸化脂質が多くふくまれている。また、発がん性物質をふくむおそれのあるカラメル色素の使用によってNG。

油揚げめん（小麦粉、植物油脂、食塩、乳たん白、たん白加水分解物、発酵調味料）、スープ（食塩、香味調味料、しょうゆ、貝エキス、糖類、香辛料、ポークエキス、たん白加水分解物、酵母エキス、でん粉、ねぎ、植物油脂、昆布粉末）、加工でん粉、調味料（アミノ酸等）、炭酸カルシウム、かんすい、カラメル色素、増粘多糖類、酸味料、酸化防止剤（ビタミンE）、クチナシ色素、香料、微粒二酸化ケイ素、ビタミンB_2、ビタミンB_1、（原材料の一部に鶏肉、えび、さば、ゼラチン、卵、さけを含む）

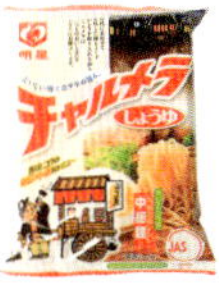

４種類あるうち２種類には発がん性物質がふくまれている。でも、「カラメル色素」としか表示されず、どれが使われているかわからない

インスタントラーメン

インスタントラーメンの問題点は、まず添加物がひじょうに多いこと。それから、めんを油で揚げているため、油が酸化して過酸化脂質《かさんかししつ》ができていることです。過酸化脂質は、有害性があります。そのため、添加物と過酸化脂質との複合作用によって、胃腸が刺激され、人によっては、ピリピリする、もたれる、張る、鈍痛がする、あるいは下痢を起こすなどの症状が現れることがあります。また、Lーグルタミン酸Naがたっぷり添加されているので、顔から腕にかけての灼熱感《しゃくねつかん》、さらに動悸《どうき》を感じる人もいます。したがって、これらの問題が少ない製品をお子さんには選んであげたいものです。

ちなみに、かんすいはラーメン独特の風味や色合いを出すための添加物で、炭酸ナトリウムやリン酸カリウムなど16品目の中から、1品目以上を混ぜたものです。それほど毒性の強いものは見当たり

チキンラーメン

（日清食品）

食べない方が安心！

添加物の数が比較的少なく、カラメル色素を使っていないが、めんを油で揚げているので、食べない方が無難。

油揚げめん（小麦粉、植物油脂、醤油、食塩、チキンエキス、糖類、たん白加水分解物、香辛料、香味調味料）、加工でん粉、調味料（アミノ酸等）、炭酸Ca、かんすい、増粘多糖類、酸化防止剤（ビタミンE）、ビタミンB_2、ビタミンB_1、（原材料の一部に卵、乳成分、やまいもを含む）

ませんが、かんすいを多くふくむめんを食べると、口に違和感を覚えたり、胸やけを起こすことがあります。

【マルちゃん正麺】は、俳優・役所広司さんのテレビＣＭによって大ヒットしましたが、めんを油で揚げていないのが特徴です。生めんに近い味がして、過酸化脂質の量も少なくなっています。中でも、【塩味】の場合、カラメル色素が使われていないので、多少安心感があります。ただし、【醤油味】にはカラメル色素が使われていますので、ご注意を！

一方、【チャルメラ しょうゆ】は、油で揚げられていて、添加物が13種類と多く、カラメル色素も使われているので×。【チキンラーメン】は、めんが油で揚げられていますが、比較的添加物が少ない方で、またカラメル色素が使われていません。【サッポロ一番 塩らーめん】も、油で揚げられています。【チキンラーメン】に比べると、添加物が多いですが、カラメル色素は使われていません。

サッポロ一番 塩らーめん

（サンヨー食品）

食べない方が安心！

カラメル色素を使っていないけど添加物の数が 10 種類と多いので、安全性は【チャルメラ しょうゆ】と【チキンラーメン】の中間といった評価に。

油揚げめん（小麦粉、ラード、澱粉、植物油脂、食塩、やまいも粉）、食塩、ごま、野菜エキス、香辛料、糖類、チキンエキス、ポークエキス、葱、植物油脂、鰹エキス、発酵調味料、蛋白加水分解物、調味料（アミノ酸等）、炭酸カルシウム、かんすい、酸化防止剤（ビタミンE）、酸味料、香料、クチナシ色素、増粘多糖類、ビタミンB_2、ビタミンB_1、（原材料の一部に乳成分、大豆を含む）

カップラーメン

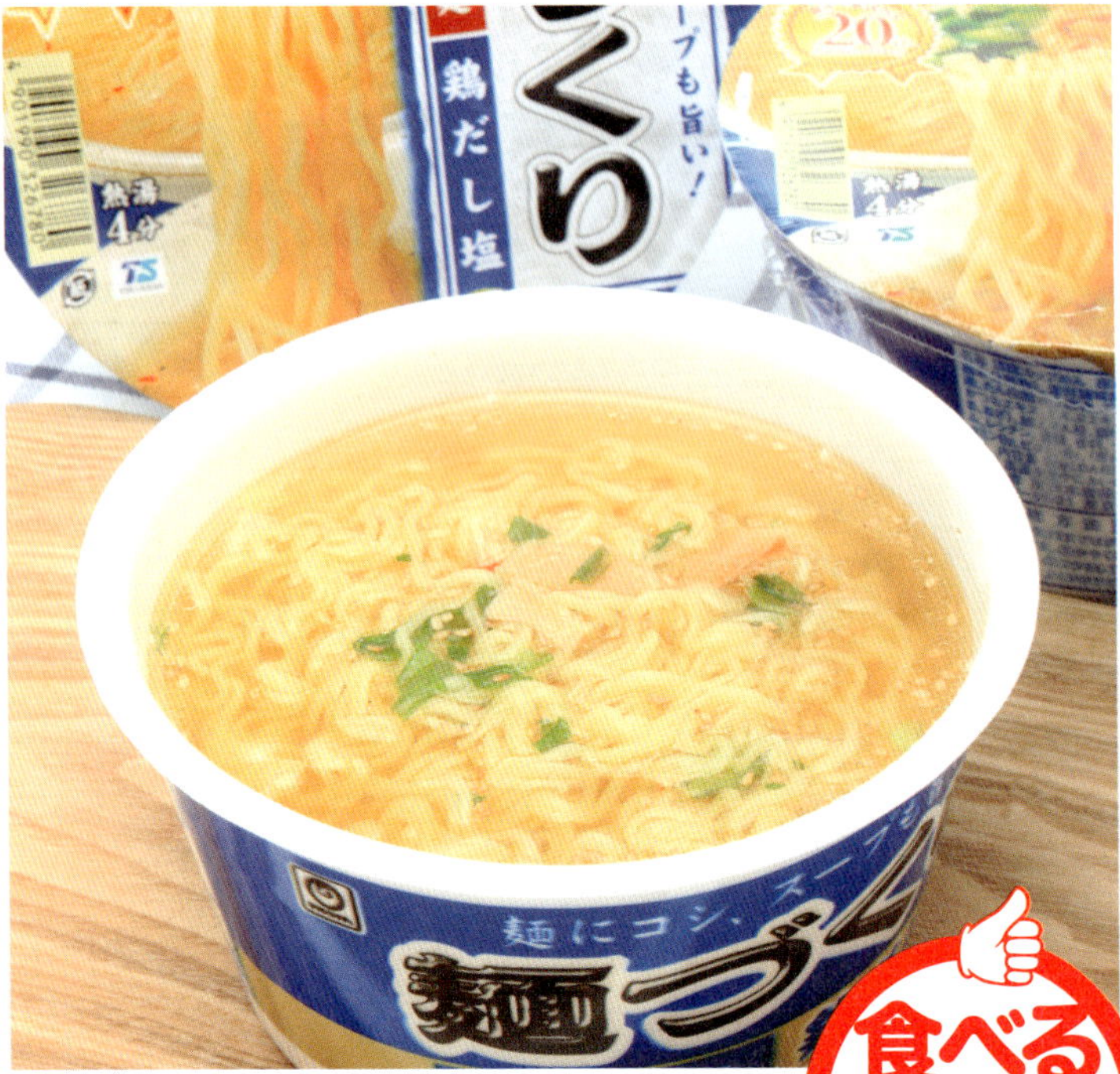

食べるなら、こっち

主食

麺づくり 鶏だし塩

（東洋水産）

めん（小麦粉、食塩、卵粉、たん白加水分解物）、添付調味料（ラード、チキンエキス、食塩、植物油、醤油、たん白加水分解物、ごま、粉末野菜、デキストリン、香辛料、砂糖、かつおエキス、こんぶエキス、酵母エキス）、かやく（チンゲン菜、めんま、ねぎ）、加工でん粉、調味料（アミノ酸等）、かんすい、炭酸カルシウム、レシチン、酒精、香料、クチナシ色素、酸化防止剤（ビタミンE）、ビタミンB_2、ビタミンB_1、（原材料の一部に乳成分、豚肉、ゼラチンを含む）

めんを油で揚げていないから過酸化脂質の量が少なく、添加物の数が比較的少ない、カラメル色素未使用といった理由で、食べるならこっち。

体に悪いイメージだけど、どうしても食べたい。じゃあ少しでも安心できる製品は、どれ？

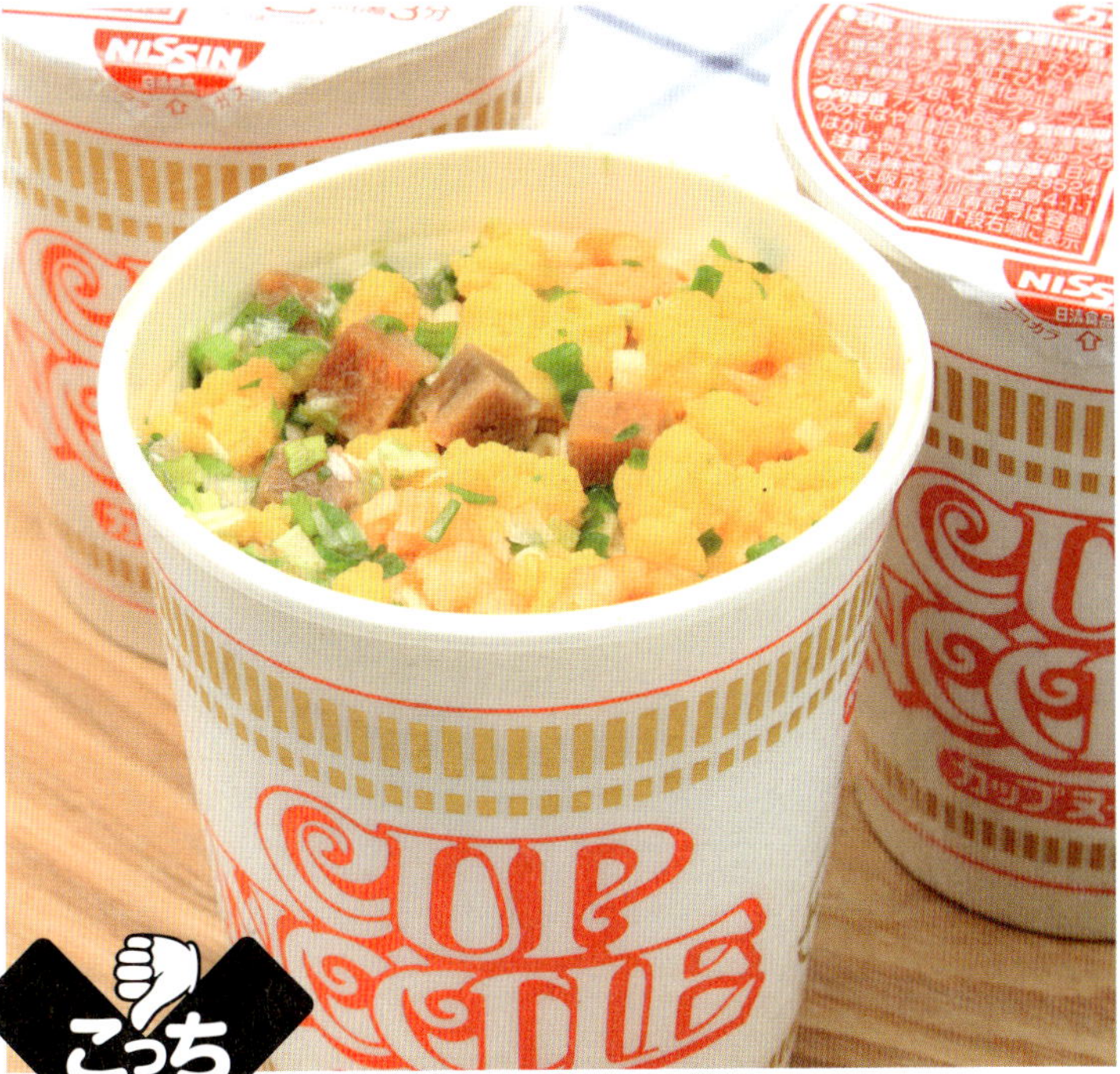

こっちは、ダメ

カップヌードル
（日清食品）

油揚げめんのため過酸化脂質ができやすいという点、添加物が15種類と多く、とくにカラメル色素を使っているという点によってNG。

油揚げめん（小麦粉、植物油脂、食塩、チキンエキス、ポークエキス、醤油、たん白加水分解物）、かやく（味付豚肉、味付卵、味付えび、ねぎ）、スープ（糖類、醤油、食塩、香辛料、たん白加水分解物、香味調味料、チキンエキス、ポークエキス、メンマパウダー）、加工でん粉、調味料（アミノ酸等）、炭酸Ca、かんすい、カラメル色素、増粘多糖類、乳化剤、酸化防止剤（ビタミンE）、カロチノイド色素、香辛料抽出物、ビタミンB_2、ビタミンB_1、スモークフレーバー、酸味料、香料、（原材料の一部に乳成分を含む）

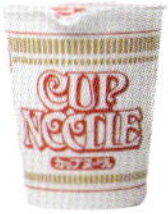

4種類あるうち2種類には発がん性物質がふくまれている。しかし、「カラメル色素」と表示されるため、どれが使われているかわからない点が不安

カップラーメン

「安心して子どもに食べさせられるカップラーメンはないものか？」と思っているお母さんも多いことでしょう。私も常々そう思っていて、今回探してみたのですが、なかなかありませんでした。

そんな中で、まあマシかなといえるのが、【麺づくり 鶏だし塩】でした。その理由は、まずめんを油で揚げていないこと。そのため、有害性のある過酸化脂質《かさんかししつ》の量が少ないと考えられます。そして、カラメル色素をふくんでおらず、添加物が11種類と、カップラーメンの中では比較的少ないことです。試食をしてみましたが、ノンフライめんなので、油揚げめんのような独特の油臭さがなく、スープも比較的サッパリしていました。

ただし、問題があります。それは、容器が発泡スチロールでできていることです。そのため、熱いお湯を入れると、微量ながら発が

これもダメ

日清ラ王 背脂コク醤油

（日清食品）

これも添加物の数が多く、とくにカラメル色素が使われていることに不安を覚える。子どものことを考えると、食べさせない方が良い。

めん（小麦粉、食塩、植物油脂、大豆食物繊維、チキンエキス、卵粉）、スープ（動物油脂（豚、鶏）、チキンエキス、醤油、ポークエキス、たん白加水分解物、野菜調味油、魚介エキス、魚介調味油、糖類、香味調味料、香辛料、昆布エキス、椎茸エキス、食塩、いわしパウダー、香味油、植物油脂）、かやく（チャーシュー、モヤシ、ねぎ）、加工でん粉、調味料（アミノ酸等）、増粘多糖類、かんすい、酒精、炭酸Ca、カラメル色素、トレハロース、乳化剤、香料、pH調整剤、カロチノイド色素、酸化防止剤（ビタミンE）、乳酸Ca、香辛料抽出物、ビタミンB_2、ビタミンB_1、（原材料の一部に乳成分、さば、ゼラチンを含む）

ん性のあるスチレンが溶け出してくることがあるのです。したがって、めんを瀬戸物などの容器に移してからスープを入れて、お湯を注ぐようにしてください。

一方、【カップヌードル】の場合、紙容器なのでその心配はないのですが、油揚げめんのため、強烈な油臭さがあり、過酸化脂質も多くできていると考えられます。

また、添加物が15種類と多く、カラメル色素もふくまれています。私は何度も試食したことがありますが、いつも胃に刺激を感じ、肩から腕にかけて灼熱感《しゃくねつかん》を覚えました。それから、食べ終わった後には、なんともいえない不快なにおいが部屋中にこもります。「こんなにおいのするものを食べていたのか」と、愕然とするくらい、嫌なにおいです。不快なにおいのするものは基本的に体に良くありません。

これらのことは、ほかのカップラーメンにも当てはまることです。そのため、カップラーメンを子どもに食べさせるのは、できるだけやめた方がいいでしょう。

スーパーカップ 熟成味噌

これもダメ

（エースコック）

【カップヌードル】と同じく、めんを油で揚げていて、添加物の数も多い（カラメル色素も使用）。そのため、これも食べてはいけない。

油揚げめん（小麦粉、植物油脂、食塩、砂糖、しょうゆ、ガーリックエキス、オニオンエキス）、スープ（みそ、豚脂、鶏・豚エキス、食塩、植物油脂、魚介エキス、酵母エキス、たん白加水分解物、ジンジャーペースト）、かやく（キャベツ、コーン、鶏・豚味付肉そぼろ、ねぎ、唐辛子）、加工でん粉、調味料（アミノ酸等）、ソルビット、炭酸カルシウム、カラメル色素、香料、かんすい、酒精、カロチノイド色素、酸化防止剤（ビタミンE）、香辛料抽出物、ビタミンB_2、ビタミンB_1、（原材料の一部に卵、乳成分、牛肉を含む）

カップうどん・そば

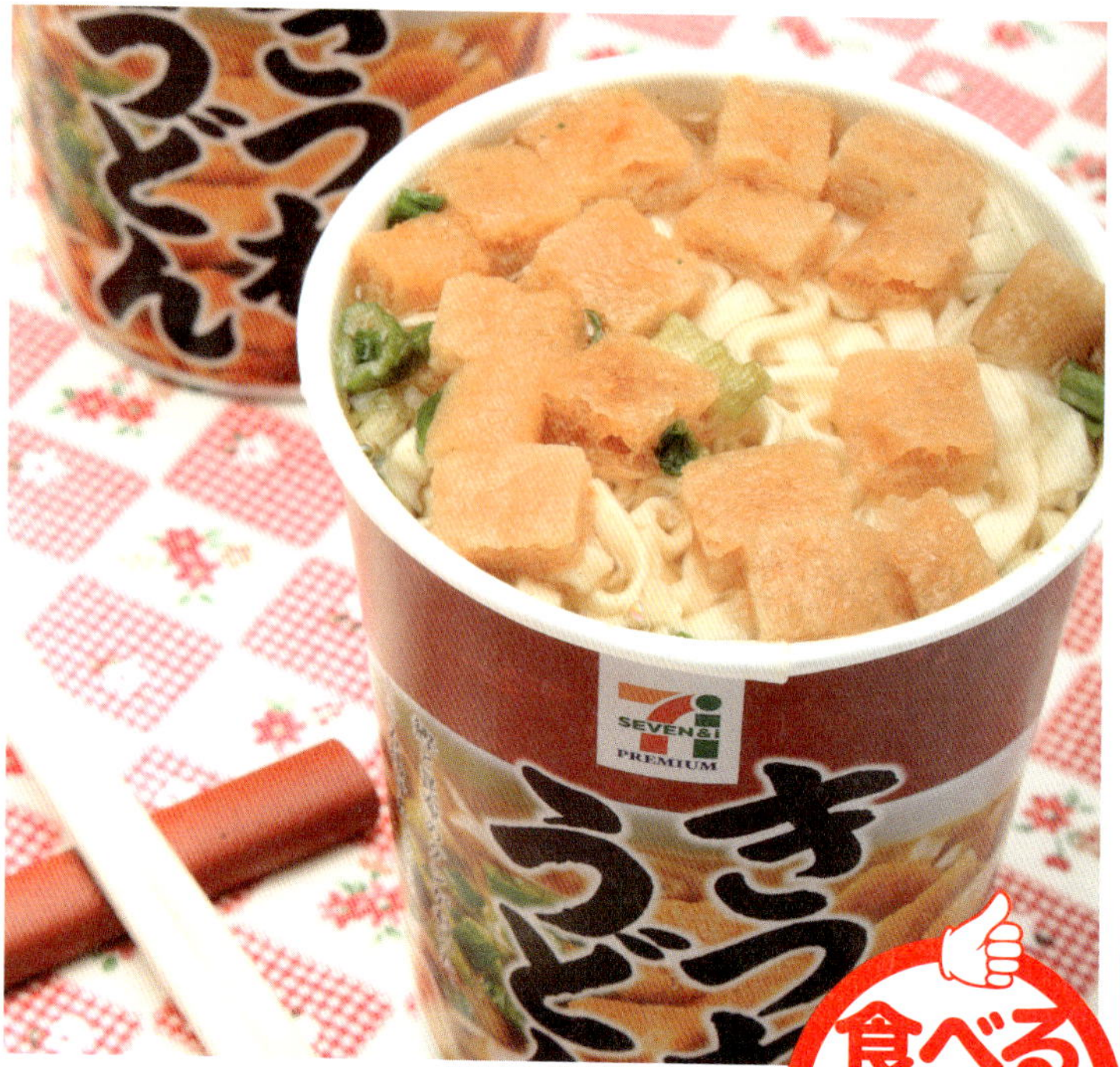

食べるならこっち

きつねうどん

（セブンプレミアム）

油揚げめん（小麦粉、植物油脂、食塩、乾燥酵母、植物性たん白）、添付調味料（食塩、糖類、魚介エキス、醤油、植物油脂、しいたけエキス、こんぶエキス、香辛料）、かやく（味付油揚げ、ねぎ）、加工でん粉、調味料（アミノ酸等）、リン酸塩（Na）、炭酸カルシウム、カラメル色素、レシチン、酸化防止剤（ビタミンE）、増粘多糖類、香料、ビタミンB_2、ビタミンB_1、香辛料抽出物、（原材料の一部にさば、豚肉を含む）

紙容器を使っているという点で、どうしても食べるならこれ（発泡スチロールだと、微量ながら発がん性物質が溶け出すことがある）。

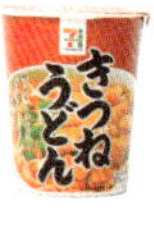

もちろんどれもオススメはできない。
それでも食べたい人はどうしたらいい？

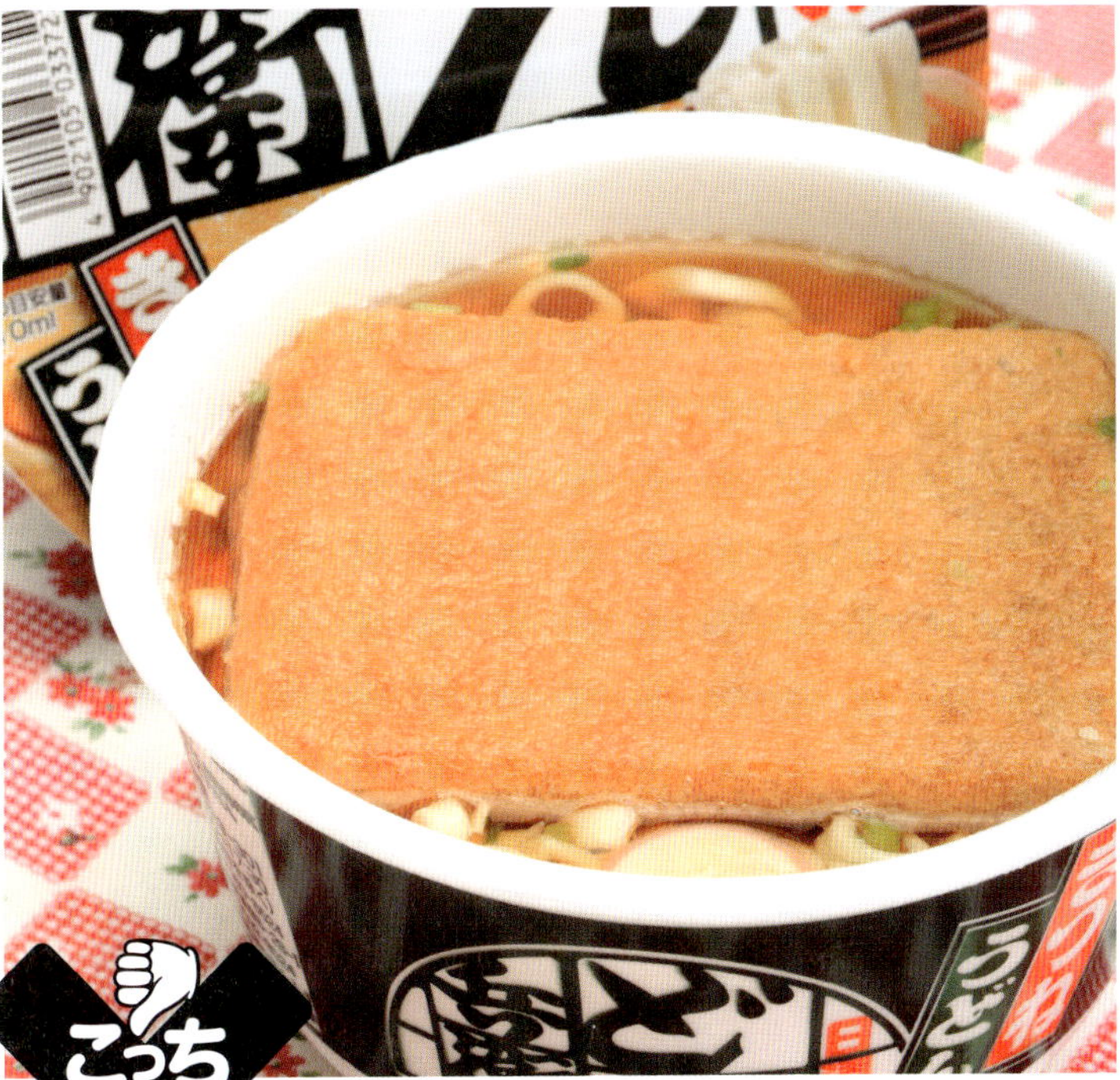

こっちは、ダメ

どん兵衛 きつねうどん

（日清食品）

他の製品と同じく油揚げめんを使用し、16種類ある添加物の中にはリン酸塩（Na）やカラメル色素もふくまれているので、食べてはダメ。

油揚げめん（小麦粉、植物油脂、食塩、植物性たん白、大豆食物繊維）、かやく（味付油揚げ、かまぼこ）、スープ（食塩、醤油、糖類、かつおパウダー、魚介エキス、ねぎ、香辛料、昆布エキス、魚介調味油、香味油）、加工でん粉、調味料（アミノ酸等）、増粘多糖類、リン酸塩（Na）、炭酸Ca、カラメル色素、pH調整剤、酸味料、乳化剤、酸化防止剤（ビタミンE）、香料、パプリカ色素、クチナシ色素、ビタミンB_2、紅麹色素、ビタミンB_1、（原材料の一部に乳成分、さば、ゼラチンを含む）

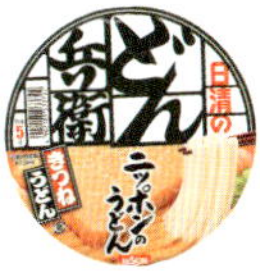

動物実験では、腎障害が見られた。また、たくさんとると、血液中のカルシウムが減って、骨がもろくなることが

カップうどん・そば

　どの製品もめんを油で揚げていて、しかも油揚げ、あるいは天ぷらといった揚げ油を使ったかやくが入っているので、過酸化脂質《かさんかししつ》がかなりふくまれていると考えられます。したがって、油に敏感な人は要注意です。とくに、過去に油揚げや市販の天ぷらを食べて、お腹が痛くなったり、下痢をしたりしたことがある人は、食べない方が無難でしょう。

　また、カップラーメンと同様にかなり多くの添加物が使われています。【どん兵衛　きつねうどん】の場合、加工でん粉以降が添加物となり、全部で16種類もあり、カラメル色素もふくまれています。

　リン酸塩（Na）は簡略名で、実際にはポリリン酸ナトリウムとピロリン酸ナトリウムのことです。

　ポリリン酸ナトリウムを3％ふくむエサをラットに24週間食べ

赤いきつねうどん

（東洋水産）

これもダメ

他と同じく、リン酸塩（Na）やカラメル色素、加えて油揚げめんを使っているので、これも食べてはいけない（添加物は全部で 12 種類）。

油揚げめん（小麦粉、植物油脂、でん粉、食塩、植物性たん白、卵白）、かやく（味付油揚げ、たまご、かまぼこ）、添付調味料（食塩、醤油、魚介エキス、たん白加水分解物、粉末こんぶ、香辛料、ねぎ、砂糖、植物油）、加工でん粉、調味料（アミノ酸等）、リン酸塩（Na）、炭酸カルシウム、カラメル色素、レシチン、増粘多糖類、酸化防止剤（ビタミンE）、ベニコウジ色素、ビタミンB_2、ビタミンB_1、カロチン色素、（原材料の一部に乳成分、さば、ゼラチンを含む）

させた実験では、腎臓結石ができました。ピロリン酸ナトリウムを1%ふくむエサをラットに16週間食べさせた実験では、腎障害（石灰化、変性、壊死《えし》）が見られました。

また、リン酸塩は、とりすぎると血液中のカルシウム量が低下して、骨がもろくなる心配があります。したがって、とりすぎには注意しなければなりません。

一方、【きつねうどん】は、加工でん粉以降が添加物で、全部で12種類あり、カラメル色素とリン酸塩（Na）が使われています。ただし、他の3製品の容器が発泡スチロール製であるのに対して、こちらは紙容器になっています。

【緑のたぬき天そば】は、加工でん粉以降が添加物となり、全部で14種類あり、カラメル色素やリン酸塩（Na）が使われています。

【赤いきつねうどん】は、加工でん粉以降が添加物となり、全部で12種類あります。やはり、ここでもカラメル色素とリン酸塩（Na）が使われています。

緑のたぬき天そば

これもダメ

（東洋水産）

これもリン酸塩（Na）やカラメル色素、油揚げめんを使っている（添加物は全部で14種類）。子どもの健康を考えるなら、食べさせるべきではない。

油揚げめん（小麦粉、そば粉、植物油脂、植物性たん白、食塩、とろろ芋、卵白）、かやく（小えび天ぷら、かまぼこ）、添付調味料（砂糖、食塩、醤油、魚介エキス、たん白加水分解物、香辛料、ねぎ、植物油）、加工でん粉、調味料（アミノ酸等）、炭酸カルシウム、カラメル色素、リン酸塩（Na）、増粘多糖類、酸化防止剤（ビタミンE）、クチナシ色素、ベニコウジ色素、香料、ビタミンB_2、ビタミンB_1、カロチン色素、香辛料抽出物、（原材料の一部に乳成分、豚肉、ゼラチンを含む）

カップ焼そば

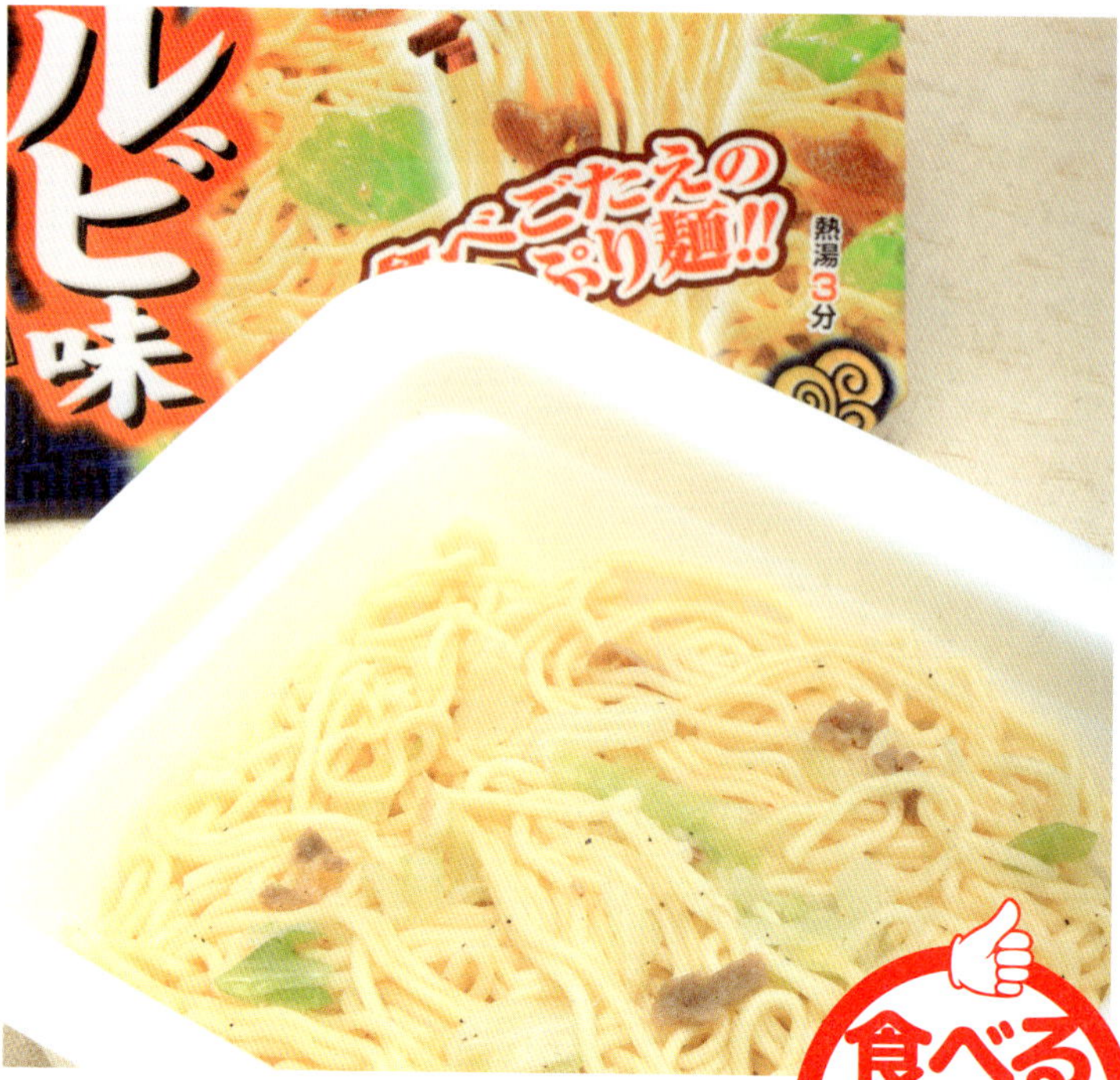

サッポロ一番 塩カルビ味焼そば（サンヨー食品）

食べるならこっち

油揚げめん（小麦粉、植物油脂、食塩、植物蛋白、粉末卵）、ソース（植物油脂、糖類、食塩、香辛料、チキンエキス、ごま、ポークエキス、粉末レモン、野菜粉末）、かやく（キャベツ、味付牛肉）、調味料（アミノ酸等）、炭酸カルシウム、かんすい、香料、クチナシ色素、酸味料、酸化防止剤（ビタミンE）、ビタミンB_2、ビタミンB_1、（原材料の一部に乳成分、大豆を含む）

動物実験では、下痢、肝臓の出血、肝細胞の壊死が見られた。ただ、大量に与えた実験のため、食品に微量添加された場合、どれだけ影響が現われるかはわからない

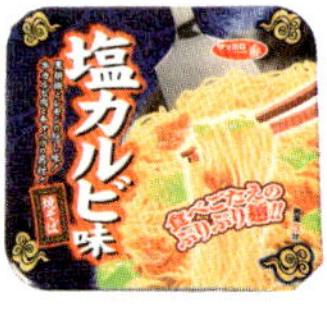

添加物がたくさんふくまれているけど、他の製品に対してカラメル色素を使っていないため、食べるならこっち。ただ、もちろんオススメはできない。

ヤミツキになるおいしさだけど、やっぱり健康的ではない…その理由は？

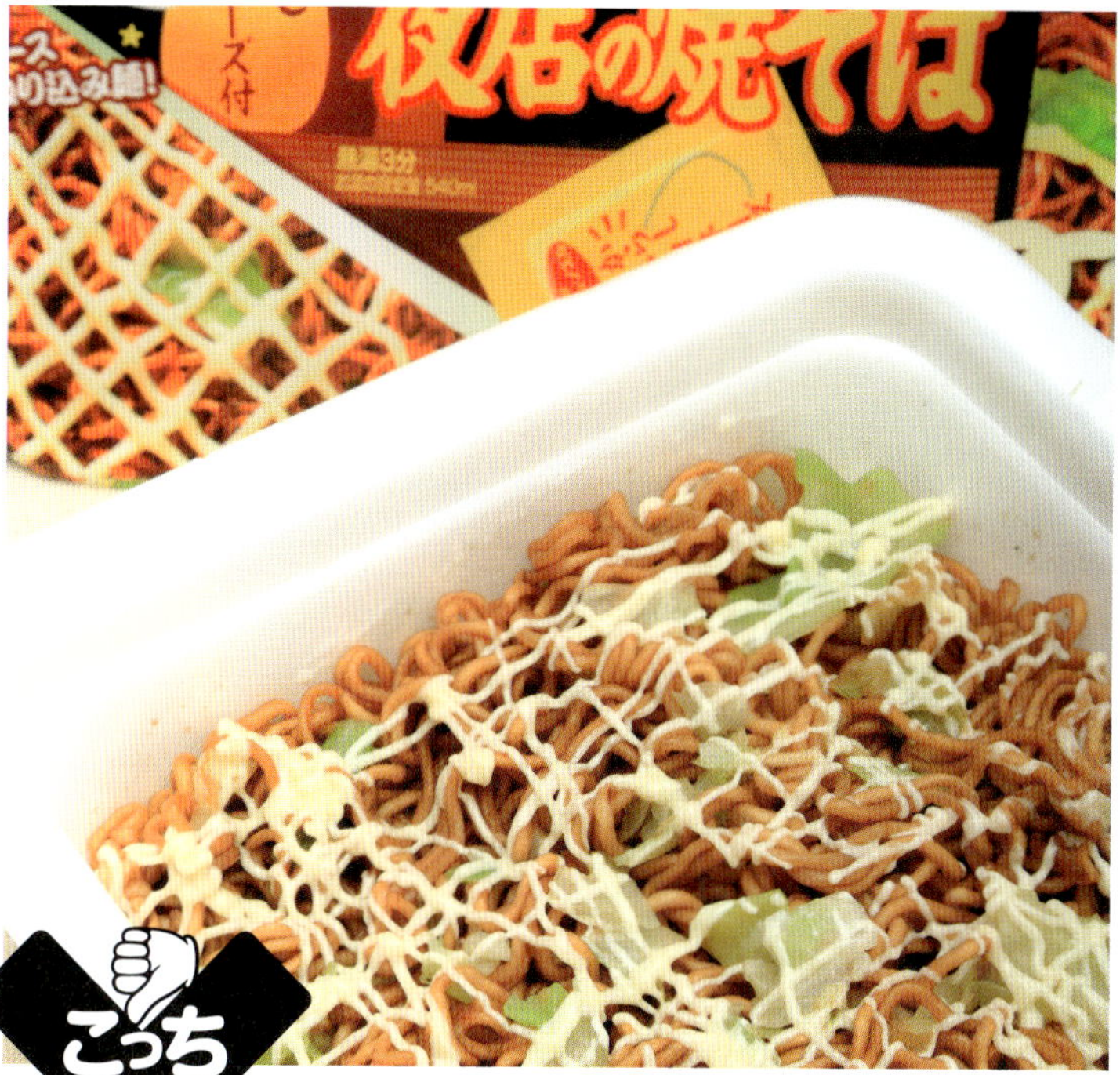

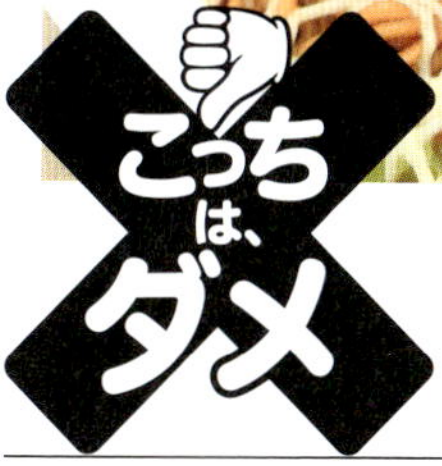

一平ちゃん夜店の焼そば
（明星食品）

油揚げめんを使っているため、過酸化脂質がかなりふくまれている。加えて、カラメル色素をふくむたくさんの添加物の使用によってNG。

油揚げめん（小麦粉、植物油脂、食塩、ソース、糖類）、ソース（ソース、辛子マヨネーズ、糖類、香味油、たん白加水分解物、食塩、豚・鶏エキス、香味調味料、酵母エキス、醸造酢）、かやく（キャベツ、マヨネーズ風ソースフレーク、香辛料、アオサ、ソースフレーク）、カラメル色素、調味料（アミノ酸等）、炭酸カルシウム、かんすい、香辛料抽出物、香料、加工でん粉、酸味料、乳化剤、トレハロース、酸化防止剤（ビタミンE）、クチナシ色素、増粘剤（キサンタンガム）、ビタミンB_2、ビタミンB_1、（原材料の一部に大豆、りんご、乳成分、オレンジ、えび、さけ、さば、ゼラチンを含む）

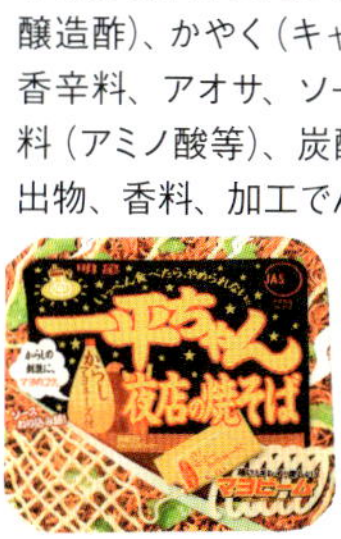

カップ焼そば

スーパーやコンビニに行くと、カップラーメンやカップうどん・そばと並んで、カップ焼そばを見かけますが、どれもオススメすることはできません。

なぜなら、いずれも油揚げめんであり、添加物もひじょうに多いからです。しかも、カップ焼そばはソース味が多いので、色を濃く見せるために、カラメル色素が使われています。

そんな中で、【サッポロ一番 塩カルビ味焼そば】は、塩味ということもあって、カラメル色素が使われていないので、ほかの3製品に比べて、少しだけマシだといえるでしょう。

なお、【サッポロ一番 塩カルビ味焼そば】にふくまれているクチナシ色素は、クチナシの実から抽出された黄色い色素で、昔から栗などの着色に使われてきました。ただし、ラットに体重1kgあたり

これもダメ

ペヤング ソースやきそば

（まるか食品）

これも食べてダメ。たくさんの添加物が使われ、その中にカラメル色素がふくまれている製品は、避けた方が無難。

油揚げめん（小麦粉、ラード、植物油脂、食塩、しょうゆ、香辛料）、ウスターソース、キャベツ、糖類、蛋白加水分解物、鳥ひき肉、食塩、香味油、ごま、香辛料、紅生姜、アオサ、牛肉エキス、カラメル色素、調味料（アミノ酸等）、増粘剤（グァーガム）、酸味料、かんすい、酸化防止剤（ビタミンE）、香辛料抽出物、ビタミンB_2、シソ色素、甘味料（甘草）、（原材料の一部に大豆、牛肉、豚肉、りんごを含む）

クチナシ色素0.8～5gを口から与えた実験では、下痢を起こして、肝臓が出血して、肝細胞の壊死《えし》が見られました。かなり大量に与えた実験なので、食品に微量添加された場合、どんな影響をおよぼすかはわかりませんが、気になる実験データではあります。クチナシ色素は、【一平ちゃん夜店の焼そば】にも使われています。

【ペヤング ソースやきそば】に使われている増粘剤のグァーガムは、マメ科グァーの種から得られた多糖類です。ラットにグァーガムを1～15％ふくむエサを91日間食べさせた実験で、体重の増え方が悪くなり、腎重量と血糖値の軽い減少が見られました。

それから、前にも書いたように発泡スチロールの容器の場合、熱いお湯を注ぐと、発がん性のあるスチレンがppb（10億分の1を示す濃度の単位）レベルで溶け出すことがわかっています。【ペヤング ソースやきそば】はポリプロピレン製の容器なので、スチレンが溶け出すことはありませんが、それ以外の製品はすべて発泡スチロールが使われています。

昔ながらのソース焼そば

（東洋水産）

これもダメ

他の製品と同じく、油揚げめん、何種類もの添加物が使われているのでNG。要注意のカラメル色素は、ソース色を濃く見せるために使用。

油揚げめん（小麦粉、植物油脂、精製ラード、食塩、醤油、香辛料、粉末野菜、卵白）、添付調味料（砂糖、植物油、ソース、食塩、酵母エキス、香辛料、醤油、ポークエキス、魚醤、デキストリン、あおさ、紅生姜）、かやく（キャベツ）、加工でん粉、トレハロース、調味料（アミノ酸等）、カラメル色素、炭酸カルシウム、香料、かんすい、酒精、酸化防止剤（ビタミンE）、増粘多糖類、ビタミンB_2、ビタミンB_1、香辛料抽出物、（原材料の一部に乳成分、りんごを含む）

シリアル

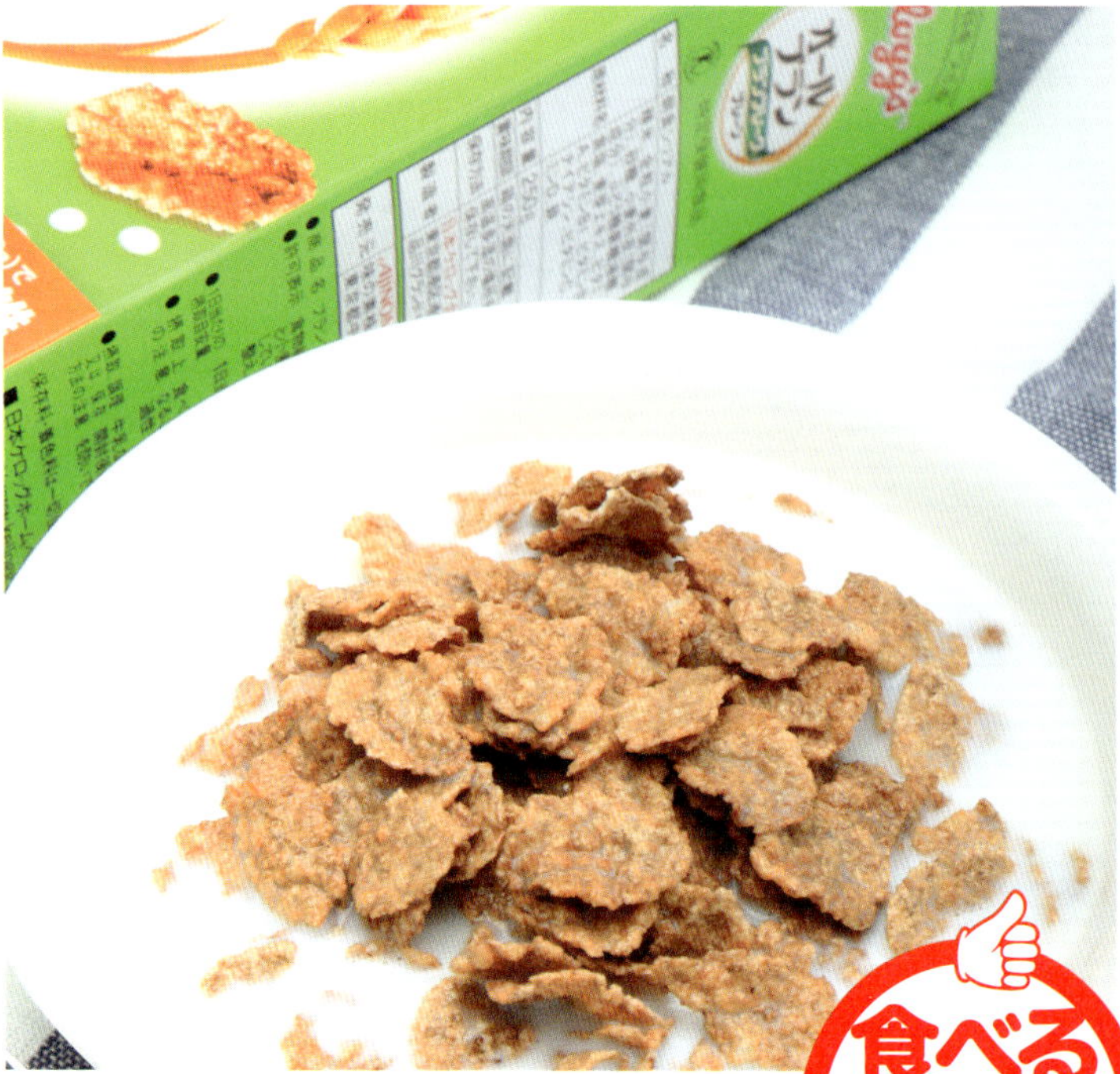

食べるなら、こっち

ケロッグ オールブラン ブランフレーク プレーン
（日本ケロッグ合同会社）

精米、全粒小麦（関与成分）、砂糖、小麦外皮（関与成分）、ぶどう糖果糖液糖、食塩、麦芽エキス、ビタミンA、ビタミンB_1、ビタミンB_2、ナイアシン、ビタミンC、ビタミンD、鉄

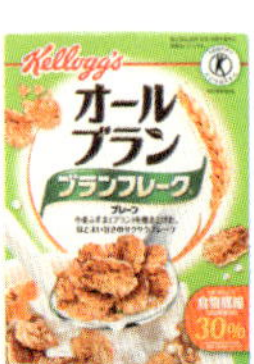

栄養強化剤以外の添加物は使われておらず、各種のビタミンがふくまれ、食物繊維も豊富。これこそ、お母さんにオススメできる製品。

シリアルだったらどれでも健康的！
そんな勘違いをしていませんか？

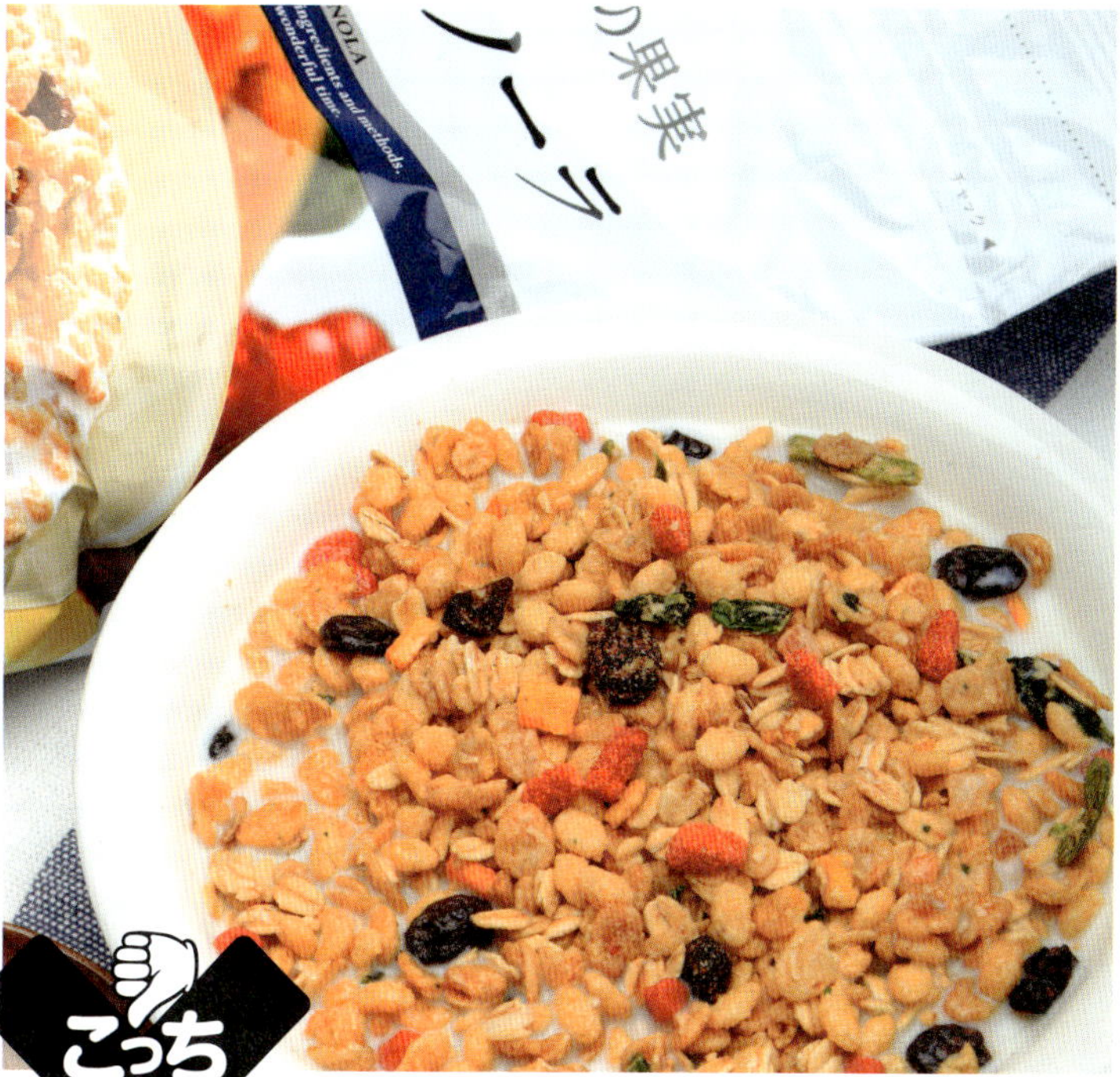

こっちは、ダメ

野菜グラノーラ

（セブンプレミアム）

一見健康的に思えるが、中身を見てみると、気になる添加物がいくつかあり、とくに漂白剤の亜硫酸塩を使っているため、食べてはダメ。

とうもろこし（遺伝子組換えでない）、砂糖、オーツ麦、乾燥果実（レーズン、パパイヤ）、ポリデキストロース、ココナッツ、小麦全粒粉、乾燥野菜（かぼちゃ、にんじん、ほうれんそう、トマト）、ショートニング、食塩、乳糖、植物油脂、玄米粉、オリゴ糖、モルトシロップ、麦芽エキス、麦芽糖、コーンスターチ、デキストリン、グリセリン、炭酸カルシウム、ソルビトール、ビタミンC、酸味料、酸化防止剤（ビタミンE、ローズマリー抽出物）、ピロリン酸鉄、香料、着色料（パプリカ色素、紅麹）、乳化剤、ゲル化剤（ジュランガム）、ナイアシン、増粘多糖類、ビタミンB_6、パントテン酸カルシウム、ビタミンB_1、漂白剤（亜硫酸塩）、ビタミンA、ビタミンB_2、葉酸、ビタミンB_{12}、（原材料の一部に大豆を含む）

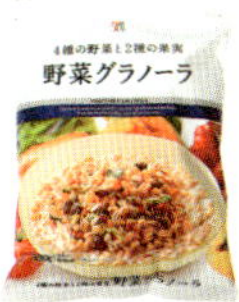

シリアル

【ケロッグ オールブラン ブランフレーク プレーン】は、優れたシリアルです。ビタミンＡや鉄などの栄養強化剤以外の添加物は一切使われておらず、各種のビタミンがふくまれ、しかも食物繊維が豊富なため、お腹の調子を整えるトクホ（特定保健用食品）なのです。箱には、「食物繊維の豊富な全粒小麦と小麦ふすま（ブラン）を原料にしていますのでおなかの調子を整え、便通を良好にします」という許可表示があります。

一方、【野菜グラノーラ】は、乾燥果実や乾燥野菜などが使われていて、一見良さそうに見えるのですが、漂白剤の亜硫酸塩《ありゅうさんえん》が使われているという問題点があります。亜硫酸塩は簡略名で、実際には亜硫酸ナトリウム、次亜硫酸ナトリウム、ピロ亜硫酸カリウム、ピロ亜硫酸ナトリウム、二酸化硫黄《にさんかいおう》のいずれかになります。亜硫酸ナト

コーンフレーク プレーンタイプ

（イオン・トップバリュ）

ギリギリOK!

水と油を混じりやすくする役割の乳化剤を使っている点が心配。乳化剤は一括名で、具体的に何を使っているかわからない。

コーングリッツ、砂糖、食塩、麦芽エキス、モルトシラップ、ビタミンC、炭酸カルシウム、ピロリン酸第二鉄、乳化剤、ナイアシン、酸化防止剤（ビタミンE）、ビタミンA、ビタミンB_1、ビタミンB_2

リウムは毒性が強く、人間の場合、４ｇ飲むと中毒症状を起こします。また、亜硫酸塩は、ビタミンB_1の欠乏を引き起こして成長を悪くする心配があります。水に溶けると亜硫酸ができて、それが胃の粘膜を刺激することもあります。

イオン・トップバリュの【コーンフレーク プレーンタイプ】と日本ケロッグ合同会社の【ケロッグ コーンフレーク】は、ノーマルなシリアルといえます。

コーングリッツとは、とうもろこしの胚乳《はいにゅう》部分を挽き割りしたもので、皮はふくまれていません。

添加物は、ほとんどがビタミン類や鉄などの栄養強化剤であり、これらは安全性に問題はありません。

ただし、乳化剤《にゅうかざい》、さらに酸味料が使われているのが気になるところです。乳化剤は水と油を混じりやすくするもので、通常は危険性の高いものは使われていません。しかし、何が使われているのか表示されていないので、不安な面があります。

ケロッグ コーンフレーク

（日本ケロッグ合同会社）

ギリギリOK!

乳化剤や酸味料を使っている点が心配。これらは、通常安全性の高いものが使われているが、具体的に何が使われているかはわからない。

コーングリッツ（非遺伝子組換え）、砂糖、麦芽エキス、食塩、ぶどう糖果糖液糖、ビタミンC、ビタミンE、乳化剤、ナイアシン、ビタミンA、鉄、ビタミンD、ビタミンB_2、酸味料、ビタミンB_1、（原材料の一部に大豆を含む）

ハム

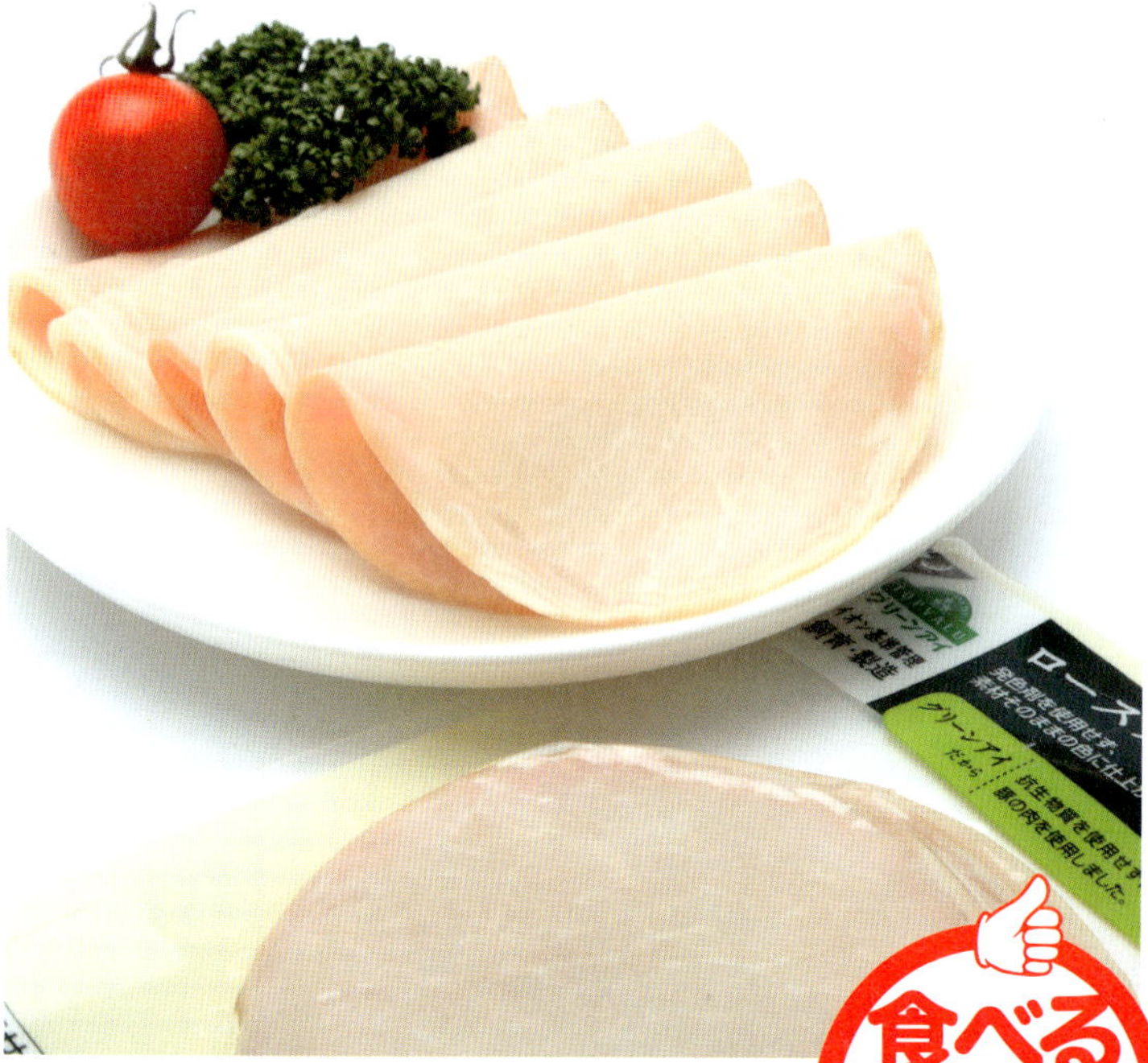

食べるなら、こっち

ローススライス
（イオン・トップバリュグリーンアイ）

豚ロース肉（アメリカ）、乳たん白、糖類（水あめ、砂糖）、食塩、たん白加水分解物（乳成分・豚肉を含む）、酵母エキス、香辛料、卵殻カルシウム、香辛料抽出物

卵殻カルシウム：卵の殻から得られたカルシウム成分で、安全性に問題はない

香辛料抽出物：コショウやニンニクなどの香辛料から抽出されたもの。安全性に問題はない

発色剤を使っていない点が◎。使っている添加物は安全性に問題はなく、安心して子どもに食べさせることができる。食べるなら、これ。

いろんな料理に使える便利食品。その分、子どもの口に入りやすいから、より安全なものを

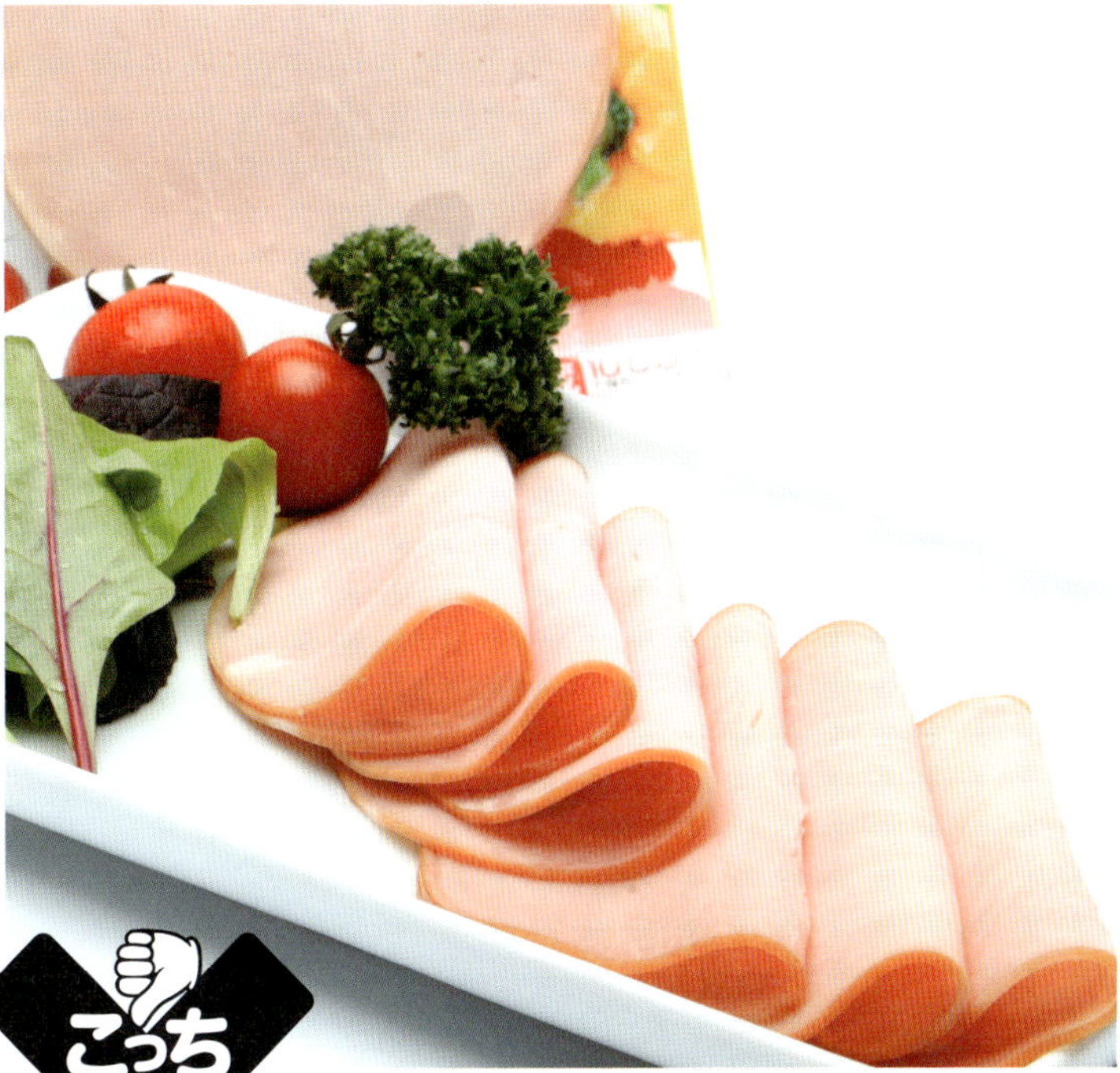

こっちは、ダメ

ロースハム

（丸大食品）

きれいなピンク色を持続させることができる発色剤・亜硝酸Naを使っているので、食べてはダメ。発がん性物質を発生させるおそれがある。

豚ロース肉、還元水あめ、卵たん白、植物性たん白、食塩、ポークブイヨン、昆布エキス、たん白加水分解物、リン酸塩（Na）、調味料（アミノ酸等）、増粘多糖類、酸化防止剤（ビタミンC）、発色剤（亜硝酸Na）、カルミン酸色素、香辛料抽出物、（原材料の一部に乳、大豆を含む）

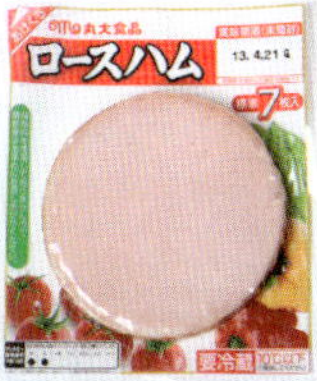

肉にふくまれるアミンという物質と反応すると、発がん性のあるニトロソアミン類が発生することがある

ハム

炒め物やスパゲッティ、お弁当のおかずなどによく使われるハムですが、多くの製品はオススメすることができません。

なぜなら、危険性の高い発色剤・亜硝酸《あしょうさん》Naが添加されているからです。ハムの原料となる豚肉には、筋肉色素のミオグロビンや血色素のヘモグロビンがふくまれています。それらは赤い色素なのですが、時間がたつにつれて酸化して、黒くなっていきます。すると、ハムの色が茶色っぽくなってしまい、「おいしくなさそう」に見えてしまいます。そこで、亜硝酸Naを添加するわけです。亜硝酸Naは、ミオグロビンやヘモグロビンと反応して酸化を防ぐため、きれいなピンク色を持続できるのです。

しかし、亜硝酸Naは、肉にふくまれるアミンという物質とも反応してしまい、そこで問題が生じてしまいます。この反応によってニ

グリーンマーク　無塩せきボンレススライスハム

（信州ハム）

これもOK!

イオン・トップバリュグリーンアイの【ロースライス】と同じく、安全性の高い食品。亜硝酸 Na など気になる添加物は使われていない。

豚もも肉、乳たん白、糖類（粉末水あめ、砂糖）、食塩、たん白加水分解物、酵母エキス、香辛料、卵殻カルシウム、香辛料抽出物

トロソアミン類なるものが発生することがあるのですが、実はこれには発がん性があるのです。

ニトロソアミン類は、10種類以上知られていて、いずれも動物実験で発がん性が認められています。とくに代表的なN－ニトロソジメチルアミンの場合、わずか0・0001～0・0005％をえさ、または飲料水に混ぜて、ラットに長期間与えた実験では、肝臓や腎臓にがんが発生しました。

このように、亜硝酸Naが使われているハムにはニトロソアミン類ができている可能性があり、実際食肉製品からしばしばニトロソアミン類が検出されているといいます（『発がん物質事典』泉邦彦・著、合同出版・刊）。

また、ニトロソアミン類は酸性条件下でできやすいことがわかっており、そのため胃の中で発生しやすくなります。

なお、イオン・トップバリュグリーンアイと信州ハムの製品は、亜硝酸Naが添加されていないので、そうした心配はありません。

朝のフレッシュ New ロースハム

これもダメ

（伊藤ハム）

亜硝酸 Na がふくまれているので、食べてはダメ。発がん性物質を発生させるおそれがあるので、とくに子どもには食べさせたくない。

豚ロース肉、糖類（水あめ、砂糖）、卵たん白、植物性たん白、食塩、乳たん白、ポークエキス、調味料（有機酸等）、リン酸塩（Na）、増粘多糖類、カゼイン Na、酸化防止剤（ビタミン C）、発色剤（亜硝酸 Na）、コチニール色素、香辛料、（原材料の一部に大豆を含む）

ウインナーソーセージ

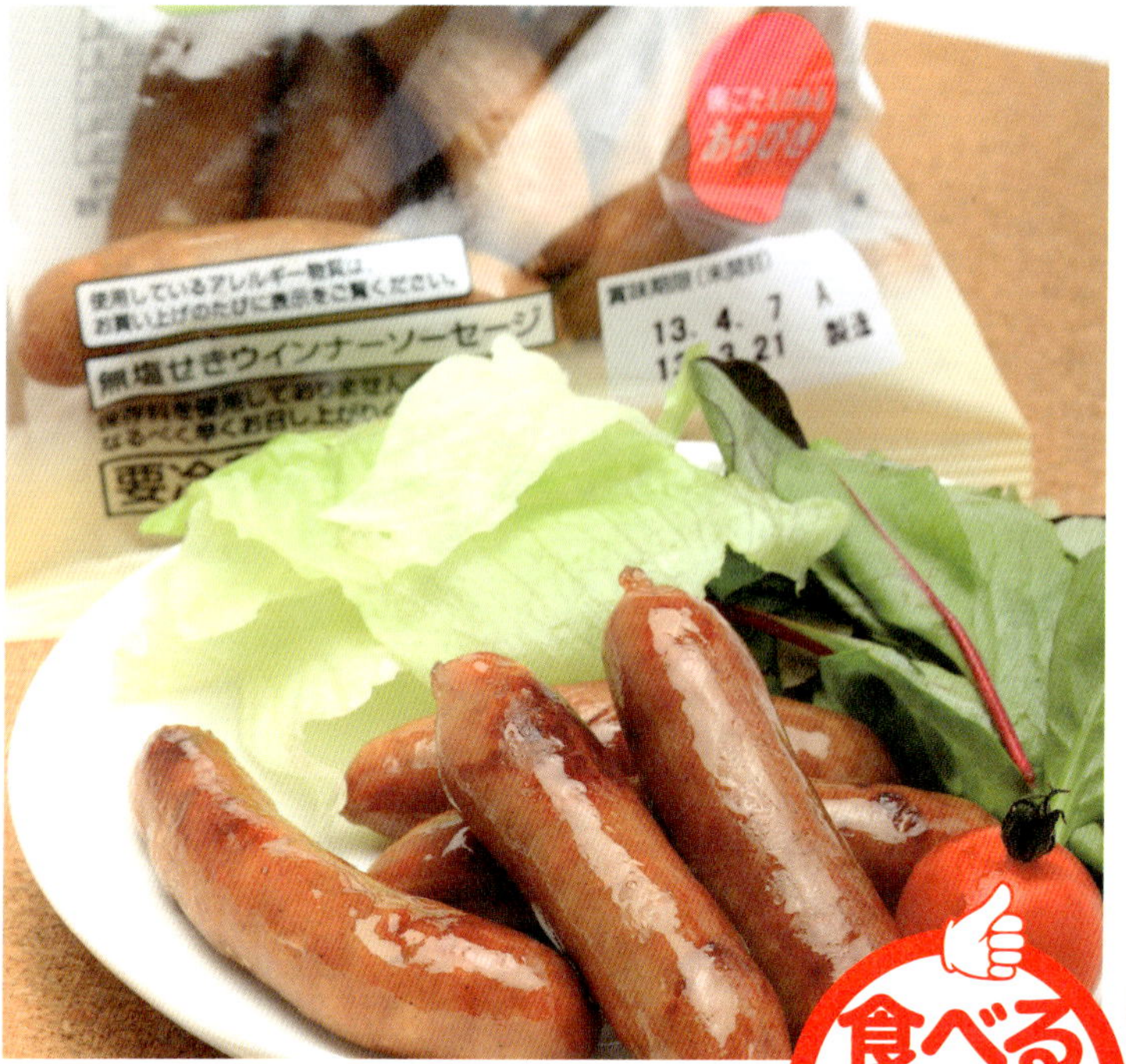

食べるなら、こっち

ポークあらびきウインナー

（イオン・トップバリュグリーンアイ）

豚肉（アメリカ）、豚脂肪、糖類（粉末水あめ、麦芽糖水あめ、砂糖）、結着材料（でん粉、大豆たん白）、還元水あめ、食塩、かつお節エキス、香辛料、玉ねぎエキス、マッシュルームエキス、酵母エキス、たん白加水分解物（豚肉を含む）、貝カルシウム

発がん性物質を発生させるおそれのある亜硝酸 Na を使っておらず、ほかにも危険性の高い添加物はなし。そのため、食べるならこっち。

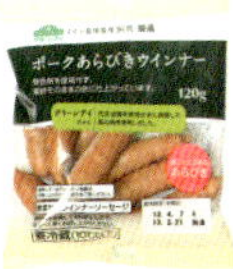

お弁当に欠かせないウインナーソーセージ。
意外だけど、おいしそうな色合いのものには要注意⁉

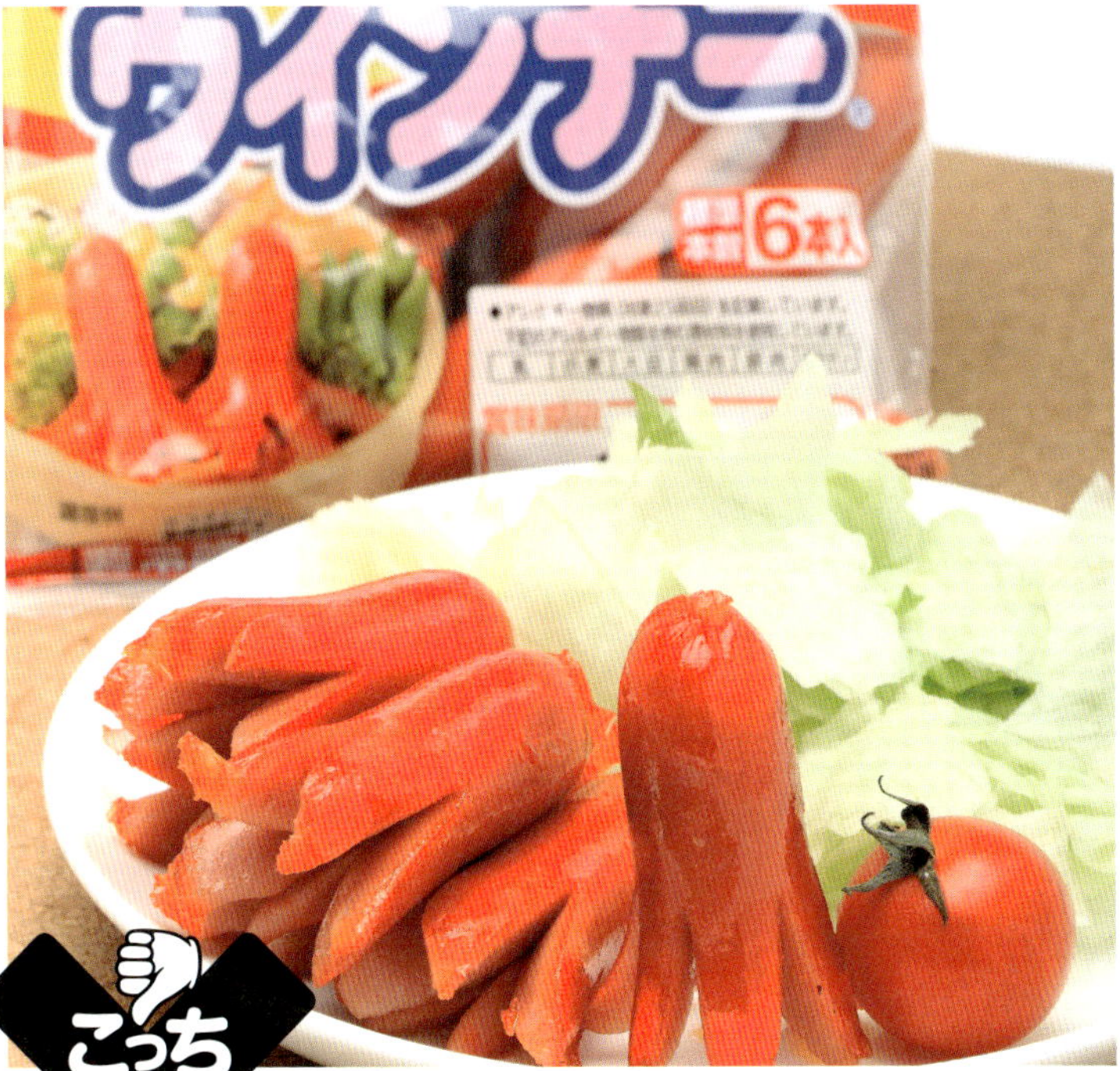

こっちは、ダメ

タコさんウインナー

(プリマハム)

発色剤の亜硝酸Naだけでなく、タール色素の赤102と赤3、保存料のソルビン酸Kなど危険性の高い添加物が多く使われているためNG。

豚肉、鶏肉、結着材料(粗ゼラチン(豚肉を含む)、大豆たん白)、還元水あめ、食塩、植物油脂、酵母エキス(大豆・豚肉を含む)、たん白加水分解物(大豆を含む)、乳糖、香辛料(大豆を含む)、しょうゆ(小麦・大豆を含む)、加工でん粉、調味料(アミノ酸等)、保存料(ソルビン酸K)、リン酸塩(Na、K)、pH調整剤、くん液、香辛料抽出物、酸化防止剤(ビタミンC)、発色剤(亜硝酸Na)、着色料(赤102、アナトー、赤3)

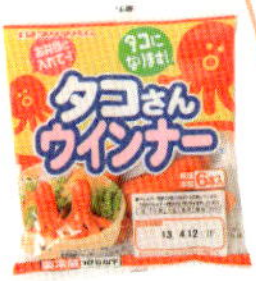

細菌の遺伝子に異常を引き起こす

発がん性物質を発生させるおそれがある

化学構造や動物実験の結果から、どちらも発がん性の疑いがある

ウインナーソーセージ

お弁当のおかずによく使われるウインナーソーセージですが、ハムと同様に黒ずむのを防ぐために、発色剤の亜硝酸《あしょうさん》Naが使われています。したがって、同じ問題があるのです。

とくに真っ赤なウインナーは、さらに合成着色料のタール色素が使われているので、いっそう危険性が増すことになります。

【タコさんウインナー】には、タール色素の赤１０２（赤色１０２号）と赤３（赤色３号）が使われています。しかし、タール色素は、その化学構造や動物実験の結果から、いずれも発がん性の疑いがあるのです。赤１０２は、漬け物などにも使われていますが、子どもに蕁麻疹《じんましん》を起こすとして、皮膚科医のあいだでは注意が呼びかけられています。また、赤３は、ラットに投与した実験で、甲状腺の腫瘍《しゅよう》が増加しました。

アンティエ レモン＆パセリ

（日本ハム）

ギリギリOK!

大手ハムメーカーにしては珍しく、亜硝酸Naを使用していない点が○。ただ、リン酸塩（Na）を使っているので、食べすぎには注意。

豚肉、豚脂肪、食塩、香辛料、豚コラーゲン、糖類（砂糖、水あめ）、レモン果汁、調味料（有機酸等）、リン酸塩（Na）、香辛料抽出物、酸化防止剤（ビタミンC）、ビタミンB_1

このほか、この製品には発色剤の亜硝酸Naも使われていますし、保存料のソルビン酸K（カリウム）も使われています。ソルビン酸Kは、細菌の遺伝子に異常を引き起こすことがわかっています。したがって、お弁当のおかずに使ってはいけません。

【アルトバイエルン】には、タール色素は使われていませんが、亜硝酸Naが使われているので、これもオススメすることができません。なお、日本ハムの【シャウエッセン】も同様で、亜硝酸Naが使われています。

【アンティエ レモン&パセリ】の場合、大手ハムメーカーの製品にしては珍しく、亜硝酸Naが添加されていません。「アンティエシリーズ」は、ウインナー本来のうまさを追求した製品で、豚肉をいわば「水増し」している大豆タンパクや乳タンパクなども使っていません。そのため、味わいのある「おいしい」ウインナーに仕上がっています。ただし、リン酸塩（Na）が使われているので、あまり続けて食べるのは良くないでしょう。

アルトバイエルン

（伊藤ハム）

これもダメ

亜硝酸 Na を使用しているため、これも食べてはいけない。肉にふくまれるアミンという物質と反応し、発がん性物質が発生するおそれがある。

豚肉、豚脂肪、糖類（水あめ、砂糖）、食塩、香辛料、調味料（アミノ酸等）、リン酸塩（Na）、酸化防止剤（ビタミンC）、pH 調整剤、発色剤（亜硝酸 Na）

ベーコン

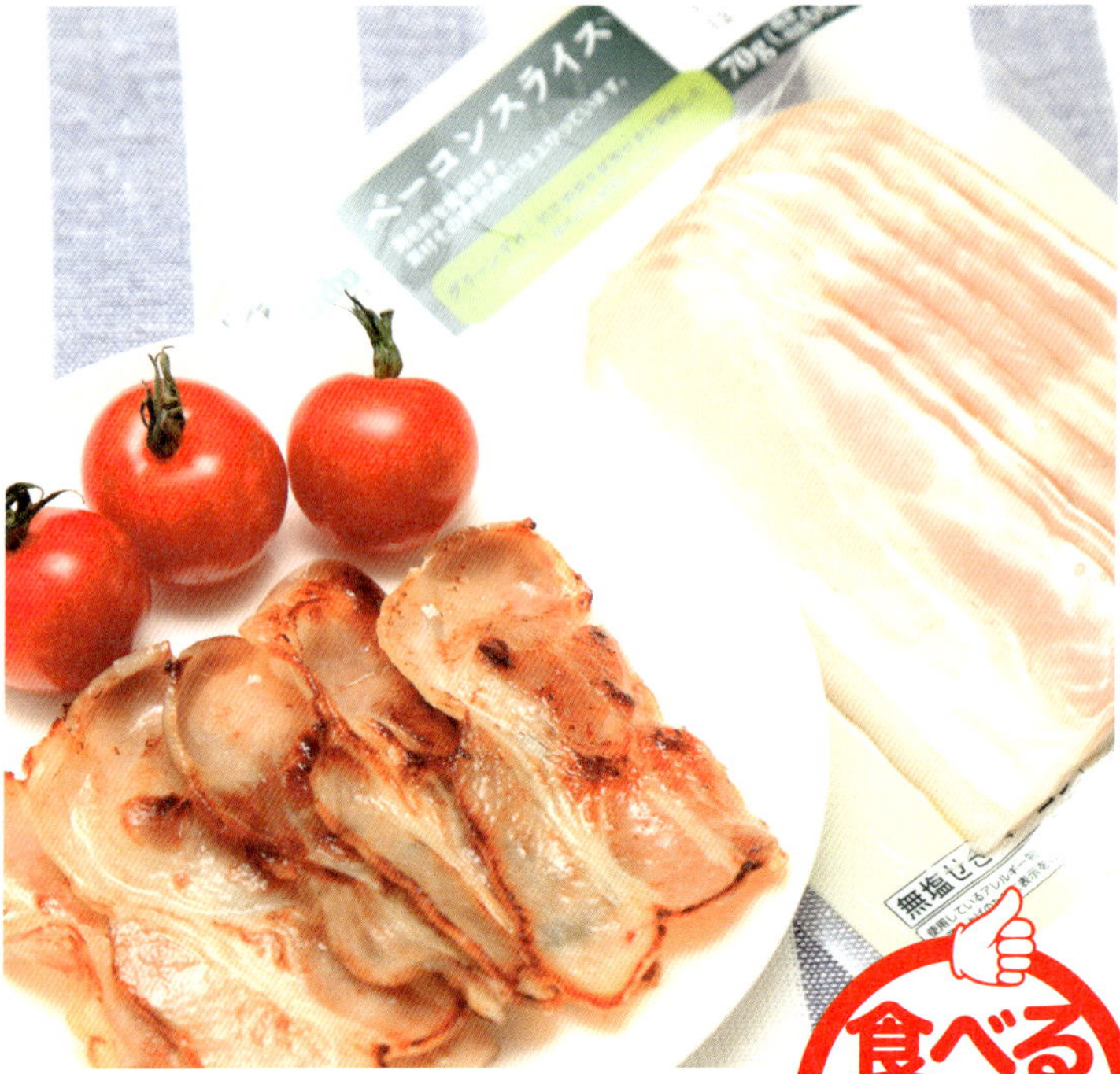

食べるならこっち

ベーコンスライス

（イオン・トップバリュグリーンアイ）

豚ばら肉（アメリカ）、乳たん白、糖類（麦芽糖、砂糖）、食塩、酵母エキス、香辛料、卵殻カルシウム、香辛料抽出物

コショウやニンニクなどの香辛料から抽出されたもの。安全性に問題はない

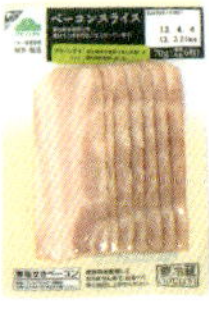

亜硝酸Naが使われておらず、ほかにも危険性の高い添加物が見当たらないので、食べるならこっち。これなら子どもに食べさせてもOK。

ベーコンやハムなどを買うときは亜硝酸Naが入っていないことを必ず確認！

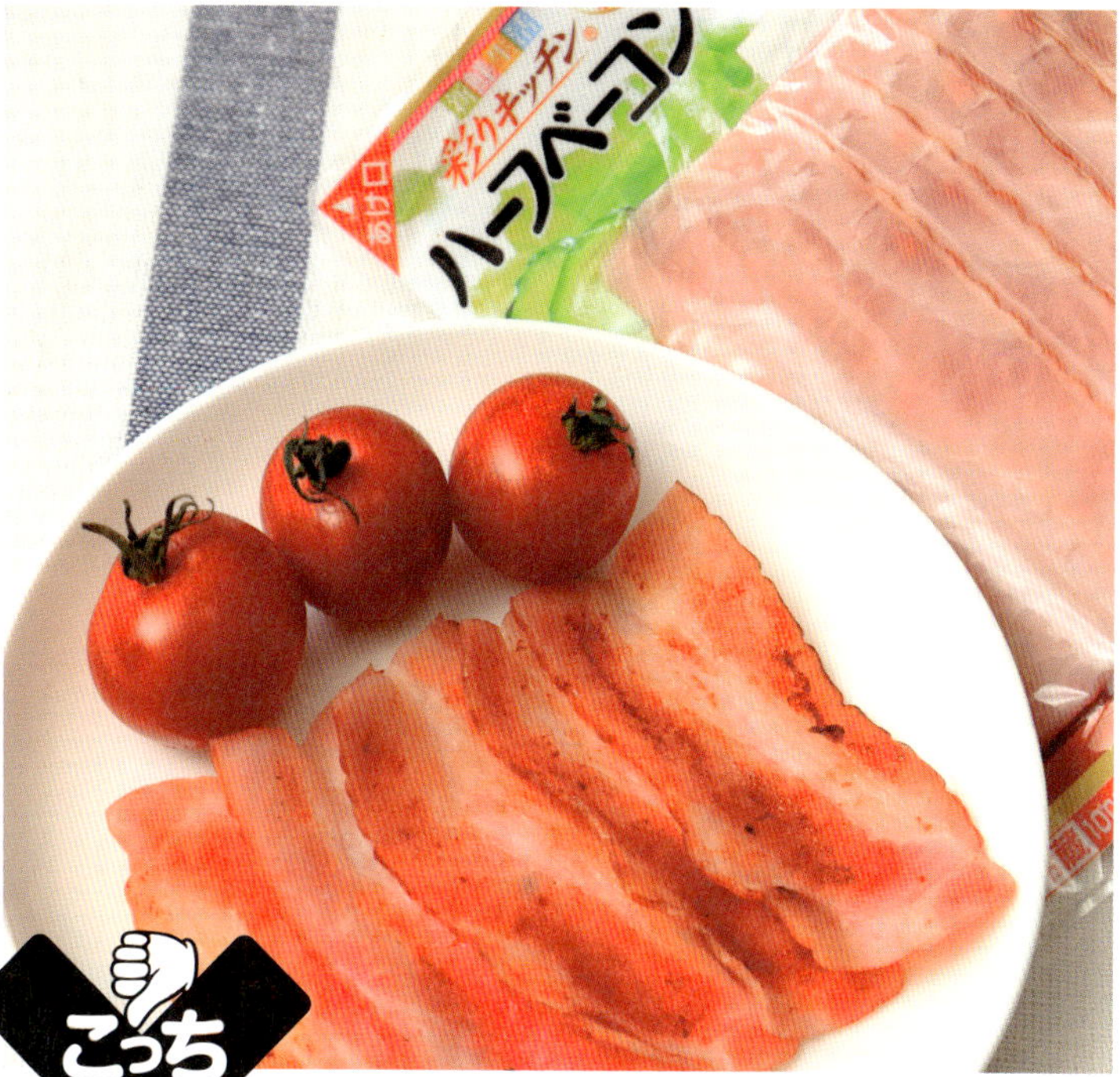

こっちは、ダメ

ハーフベーコン

（日本ハム）

発色剤として亜硝酸Naが使われているのでNG。ほかに、大量に摂取すると骨をもろくするおそれがあるリン酸塩（Na）も気になるところ。

豚ばら肉、卵たん白、食塩、還元水あめ、砂糖、大豆たん白、豚コラーゲン、乳たん白、調味料（アミノ酸等）、リン酸塩（Na）、増粘多糖類、酸化防止剤（ビタミンC）、発色剤（亜硝酸Na）、コチニール色素

ひじょうに毒性が強い化学物質で、発がん性のあるニトロソアミン類を発生させるおそれがある

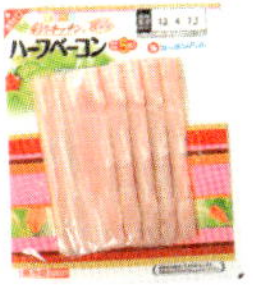

ベーコン

ベーコンはスパゲッティやスープなどによく使われますが、ハムやソーセージなどと同様の問題があります。つまり、発色剤の亜硝酸《あしょうさん》Naが添加されていて、発がん性のあるニトロソアミン類ができている可能性があるということです。

そもそも亜硝酸Naは、ひじょうに毒性の強い化学物質で、本来なら食品に混ぜるべきではないのです。亜硝酸Naを誤って摂取すると、中毒症状として、嘔吐、チアノーゼ（皮膚や粘膜が青紫色になる）、動悸《どうき》、血圧降下などが知られています。これまでの中毒例から計算されたヒト致死量は0・18～2・5gです。値に幅がありますが、最低の0・18gは、猛毒の青酸カリ（シアン化カリウム）の致死量0・15gとそれほど変わりません。イタリアでは、女性が甘味料のソルビットと思って飲んだサプリメントが、実際には亜硝酸Naであっ

グリーンマーク 無塩せきベーコンスライス

これもOK!

（信州ハム）

イオン・トップバリュグリーンアイの【ベーコンスライス】と同じく、危険性の高い添加物がふくまれていないので、安心して食べられる。

豚ばら肉、乳たん白、糖類（麦芽糖、砂糖）、食塩、酵母エキス、香辛料、卵殻カルシウム、香辛料抽出物

たため、死亡しています。

　したがって、食品に一定量ふくまれると中毒を起こすので、ベーコンやソーセージなどに対する添加量が厳しく制限されています。しかし、このように毒性が強く、しかも発がん性物質に変化するものを、そもそも添加物として認可すること自体が間違っていると考えられます。

　なお、亜硝酸Naには、食肉製品が黒ずむのを防ぐほかに、ボツリヌス中毒を防ぐ働きもあります。

　ボツリヌス中毒は、致死性の高いもっとも怖い食中毒です。そのため、亜硝酸Naを添加していない信州ハムの製品には、「加熱調理することをおすすめします」という注意表示があります。

　しかし、イオン・トップバリュグリーンアイの製品には、こうした表示はありません。日本では、食肉製品でボツリヌス中毒がほとんど発生しておらず、また製造の工程で衛生管理を徹底すれば、ボツリヌス中毒が発生する心配はないからです。

ハーフベーコン

（イオン・トップバリュ）

これもダメ

日本ハムの【ハーフベーコン】同様、亜硝酸 Na を使っている点でオススメはできない。とくに子どもの口には入れたくない製品。

豚ばら肉、還元水あめ、大豆たん白、食塩、卵たん白、ぶどう糖、動物油脂（乳成分を含む）、酵母エキス、リン酸塩（Na）、調味料（アミノ酸等）、くん液、酸化防止剤（ビタミンC）、発色剤（亜硝酸Na）、コチニール色素、酵素（乳成分を含む）

魚肉ソーセージ

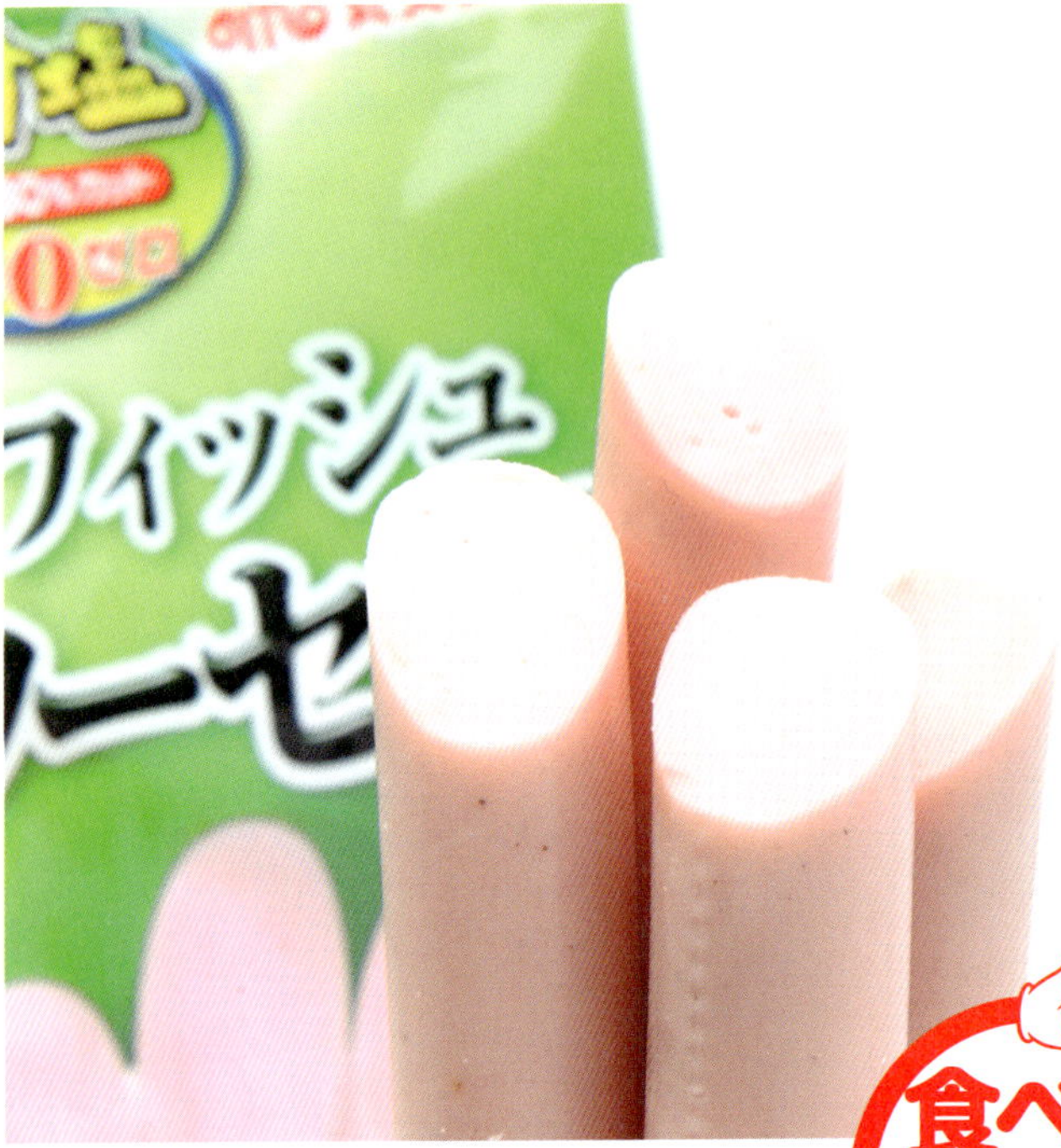

食べるなら、こっち

フィッシュソーセージ

（丸大食品）

魚肉（たら）、結着材料（でん粉、ゼラチン、植物性たん白、卵白）、ラード、還元水あめ、たまねぎ、食塩、香辛料、フィッシュペプチド、調味料（アミノ酸等）、貝カルシウム、カルミン酸色素、香辛料抽出物、（原材料の一部に小麦、大豆、豚肉を含む）

コチニール色素ともいう。毒性はそれほどないが、動物実験では、中性脂肪やコレステロールの増加が認められた

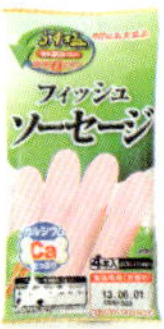

動物実験によって中性脂肪やコレステロールの増加が認められたカルミン酸色素が多少気になるが、時々適量を食べる分には問題なし。

ちょっとしたおかずにもなって便利！
より安心して食べられるのは、どれ？

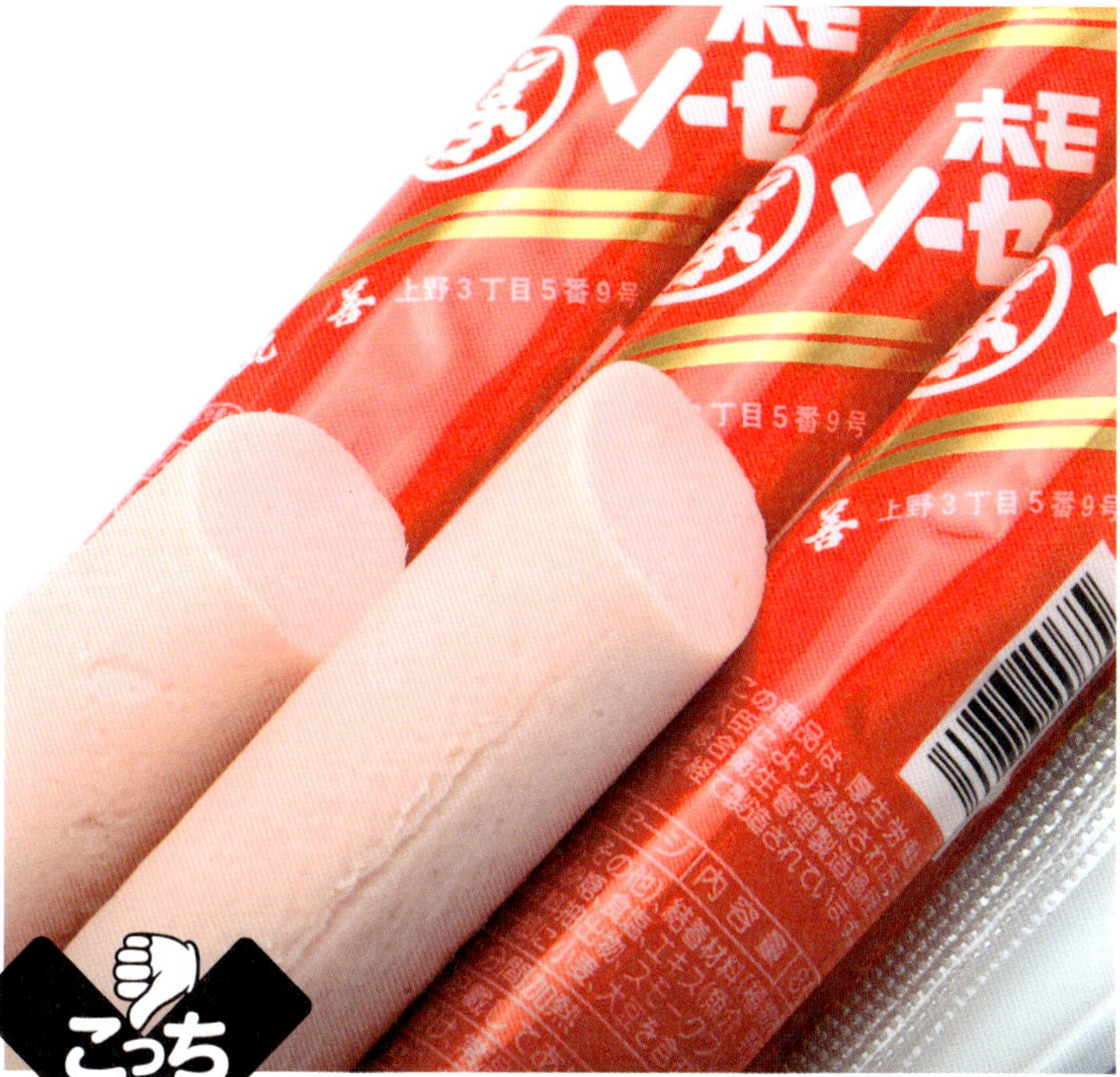

こっちは、ダメ

ホモソーセージ

（丸善）

タール色素の赤色106号の使用によってNG。添加物として認可されているタール色素は12品目あるが、どれも発がん性の疑いがある。

魚肉（たら、ほっけ、まぐろ、その他）、結着材料（植物性たん白、でん粉、豚ゼラチン）、豚脂、砂糖、食塩、エキス（魚介、野菜、酵母）、調味料（アミノ酸等）、香辛料抽出物、スモークフレーバー、赤色106号、（原材料の一部に小麦、大豆を含む）

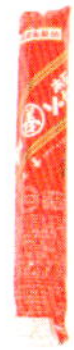

タール色素の1つ。赤色106号の場合、細菌の遺伝子に突然変異を起こしたり、染色体異常を引き起こす作用がある。日本以外のほとんどの国で使用が認められていない

魚肉ソーセージ

ごはんのおかずに便利な魚肉ソーセージですが、以前はタール色素によってピンク色に染められていました。現在、タール色素を使った製品は少なくなりましたが、中には丸善の【ホモソーセージ】のように赤色106号を使った製品があるので、注意してください。

タール色素は、赤色106号のほか全部で12品目が添加物として使用が認められていますが、自然界に存在しない化学合成物質で、その化学構造や動物実験の結果などから、いずれも発がん性の疑いが持たれています。

赤色106号の場合、細菌の遺伝子に突然変異を起こしたり、染色体異常を引き起こす作用があり、日本以外のほとんどの国では、発がん性の疑いが強いという理由で使用が認められていません。ですから、できるだけ子どもには食べさせない方が賢明です。

リサーラ ソーセージ

（マルハニチロ食品）

ギリギリOK!

【フィッシュソーセージ】と同じく、カルミン酸色素（＝コチニール色素）を使っている点が多少気になるが、時々適量を食べる分には問題なし。

魚肉（たら、しろがねだら、あじ）、結着材料＜でん粉（コーンスターチ）、植物性たん白（小麦、大豆）、ゼラチン＞、精製魚油、たまねぎ、食塩、砂糖、香辛料、たん白加水分解物、調味料（アミノ酸等）、コチニール色素、くん液、酸化防止剤（ビタミンE）、（原材料の一部に卵、乳成分、鶏肉、豚肉を含む）

なお、スモークフレーバーは、くん液ともいい、サトウキビや竹材、木材などを空気の流れを断って熱することで得るか、あるいはそれらを燃焼させることによって発生したガスを集めたものです。動物実験では、胃粘膜を刺激することが認められています。

一方、【フィッシュソーセージ】には、タール色素は使われていません。その代わりにカルミン酸色素が使われています。これは、コチニール色素ともいい、南米に生息する昆虫のエンジムシを乾燥させて、お湯、または温めたエチルアルコールによって抽出した橙色の色素です。毒性はそれほど認められていませんが、コチニール色素を3％ふくむエサをラットに食べさせた実験では、中性脂肪やコレステロールの増加が認められました。したがって、毎日たくさん食べさせるのは良くありませんが、時々適量を食べる分には、それほど問題はないでしょう。

なお、貝カルシウムは、貝殻から得られたもので、安全性に問題はないと考えられます。

おさかなのソーセージ

（日本水産）

香料を使っていることが少し気になるところ。それは、中には毒性の強いものもあるが、何が使われていても「香料」としか表示されないため。

ギリギリOK!

魚肉（たら、たちうお、ほっけ、その他）、結着材料（でん粉、ペースト状小麦タンパク、粉末状大豆たん白）、植物油脂、砂糖、食塩、醸造酢、香味食用油、オニオンエキス、香辛料、かつおエキス、酵母エキス、加工でん粉、炭酸Ca、調味料（アミノ酸等）、骨Ca、着色料（クチナシ、トマトリコピン）、香辛料抽出物、香料、（原材料の一部にかに、さけを含む）

カレールウ

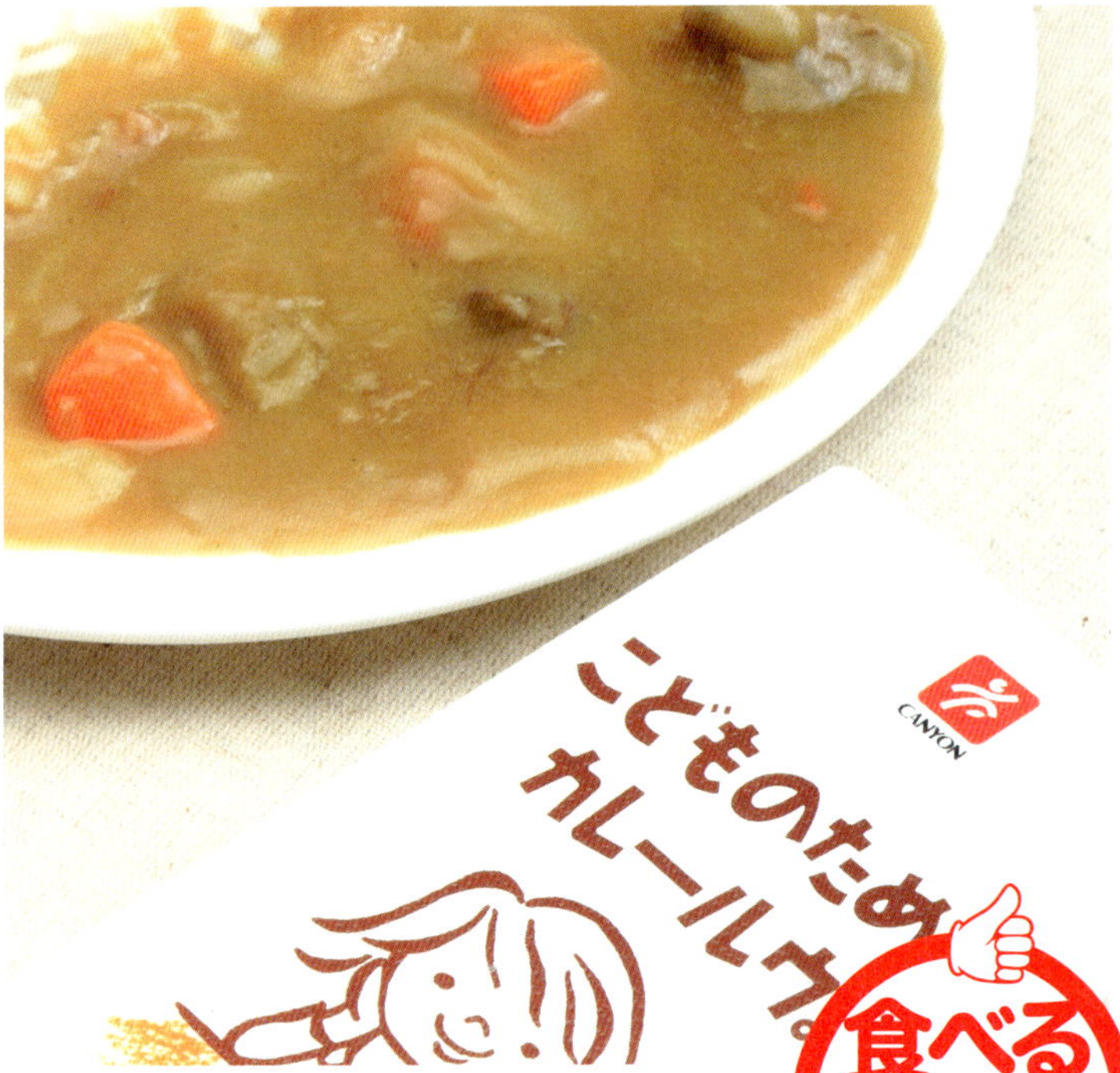

こどものための カレールウ。（キャニオンスパイス）

動物油脂（豚脂）、小麦粉、砂糖、コーンスターチ（遺伝子組み換えでない）、チキンエキス、脱脂粉乳、フルーツパウダー（プルーン、オレンジ、パイナップル）、食塩、たんぱく加水分解物、香辛料、バター、野菜パウダー（トマト、人参、かぼちゃ）、酵母エキス、醤油パウダー、カレー粉、〈原材料の一部に、大豆を含む〉

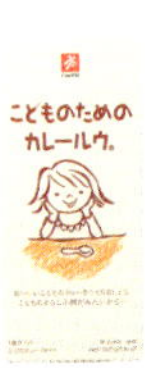

心配な添加物、とくにカラメル色素を使っていないので、食べるならこっち。スパイスの刺激も抑えられていて、まさに子どものためのカレー。

子どもが大好きな料理　第1位！
作ることも多いから、一番安全性の高いものを

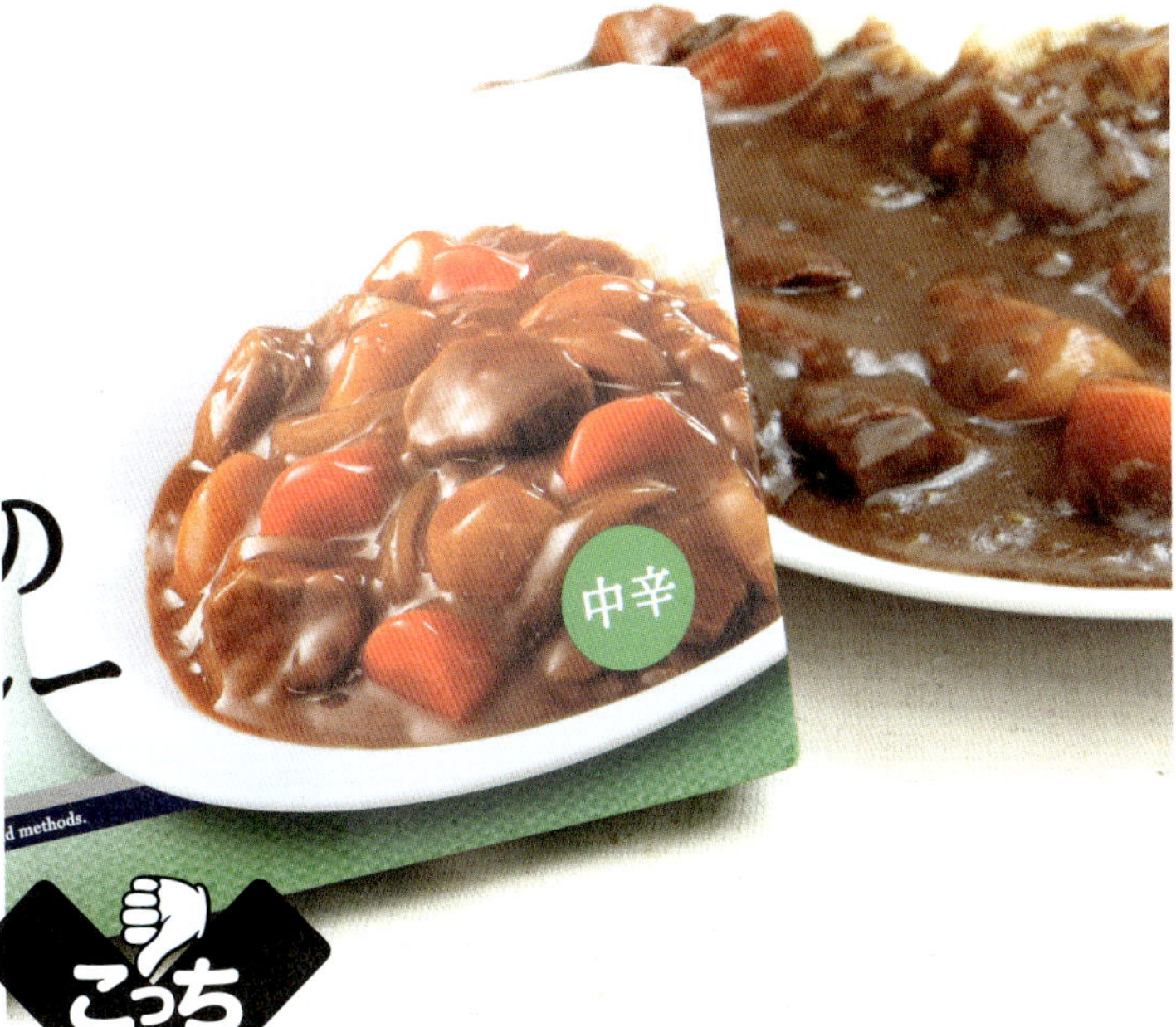

こっちは、ダメ

コクと旨みの味わいカレー（セブンプレミアム）

カラメル色素だけでなく、合成甘味料のスクラロースが使われているので、食べてはダメ。また、酸味料や香料なども多少気にかかる。

植物油脂、でんぷん、小麦粉、食塩、カレーパウダー、砂糖、香辛料、ローストオニオンパウダー、しょう油加工品、デキストリン、脱脂大豆、ローストガーリックパウダー、玉ねぎエキス、チーズ、調味料（アミノ酸等）、カラメル色素、乳化剤、酸味料、甘味料（スクラロース）、香料

4種類あるうち2種類には発がん性物質がふくまれている。でも、「カラメル色素」としか表示されず、どれが使われているかわからない

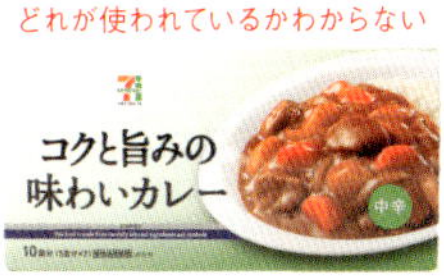

非常に分解されにくい化学物質で、人間の体内にとりこまれた場合、全身に回って、免疫などのシステムを乱す心配がある

カレールウ

子どもたちが大好きなカレー。それを簡単に作れるのがカレールウですが、気になる点があります。

それは、ほとんどの製品にカラメル色素が使われていることです。前に指摘したようにカラメル色素には4種類あって、そのうちの2種類には、動物実験で発がん性が認められた4－メチルイミダゾールが不純物としてふくまれています。しかし、「カラメル色素」としか表示されていないため、どのカラメル色素が使われているのか、消費者にはわからないという状況です。

カラメル色素は、もっともポピュラーな製品といえる【こくまろカレー】や【2段熟カレー】、さらに【とろけるカレー】(ヱスビー食品)にも使われています。毎日カレーを食べるということはないと思いますが、できることならカラメル色素は、子どもにはとらせ

2段熟カレー 中辛

(江崎グリコ)

食べない方が安心!

カラメル色素が使われている製品は、食べない方が安心。4種類あるうちの2種類には、発がん性のある4-メチルイミダゾールがふくまれている。

食用油脂(牛脂、ラード、パーム油)、小麦粉、砂糖、食塩、カレー粉、コーンスターチ、ブイヨン(ポーク、チキン、ビーフ)、野菜ペースト(たまねぎ、にんにく)、バナナペースト、野菜パウダー(しょうが、にんにく、たまねぎ)、たん白加水分解物、チキンブイヨンパウダー、乳糖、粉末しょうゆ、酵母エキス、ポークエキス、発酵調味料、果糖ぶどう糖液糖、バター、ぶどう糖、デキストリン、調味料(アミノ酸等)、カラメル色素、乳化剤、香料、酸味料、香辛料抽出物

たくないものです。
さらに、セブンプレミアムの【コクと旨みの味わいカレー】のように、カラメル色素のほかに合成甘味料のスクラロースを使った製品もあります。
通常スクラロースは、ダイエット甘味料として、清涼飲料やお菓子類などに使われているものです。なぜ、カレールウに添加しなければならないのか、まったく理解できませんが、とにかく使われているのは間違いありません。
こうした状況の中で、【こどものためのカレールウ。】は、カラメル色素を使わず、スパイスの刺激も抑えられています。それは、子どもに安心して食べさせることのできるカレーを目指して開発されたためです。箱には、「1歳のお子様から安心してお召し上がりいただけます」と書かれています。よくカレーを作って子どもに食べさせているという家庭では、こうしたカレールウを使った方がより安心できるのではないでしょうか。

こくまろカレー 中辛

（ハウス食品）

食べない方が安心！

【2段熟カレー】もそうだが、たいていのカレールウには、発がん性物質をふくむ可能性のあるカラメル色素が使われているので注意。

食用油脂（牛脂豚脂混合油、パーム油）、でんぷん、小麦粉、砂糖、食塩、カレーパウダー、ソテーカレーペースト、オニオンパウダー、香辛料、ピーナッツバター、しょう油加工品、デキストリン、チーズ加工品、ガーリックパウダー、ぶどう糖、玉ねぎ加工品、脱脂大豆、セロリエキス、ローストガーリックパウダー、野菜エキス、チーズ、玉ねぎエキス、酵母エキス、調味料（アミノ酸等）、カラメル色素、乳化剤、酸味料、香辛料抽出物、香料、（原材料の一部にオレンジを含む）

レトルトカレー

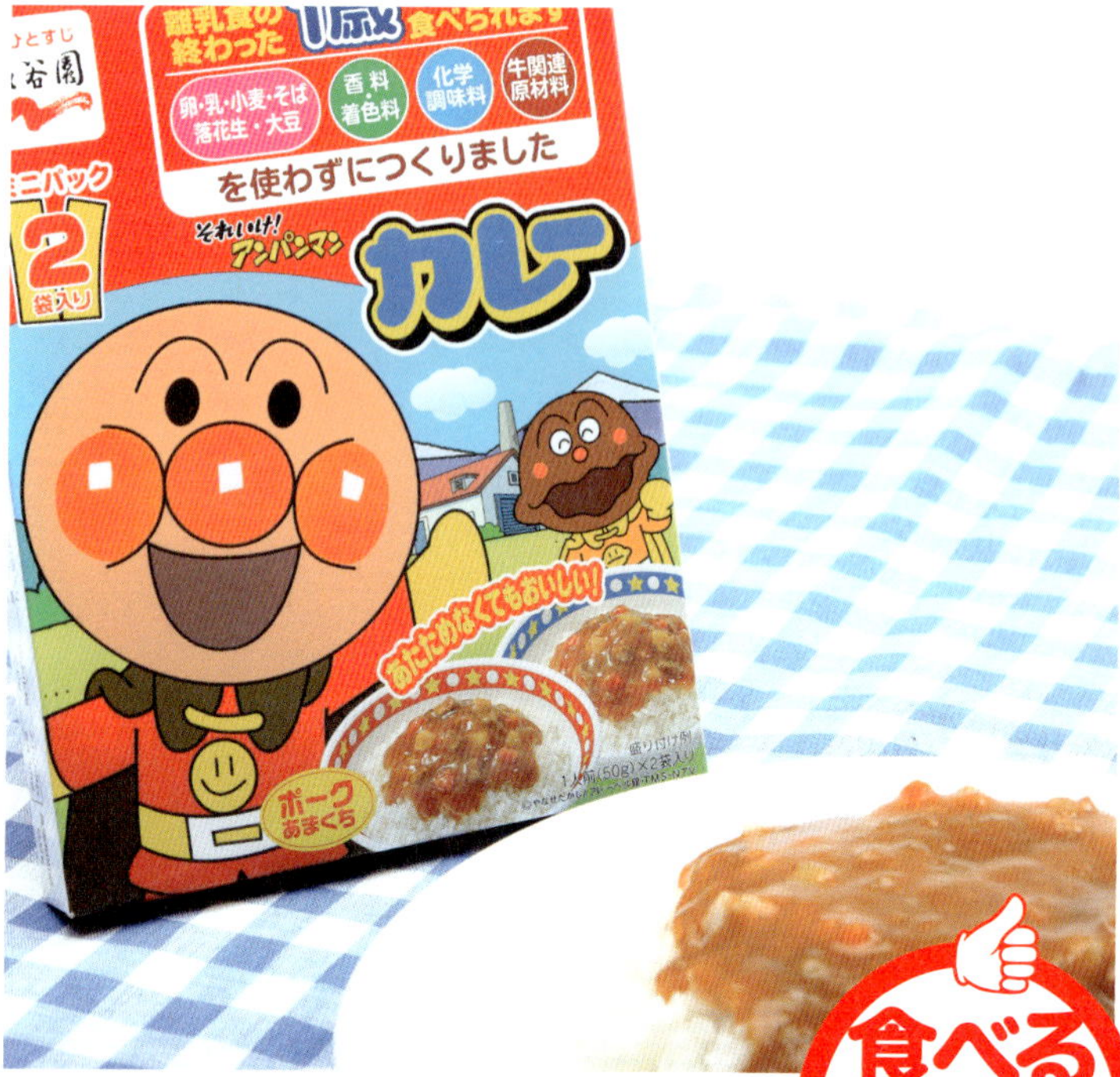

食べるならこっち

アンパンマンミニパック カレー ポークあまくち（永谷園）

炒めたまねぎ（たまねぎ、なたね油）、野菜（にんじん、じゃがいも、にんにく）、砂糖、豚肉、トマトペースト、カレー粉、乾燥マッシュポテト、食塩、ポークエキス、酵母エキス、オニオンパウダー、糊料（加工でん粉）

ほとんどの製品にカラメル色素がふくまれているが、【アンパンマンミニパックカレーポークあまくち】は未使用。そのため、食べるならこっち。

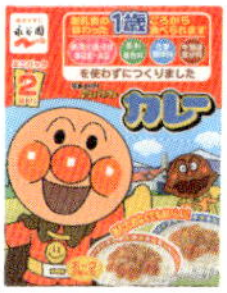

料理に疲れたときのお母さんの味方。
ただ、買うときはカラメル色素の有無をチェック

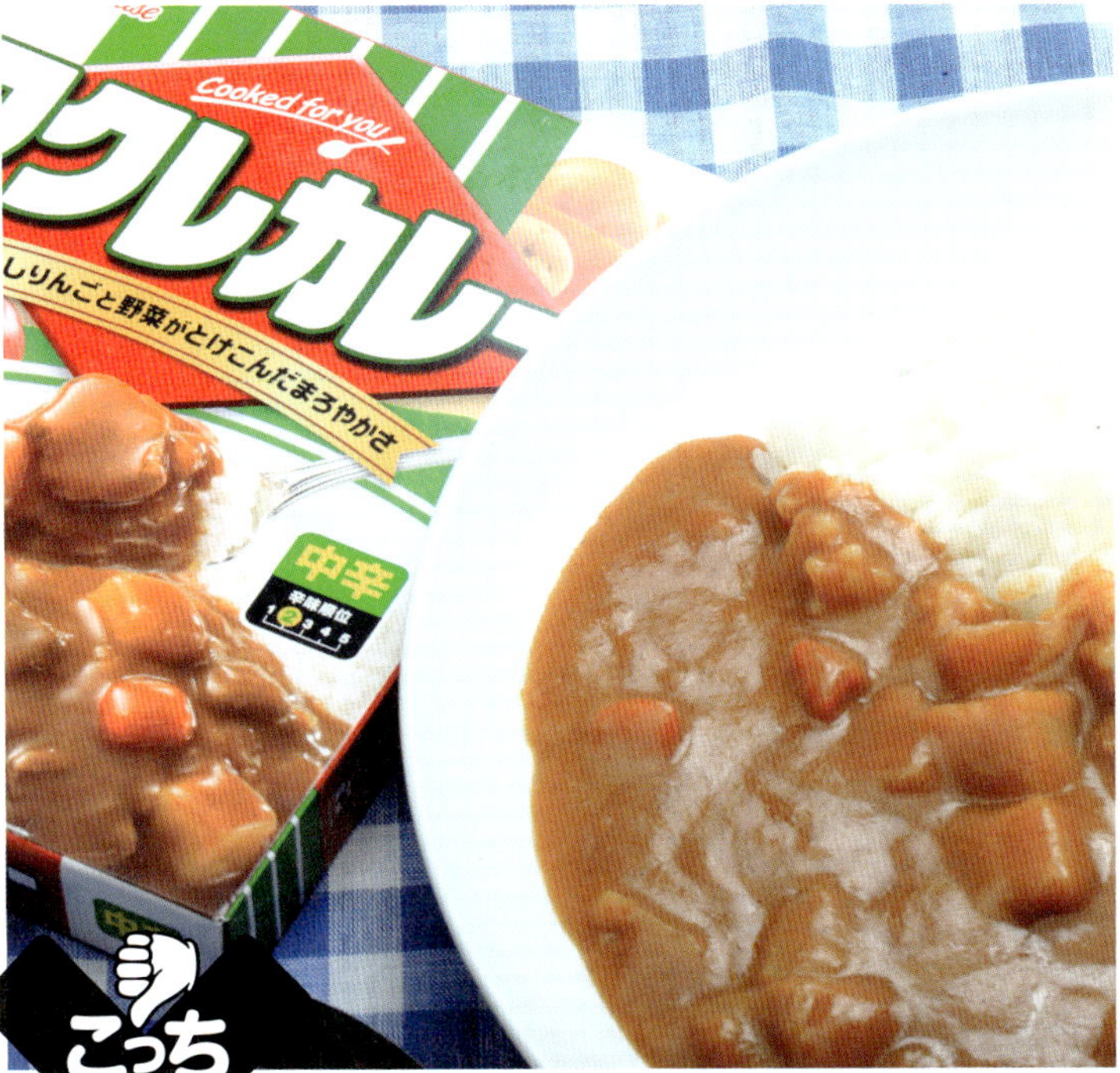

こっちは、ダメ

ククレカレー 中辛

（ハウス食品）

酸味料や香料も多少気にかかるが、何よりもカラメル色素を使っているので、食べない方がよい。発がん性物質をふくんでいるおそれがある。

野菜（じゃがいも、にんじん）、牛肉、牛脂豚脂混合油、小麦粉、砂糖、でんぷん、りんごペースト、カレーパウダー、食塩、トマトペースト、ソテーオニオン、バターミルクパウダー、酵母エキス、しょうがペースト、チャツネ、香辛料、ガーリックペースト、調味料（アミノ酸等）、カラメル色素、酸味料、香辛料抽出物、香料

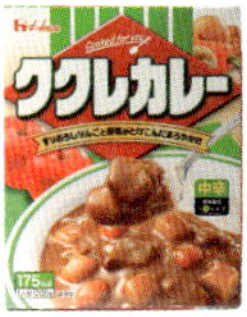

アメリカ政府の国家毒性プログラムによって、４種類あるうちの２種類には発がん性物質がふくまれていることがわかった。でも、「カラメル色素」としか表示されず、どれが使われているかわからない

レトルトカレー

子どもが大好きなカレーを、お湯や電子レンジで温めるだけですぐに作れるレトルトカレー。

ただし、そのほとんどの製品にカラメル色素がふくまれています。カラメル色素については、これまで何度も問題点を指摘してきましたが、次の4種類があります。

カラメルⅠ……デンプン分解物、糖蜜、または炭水化物を熱処理して得られたもの、あるいは酸、もしくはアルカリを加えて熱処理して得られたもの。

カラメルⅡ……デンプン分解物、糖蜜、または炭水化物に、亜硫酸化合物《ありゅうさんかごうぶつ》を加えて、またはこれに酸、もしくはアルカリをさらに加えて、熱処理して得られたもの。

カラメルⅢ……デンプン分解物、糖蜜、または炭水化物に、アンモニウム化合物を加えて、またはこれに酸、もしくはアルカリを加えて、熱処理して得られたもの。

カラメルⅣ……デンプン分解物、糖蜜、または炭水化物に、亜硫酸化合物、およびアンモニウム化合物を加えて、またはこれに酸、もしくはアルカリを加えて、熱処理して得られたもの。

これらのうちⅢとⅣには、アンモニウム化合物が原料としてふくまれており、それが変化し、副産物として4－メチルイミダゾールができてしまいます。それについては、アメリカ政府の国家毒性プログラムによるマウスを使った実験で、発がん性が確認されました。

しかし、ⅠとⅡにはそれほど毒性は認められていません。したがって、カラメル色素がすべて危険というわけではないのです。どれが使われているのかきちんと表示してくれればいいのですが、企業も政府もそれを行っていません。ですから、消費者としては、「カラメル色素」と表示された食品には、ⅢかⅣが使われているかもしれないと思って、できるだけ買わないようにするしかないのです。

ボンカレーゴールド 中辛

（大塚食品）

食べない方が安心！

何よりカラメル色素を使用しているという点で食べない方が安心。香料や酸味料も、具体的に何を使っているかわからず多少不安が残る。

野菜（じゃがいも（遺伝子組換えでない）、にんじん）、ソテーオニオン、牛肉、小麦粉、乳製品、フルーツチャツネ、ブイヨン（ポーク、チキン）、砂糖、食塩、カレー粉、食用油脂、りんごペースト、乳加工品、ココナッツミルク、香辛料、酵母エキス、レーズン、還元水飴、たんぱく酵素分解物、調味料（アミノ酸等）、増粘剤（加工デンプン）、カラメル色素、香料、パプリカ色素、酸味料、リンゴ抽出物、（原材料の一部に大豆、バナナを含む）

福神漬

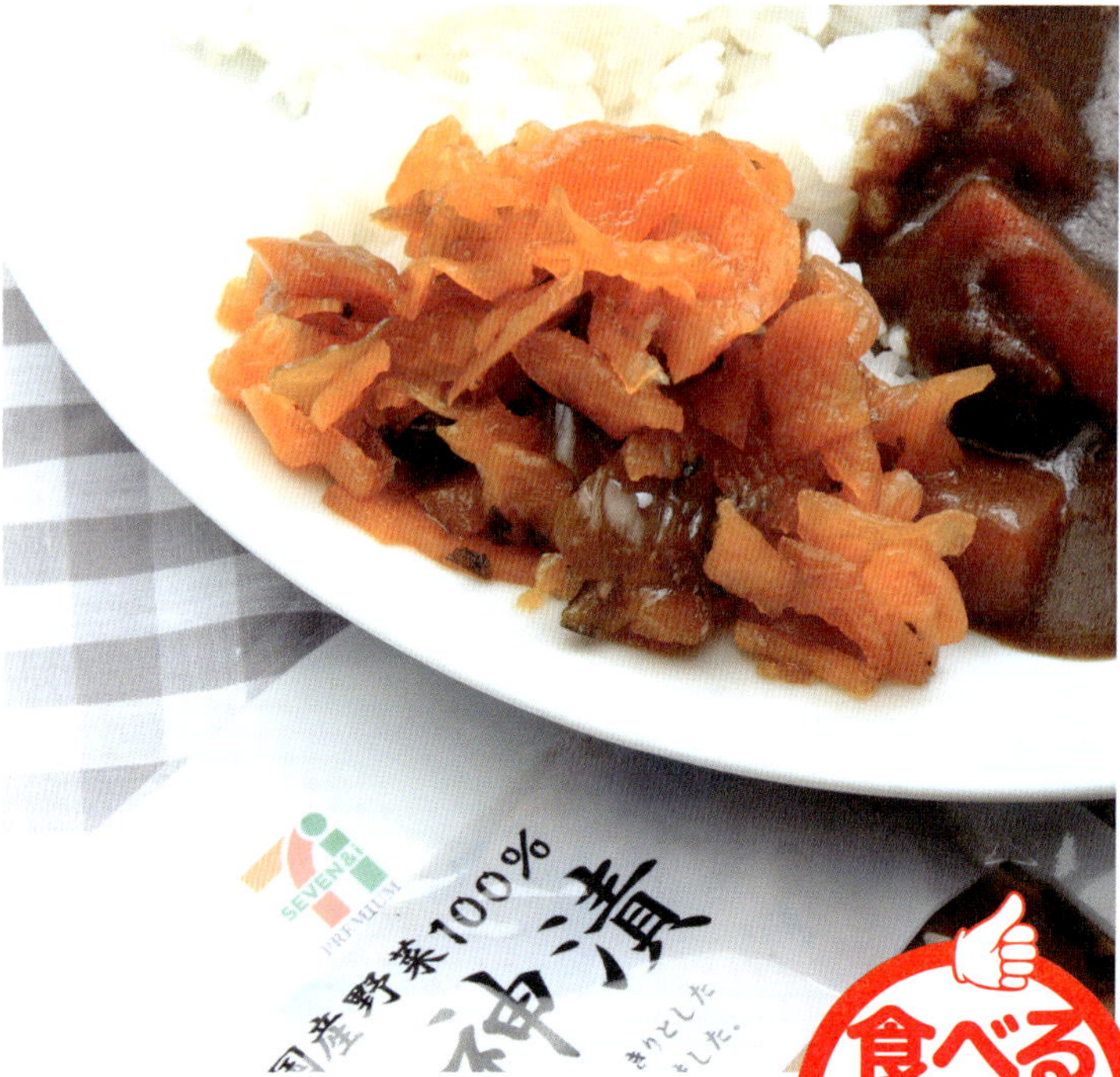

食べるなら、こっち

福神漬
（セブンプレミアム）

だいこん、なす、きゅうり、れんこん、なたまめ、しょうが、しそ、ごま、漬け原材料［糖類（ぶどう糖果糖液糖、砂糖）、アミノ酸液、しょうゆ、醸造酢、食塩、（原材料の一部に小麦、大豆、りんごを含む）］クチナシ色素、赤ダイコン色素

赤ダイコンから抽出された色素で、安全性に問題なし

動物実験では、下痢、肝臓の出血、肝細胞の壊死が見られた。ただ、大量に与えた実験のため、食品に微量添加された場合、どれだけ影響が現われるかはわからない

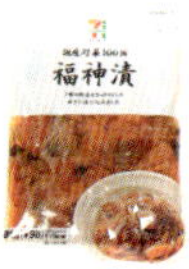

着色料として、多少心配なクチナシ色素を使っているが、タール色素と比べれば安全性は断然高い。そのため、食べるならこっち。

カレーのお供に欠かせない存在。
でも、そもそもなんであんなに赤いの？

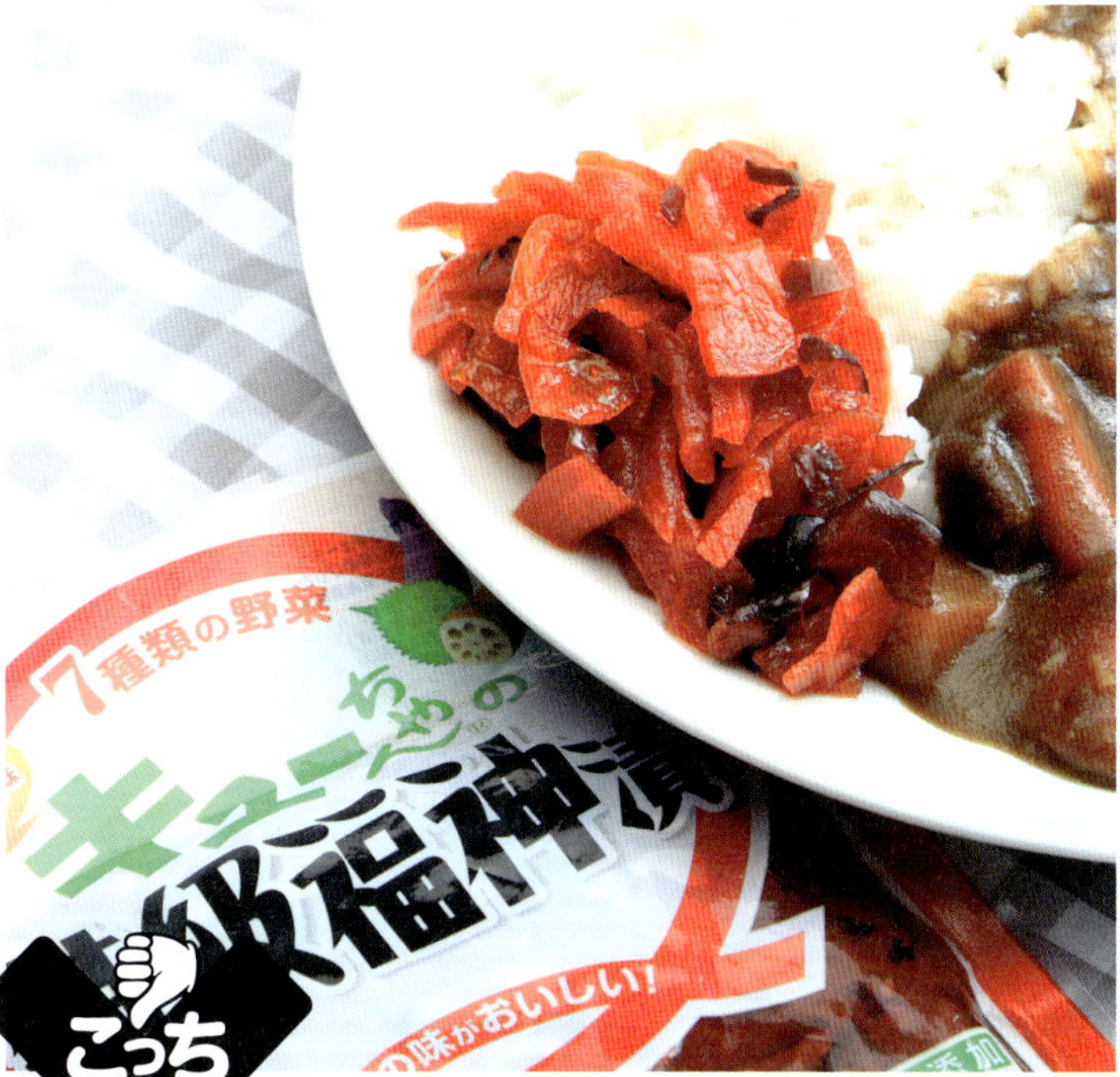

こっちは、ダメ

キューちゃんの特級福神漬（東海漬物）

タール色素の黄4、黄5、赤106、そして合成甘味料のアセスルファムK、スクラロースと、危険な添加物を大量に使っているのでダメ。

だいこん（中国、国産）、きゅうり（中国、ラオス）、なす（中国）、れんこん、しょうが、なたまめ、しそ、ごま、漬け原材料［砂糖類（砂糖、ぶどう糖果糖液糖、水あめ）、アミノ酸液、しょうゆ、還元水あめ、食塩、本みりん、醸造酢、たんぱく加水分解物、香辛料］、調味料（アミノ酸等）、酸味料、甘味料（アセスルファムK、スクラロース）、着色料（黄4、黄5、赤106）、増粘剤（キサンタン）、香料、（原材料の一部に小麦を含む）

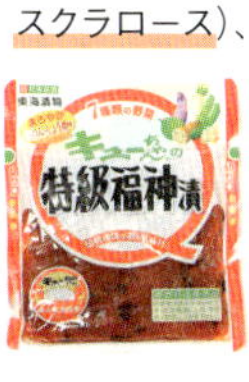

食品添加物として認可されているタール色素は、全部で12品目あり、どれも発がん性の疑いがある

カロリーを低く抑えるが、肝臓や免疫などに悪影響をおよぼす可能性がある

福神漬

カレーによく添えられる福神漬ですが、赤いものと茶色いものがあります。

赤い製品は、タール色素が添加されており、【キューちゃんの特級福神漬】の場合、黄4（黄色4号）、黄5（黄色5号）、赤106（赤色106号）が使われています。イオン・トップバリュの【福神漬】には、黄4と赤106のほかに、紅ショウガによく使われている赤102（赤色102号）が使われています。

しかし、タール色素は自然界に存在しない化学合成物質で、未知な部分が多く、基本的に食品に使うべきものではありません。

現在、食品添加物として認可されているタール色素は、全部で12品目あり、いずれも発がん性の疑いがあります。とくに赤106は、細菌の遺伝子を突然変異させる、染色体を切断するなどの作用があ

カレーに合う福神漬

（イオン・トップバリュ）

ギリギリOK！

酸味料やクチナシ色素など、気になる添加物をいくつか使っているが、危険性の高いタール色素を使っていない。

だいこん（中国、日本）、なす（中国）、きゅうり（中国）、なたまめ、れんこん、しそ、しょうが、ごま、漬け原材料［糖類（ぶどう糖果糖液糖、砂糖）、たん白加水分解物（小麦を含む）、食塩、しょうゆ（大豆、小麦を含む）、香辛料］、調味料（アミノ酸等）、酸味料、クチナシ色素、パプリカ色素、赤ダイコン色素、増粘多糖類

り、細胞のがん化と関係があります。海外では、発がん性の疑いが持たれていて、ほとんどの国で使用が認められていません。

また、黄4、黄5、赤102については、蕁麻疹《じんましん》を起こすことが知られていて、皮膚科医のあいだでは警戒されています。

ですから、タール色素をふくむ食品は、できるだけ食べないようにした方がよいのです。さらに【キューちゃんの特級福神漬】には、アセスルファムKとスクラロースまで添加されています。まさしく危険な添加物のオンパレードです。

一方、セブンプレミアムの【福神漬】に使われている添加物は、クチナシ色素と赤ダイコン色素のみです。クチナシ色素の場合、ラットに大量に投与した実験では、肝臓が出血して、肝細胞の変性や壊死《えし》が見られましたが、微量添加された食品を人間が食べた場合、どのような影響を与えるかは、よくわからない面があります。赤ダイコン色素は、赤ダイコンから抽出された色素なので、問題はありません。

福神漬

（イオン・トップバリュ）

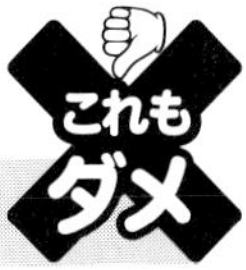

着色料としてタール色素の黄4、赤102、赤106を使っているので、これもダメ。ほかにも、酸味料や香料など気になる添加物がある。

だいこん（中国、日本）、なす（中国）、きゅうり（中国）、なたまめ、れんこん、しそ、しょうが、ごま、漬け原材料[糖類（ぶどう糖果糖液糖、砂糖、水あめ）、たん白加水分解物（小麦を含む）、食塩、しょうゆ（大豆、小麦を含む）、香辛料]、調味料（アミノ酸等）、酸味料、香料、着色料（黄4、赤102、赤106）、増粘多糖類

パスタソース

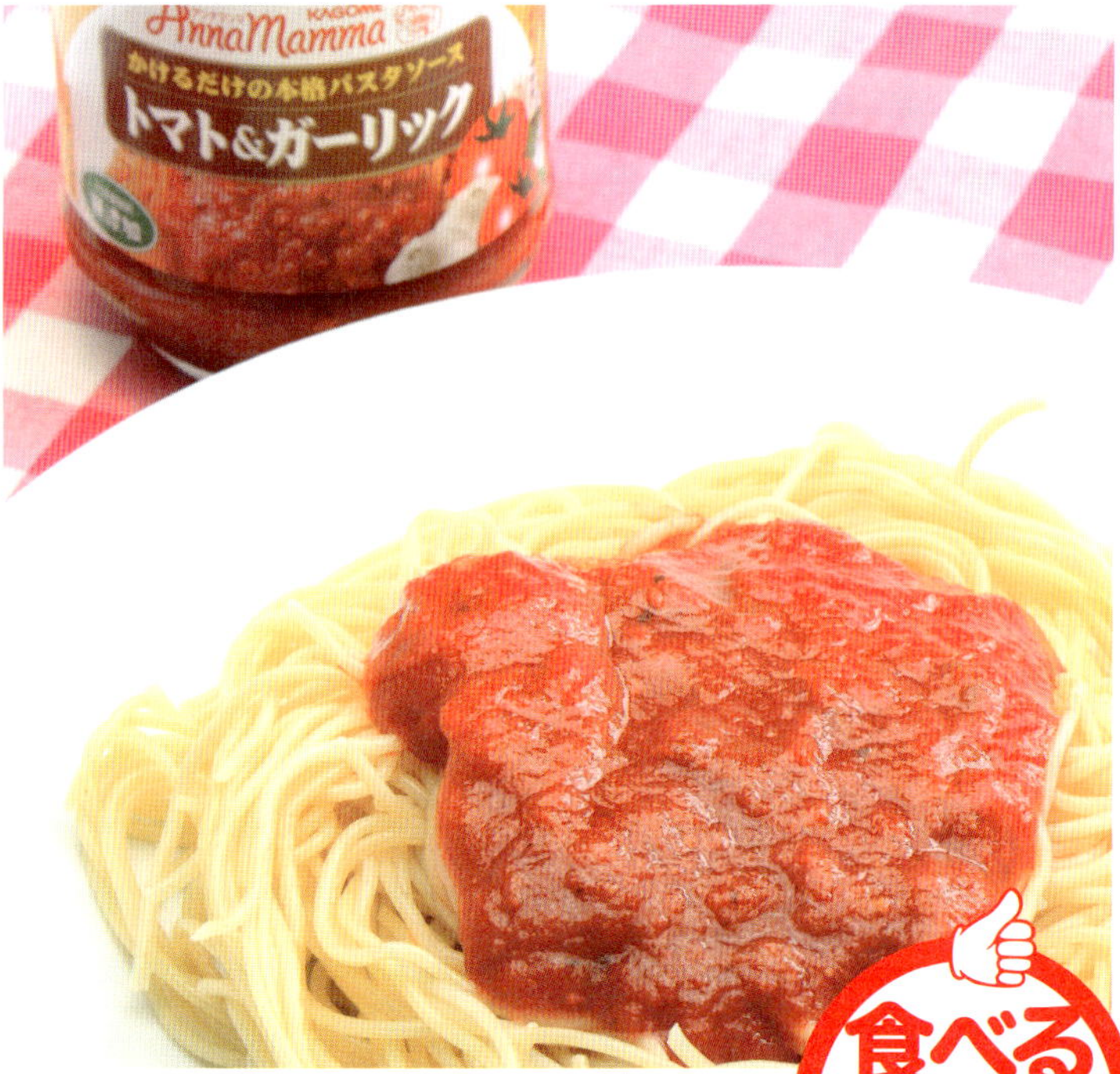

食べるなら、こっち

アンナマンマ トマト&ガーリック （カゴメ）

トマト、オリーブオイル、にんにく、香味食用油、魚介エキス、食塩、でん粉、砂糖、イタリアンパセリ、魚醤、香辛料、塩化カルシウム、クエン酸、（原材料の一部にかに、鶏肉、魚介類を含む）

海水にもふくまれている成分で、安全性に問題なし

レモンやミカンなどのかんきつ類に多くふくまれる酸で、安全性に問題はない

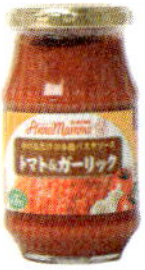

通常使われる調味料（アミノ酸等）や香料を添加していないため、自然な味と香りに仕上がっている。もちろん、安全性の面から見ても◎。

お手軽だからよく使っちゃうけど、危険性の高い製品もあるから気をつけて

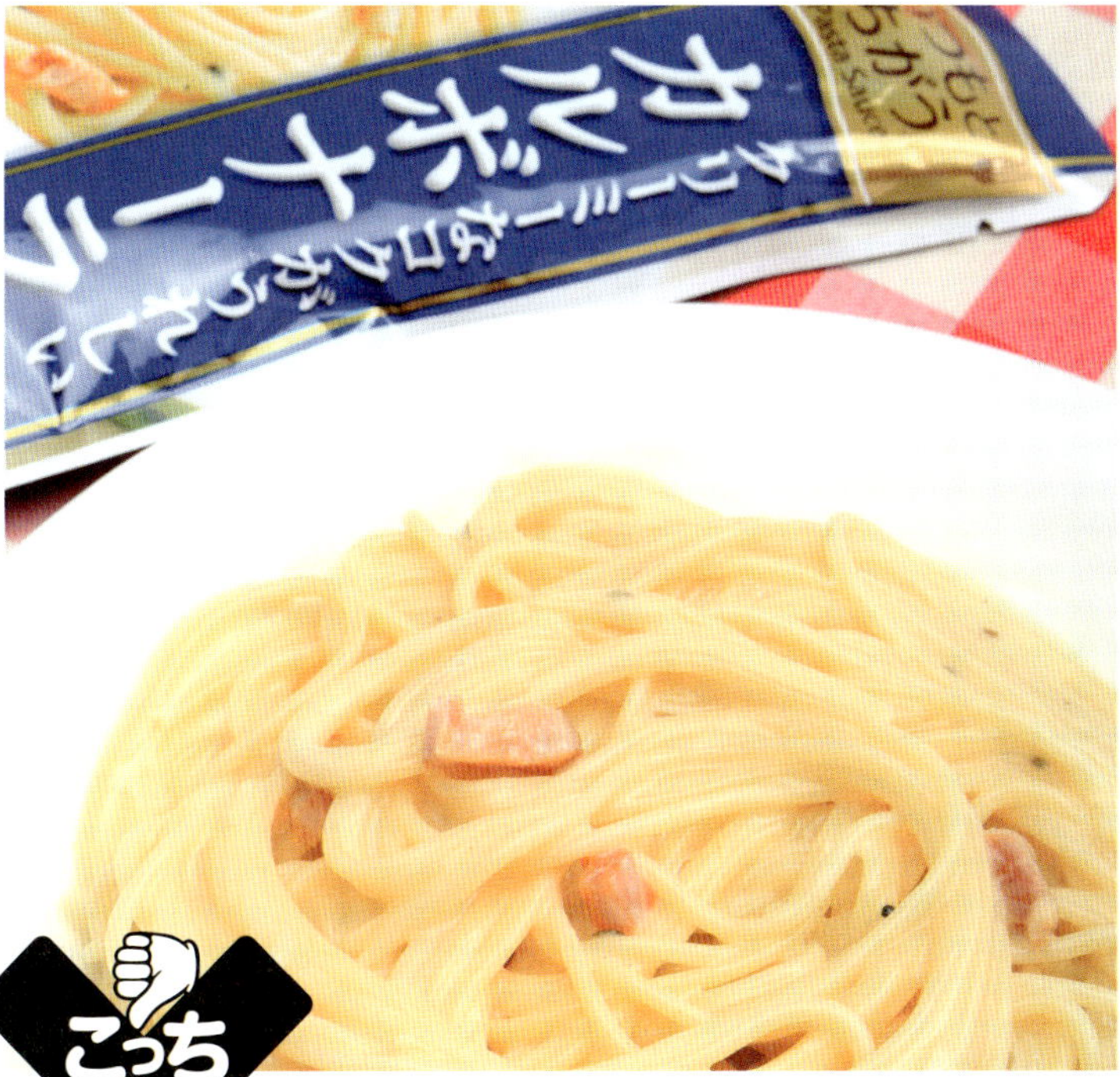

こっちは、ダメ

クリーミーなコクがうれしいカルボナーラ（日清フーズ）

ベーコンの色合いを良くするために亜硝酸Naを使っているので、食べてはダメ。トランス脂肪酸をふくむショートニングの存在も心配。

ショートニング、ベーコン、でん粉、脱脂粉乳、砂糖、食塩、卵黄、生クリーム、チーズ、コンソメ、香辛料、乳等を主要原料とする食品、たん白加水分解物、加工でん粉、調味料（アミノ酸等）、カゼインNa、香料、フィチン酸、リン酸カリウム、安定剤（キサンタンガム）、クチナシ色素、発色剤（亜硝酸Na）、（原材料の一部に小麦、大豆、鶏肉、豚肉、ゼラチンを含む）

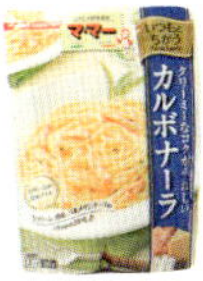

ひじょうに毒性が強い化学物質で、発がん性のあるニトロソアミン類を発生させるおそれがある

心疾患になる可能性を高めるとされるトランス脂肪酸を多くふくむ

パスタソース

パスタソースは、各社から様々な製品が出ていますが、そのほとんどに調味料（アミノ酸等）や香料などの添加物が使われています。そのため、似たような濃い味付けになっています。安全性の面から見ても、多少の不安が残ります。

そんな中で、【アンナマンマ トマト&ガーリック】は、調味料も香料も使っていないため、自然な味と香りに仕上がっています。

なお、添加物も少なく、使っているのは塩化カルシウムとクエン酸だけです。

塩化カルシウムは海水にもふくまれている成分で、安全性に問題はありません。また、クエン酸は、もともとレモンやミカンなどのかんきつ類に多くふくまれる酸なので、これも問題はありません。

ほかの会社も、添加物については、このように具体名をきちんと

香味野菜のコクがうれしいミートソース

（日清フーズ）

ギリギリOK!

使われている添加物は加工でん粉のみ。これは、でん粉に加工処理を施したもので、11品目もあり、中には毒性が十分に調べられていないものもある。

野菜（たまねぎ、にんじん、シャロット、ピーマン、にんにく、セロリ）、食肉（牛肉、豚肉）、トマトペースト、砂糖、食塩、香味油、ポークエキス、香辛料、シェリー酒、加工でん粉、（原材料の一部に大豆を含む）

表示してもらいたいものです。

一方、【クリーミーなコクがうれしいカルボラーナ】の場合、ベーコンが使われていて、それに発色剤の亜硝酸《あしょうさん》Naが添加されているので、オススメすることはできません。ベーコンの量が少ないので、亜硝酸Naも微量と考えられますが、アミンと反応して、発がん性のあるニトロソアミン類に変化する可能性があるため、やはりやめた方がいいでしょう。

また、原材料の中ではショートニングが一番多く使われていますが、これにはトランス脂肪酸ができています。トランス脂肪酸を多くとると、動脈硬化が進んで、心疾患《しんしっかん》のリスクが高くなることがわかっています。

【香味野菜のコクがうれしいミートソース】に使われている添加物は、加工でん粉だけですが、これは11品目もあり、中には毒性が十分に調べられていないものがあります。したがって、安全といい切ることはできません。

生風味たらこ

（ヱスビー食品）

ギリギリOK!

調味料（アミノ酸等）を一度に多くとると、人によって灼熱感を覚えたり、動悸を感じることがある。食べても問題ないが、その点が多少心配。

たらこソース［たらこ、ショートニング（なたね油、パーム油、パーム核油）、食塩、砂糖、たん白加水分解物（かつお、いわし、まぐろ、コーン、小麦、大豆）、調味料（アミノ酸等）、ベニコウジ色素、パプリカ色素］　トッピング［のり］

ふりかけ

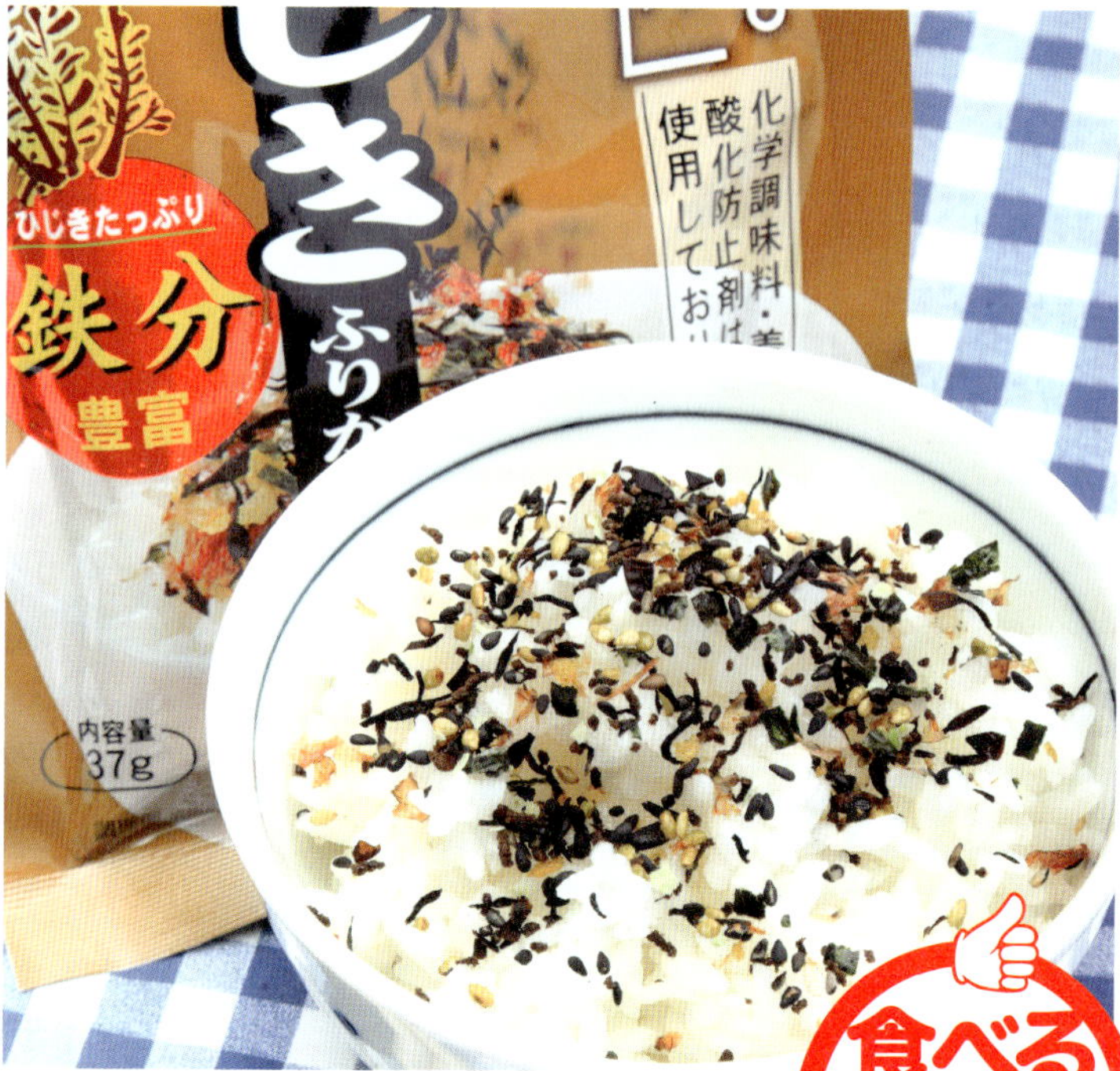

食べる
なら、
こっち

無添加ふりかけ ひじき

（浜乙女）

黒ごま、乳糖、ひじき、白ごま、砂糖、食塩、水飴、鰹削り節、澱粉、醤油、焼のり、鰹節粉、蛋白加水分解物、かぼちゃ、酵母エキス、デキストリン、抹茶、還元水飴、グリンピース、鰹骨粉末、食用植物油脂、発酵調味料、小麦蛋白、鰹節エキス、生姜、昆布粉

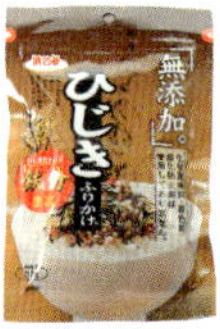

調味料（アミノ酸等）だけでなく、添加物が一切使われていないので、安心して子どもに食べさせることができる。食べるならこっち。

加工食品・調味料

ご飯をもっとおいしくしてくれる。
もしかしたら、それは添加物のしわざかも

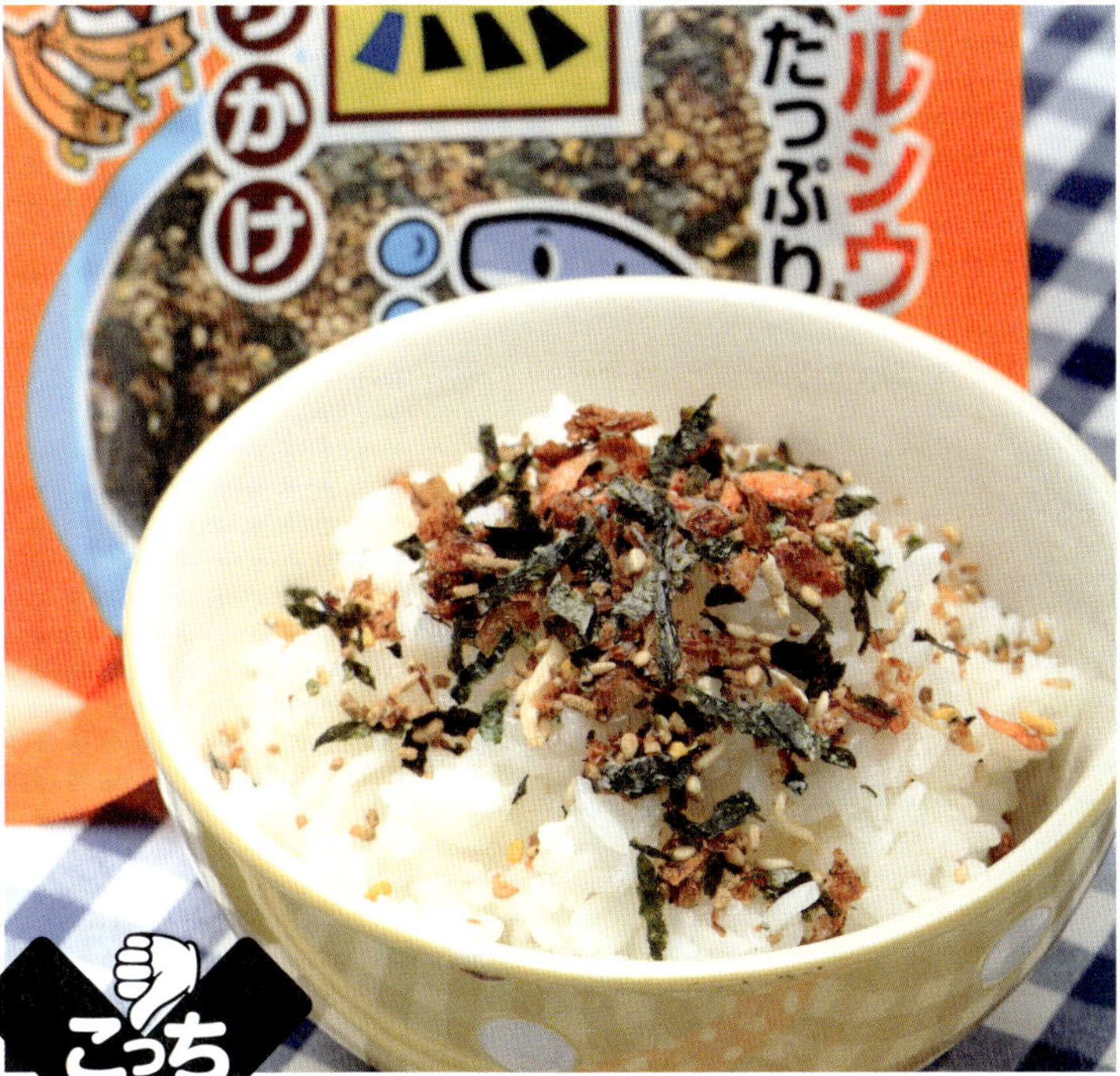

こっちは、ダメ

小魚ふりかけ
（大森屋）

毎日食べるふりかけだから、調味料（アミノ酸等）の存在が気にかかる。加えて、カラメル色素も使われているので、食べない方がよい。

いりごま、乳糖、砂糖、かつお・さば混合削り節、いわし削り節、食塩、でん粉、のり、醤油、いわし粉末、しらす、小えび、卵黄粉末、魚骨粉、デキストリン、かつお粉末、みりん、水あめ、発酵調味料、昆布、ショウガ、かつおエキス、ぶどう糖、あおさ、えびエキス、清酒、植物蛋白加水分解物、唐辛子、醸造酢、調味料（アミノ酸等）、卵殻カルシウム、着色料（カラメル、カロチノイド、紅麹）、酸化防止剤（V.E）、甘味料（甘草）、（原材料の一部に小麦を含む）

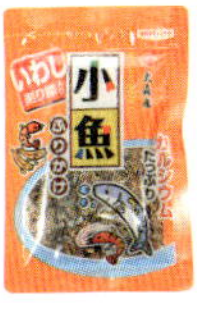

発がん性物質がふくまれている可能性がある

一度に多くとると、人によっては灼熱感を覚えたり、動悸を感じることがある

ふりかけ

【のりたま】に代表されるふりかけは、多くの製品が出ていますが、ほとんどに調味料（アミノ酸等）が使われています。

これは、L－グルタミン酸Na（ナトリウム）をメインしたものに間違いありません。そのため、どの製品も舌に残る、似たような味になっています。

L－グルタミン酸Naは、以前は化学合成されていましたが、現在はさとうきびなどを原料に、発酵法によって製造されています。もともとは、こんぶにふくまれるうまみ成分なので、動物実験ではほとんど毒性は認められていません。

しかし、人間が一度に、大量に摂取すると、灼熱感《しゃくねつかん》や動悸《どうき》などを感じることがあります。

それがわかったのは、１９６８年のことでした。アメリカのボス

さけふりかけ

（イオン・トップバリュ）

ギリギリOK!

添加物が4種類使われているが、危険性の高いものは使われていないのでギリギリOK。

乳糖、ごま、砂糖、食塩、しょうゆ（大豆、小麦を含む）、鮭エキス、わかめ、かつお節、小麦胚芽、鮭、のり、でん粉（ばれいしょ、とうもろこし）、酵母エキス、大豆たん白、かつおエキスパウダー、発酵調味料（小麦を含む）、デキストリン、麦芽糖、ぶどう糖、魚醤（魚介類）、たん白加水分解物、かつおエキス、チキンエキス、加工でん粉、着色料（紅麹、カロテノイド）、酸化防止剤（ビタミンE）

トン近郊の中華料理店で、ワンタンスープを飲んでいた客が、顔面や首、腕にかけて灼熱感やしびれ、さらに動悸やめまいなどを訴えたのです。調べたところ、ワンタンスープに大量のL－グルタミン酸Naが入っていたことがわかり、この症状は中華料理店症候群と名付けられました。大量のL－グルタミン酸Naを消化管がうまく処理できずに吸収されてしまい、こうした症状を起こすと考えられます。ただし、個人差があって何も感じない人も少なくないようです。

　また、L－グルタミン酸Naは、味の画一化を招いているという問題もあります。あまりにも多くの食品に添加されているため、どの製品も似たような味になってしまっているのです。

　さらに、L－グルタミン酸Naが添加されていないと、「おいしくない」と感じてしまう、いわゆる「味音痴」を生み出してもいます。L－グルタミン酸Na入りのふりかけを子どものときから毎日食べ続けていると、その味が脳に刷り込まれて、「味音痴」が作られる心配があるというわけです。

のりたま

（丸味屋食品工業）

ギリギリOK!

【さけふりかけ】と同様で、3種類の添加物が使われているが、危険性の高いものは使われていない。

胡麻、鶏卵、砂糖、小麦粉、乳糖、食塩、大豆加工品、海苔、こしあん、さば削り節、マーガリン、パーム油、海藻カルシウム、エキス（チキン、鰹、魚介、酵母）、鶏肉、澱粉、鶏脂、脱脂粉乳、醤油、粉末状植物性蛋白、抹茶、あおさ、ぶどう糖果糖液糖、卵黄油、イースト、みりん、なたね油、バター、大豆油、調味料（アミノ酸）、カロチノイド色素、酸化防止剤（ビタミンE）

うめぼし

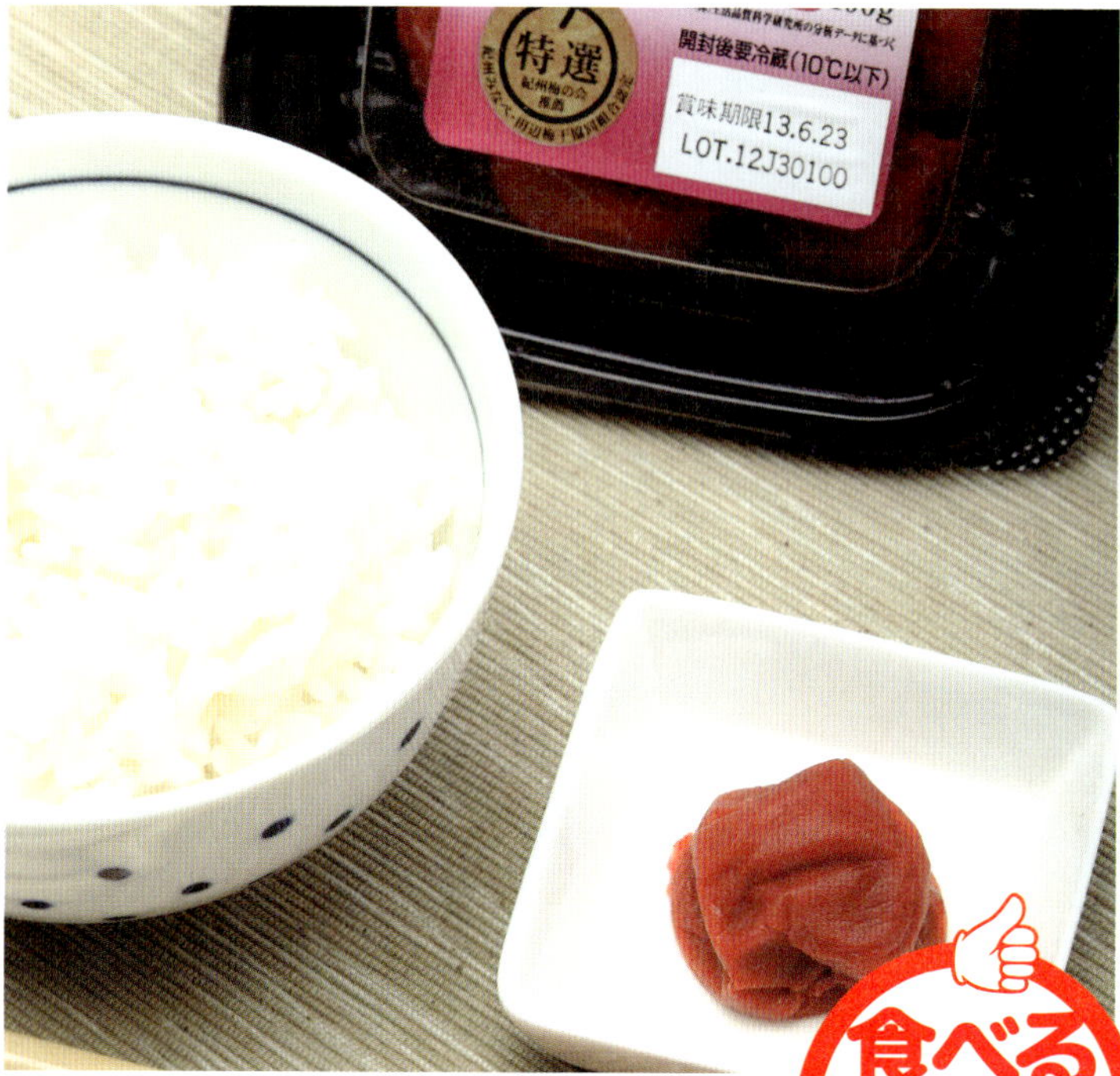

食べるなら、こっち

しそ漬梅干
(イオン・トップバリュ)

梅(和歌山県)、漬け原材料(還元水あめ、食塩、醸造酢、しそ液)、野菜色素、酒精、V.B_1

野菜色素：ビートレッドやムラサキイモなどの野菜から抽出された赤い色素。安全性に問題なし

酒精：日本酒やビールにふくまれるエチルアルコールのことで、保存性を高めている

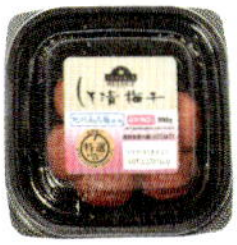

危険性のある添加物は一切使われていないため、安心して食べることができる。ただ、うめぼしは塩分が多いので、食べすぎには注意。

昔から受け継がれてきた食品だから安全なはず。でも、本当に全部がそうですか？

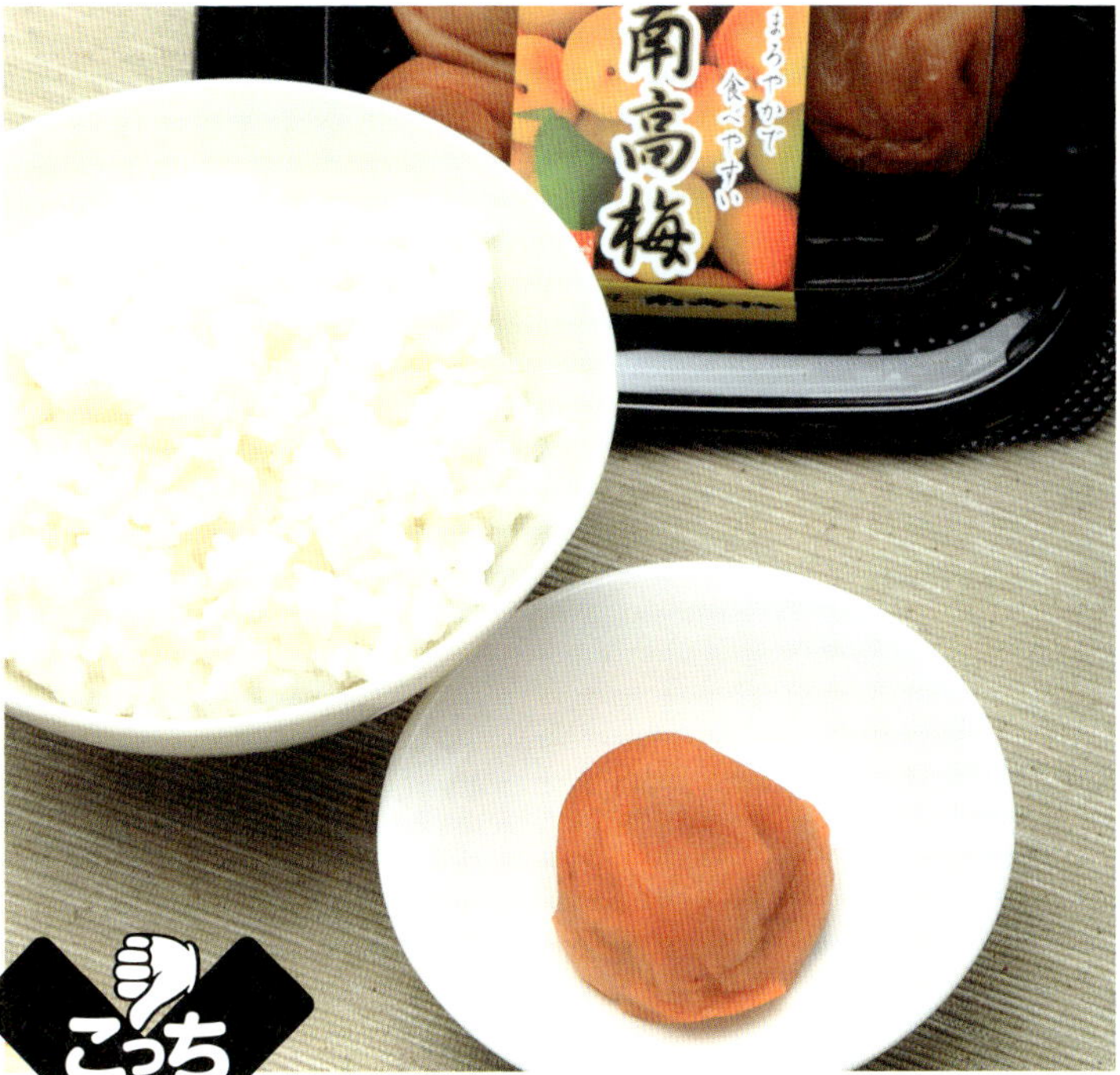

こっちは、ダメ

紀州南高梅 はちみつ味

（トノハタ）

梅、漬け原材料（還元水飴、食塩、蜂蜜）、酒精、調味料（アミノ酸等）、酸味料、$V.B_1$、香料、甘味料（スクラロース）

日本では1999年に使用が認可されたが、免疫機能を乱す危険性があるなど、不安な点が多い

合成甘味料のスクラロースが使われているので、食べてはダメ。調味料（アミノ酸等）、酸味料、香料がふくまれているのも多少心配。

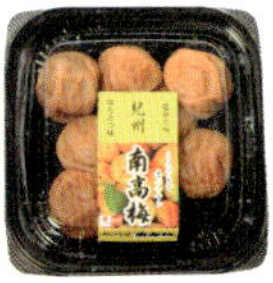

うめぼし

うめぼしは、昔から受け継がれてきた伝統的な食品といえるでしょう。そのうめぼしに、なんと合成甘味料のスクラロースが使われているのです。信じられないことですが、これが現実なのです。「なぜ、うめぼしにスクラロースが？」と思う人も多いはず。スクラロースはゼロカロリー甘味料として、糖分の多い清涼飲料水やお菓子などに使われるのが一般的だからです。うめぼしで問題になるのは、糖分ではなく、塩分のはずです。

実は、スクラロースが使われているうめぼしは、蜂蜜を加えて甘く味付けしたものです。【紀州南高梅　はちみつ味】もそうですが、イオン・トップバリュの製品も、【はちみつ風味梅干】にスクラロースが使われています。一方、【しそ漬梅干】には使われていません。つまり、蜂蜜の甘味を補うものとして使われているのです。

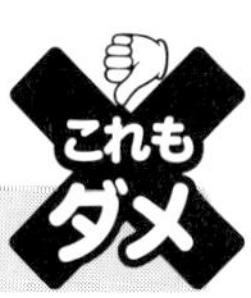

岩下の甲州小梅

（岩下食品）

タール色素の赤 102 は、子どもに蕁麻疹を起こすことがあり、またその化学構造などから発がん性の疑いもあるので、食べてはダメ。

小梅（山梨）、漬け原材料 [食塩、醸造酢、酒精、水あめ、しそ液]、甘味料（ソルビット、ステビア）、調味料（アミノ酸等）、酸味料、香料、着色料（赤 102）、（原材料の一部に小麦を含む）

　しかし、仮に砂糖によって甘味を補ったとしても、一回に食べる量は決して多くないので、それほどカロリーのとりすぎにはならないはずです。「蜂蜜は糖分が多い」という一般的なイメージを、少しでも払拭するためでしょうか。あるいはスクラロースは、安定性に優れているため、業者としては使いやすいという事情があるのかもしれません。

　このほか、【岩下の甲州小梅】のように、タール色素の赤102（赤色102号）を使った製品もあります。最近では、駅弁でも赤い小梅はほとんど見かけなくなりましたが、スーパーでは、今でもこうしたうめぼしが売られているのです。ちなみに、赤色102号は、子どもに蕁麻疹《じんましん》を起こす添加物として、皮膚科医のあいだでは警戒されています。

　なお、【しそ漬梅干】に使われている野菜色素は、ビートレッドやムラサキイモなどの野菜から抽出された赤い色素であり、安全性に問題はありません。

はちみつ風味梅干

これもダメ

（イオン・トップバリュ）

【紀州南高梅 はちみつ味】と同じく、蜂蜜の甘味を補うために、合成甘味料・スクラロースが使われているので、これも食べてはいけない。

梅（中国）、漬け原材料（還元水あめ、果糖ぶどう糖液糖、りんご酢、はつみつ、食塩）、ビタミンB_1、調味料（アミノ酸等）、香料、酸味料、甘味料（スクラロース）

マヨネーズ

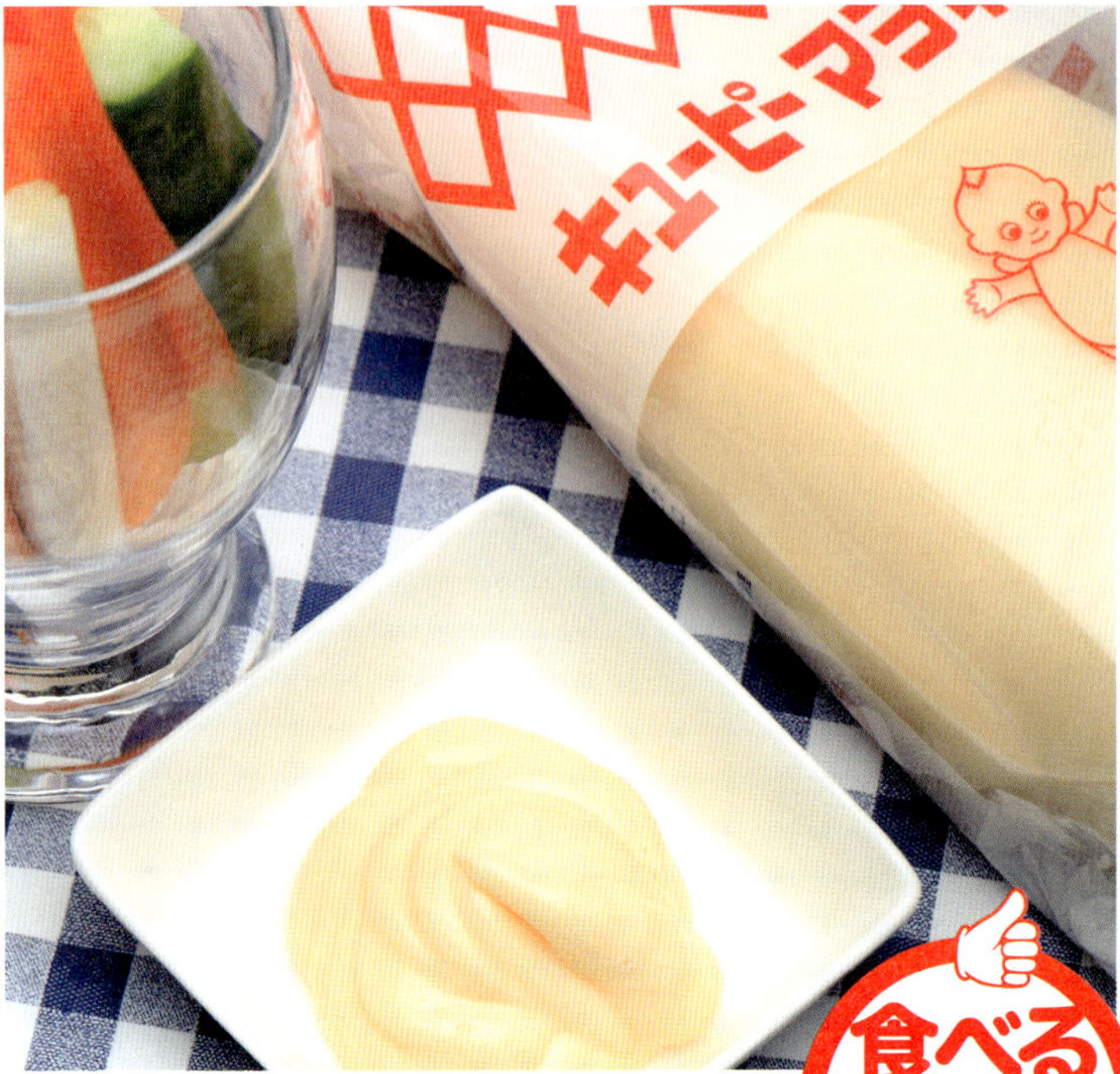

食べるなら、こっち

キユーピー マヨネーズ

（キユーピー）

食用植物油脂（大豆を含む）、卵黄、醸造酢（りんごを含む）、食塩、調味料（アミノ酸）、香辛料、香辛料抽出物

L-グルタミン酸ナトリウムをメインにしたもので、動物実験では毒性はほとんど見られなかった。ただ、一度に大量に摂取すると、人によって灼熱感を感じたり、動悸を覚えることがある

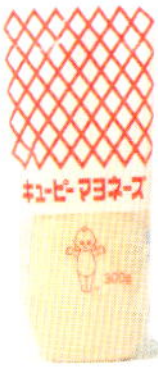

どの製品もほぼ問題ないレベルだが、添加物の種類が少ないという理由で、食べるならこれ。唯一の心配点は、調味料（アミノ酸）。

食卓に欠かすことのできない万能調味料。
あなたは何を基準に選んでいますか？

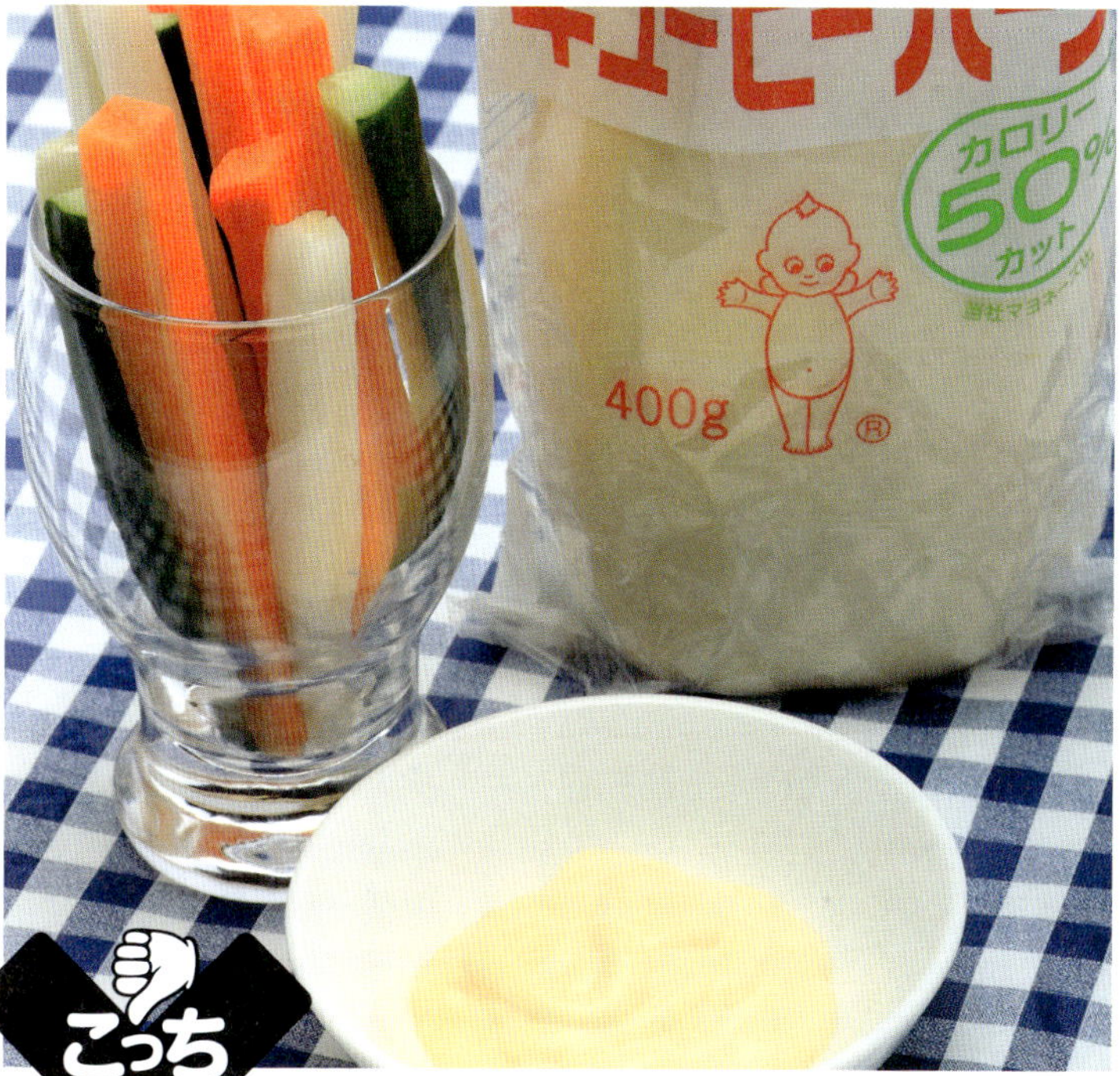

こっちは、ダメ

キユーピー ハーフ
（キユーピー）

食べてもほぼ問題なし。ただ、ほかの製品と比べて、添加物の種類が多く、とくに増粘多糖類を使っているため不安要素が多くなってしまう。

食用植物油脂（大豆を含む）、卵、醸造酢（りんごを含む）、食塩、砂糖類（砂糖、水あめ）、増粘多糖類、調味料（アミノ酸）、香辛料、たん白加水分解物、香辛料抽出物

全部で30品目程度あり、毒性のあるものは少ないが、中には発がん性や催奇形性の疑いのあるものも。でも、「増粘多糖類」としか表示されないため、具体的に何が使われているかわからない

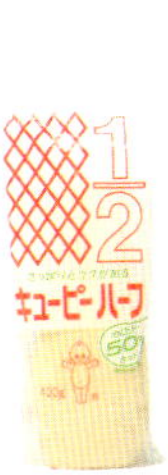

マヨネーズ

【キューピー　マヨネーズ】に使われている調味料（アミノ酸）は、L－グルタミン酸ナトリウムをメインにしたものに間違いありません。L－グルタミン酸ナトリウムは、もともと昆布にふくまれるうまみ成分ですが、現在はサトウキビなどを原料に、発酵法によって製造されています。

動物実験では、毒性はほとんど見られていません。ただし、人間が一度に大量摂取した場合、人によっては、顔や肩、腕などに灼熱感《しゃくねつかん》を感じたり、さらに動悸《どうき》を覚えることもあります。

一方、【キューピー　ハーフ】に使われている増粘多糖類《ぞうねんたとうるい》は、樹液や豆類、海藻、細菌などから抽出した粘性のある多糖類です。全部で30品目程度あり、毒性のあるものは少ないのですが、中には発がん性や催奇形性《さいきけいせい》の疑いのあるものも。ただ、「増粘多糖類」としか

ピュアセレクトマヨネーズ

（味の素）

ギリギリOK!

【キューピー　マヨネーズ】と同じく、調味料（アミノ酸）が唯一の心配点。それ以外は、添加物の数も少なく、問題点は見当たらない。

食用植物油脂（菜種油、コーン油、大豆油）、卵、糖類（水あめ、砂糖）、醸造酢（ぶどう酢、米酢、穀物酢）、食塩、調味料（アミノ酸）、レモン果汁、香辛料

表示されず、何が使われているのかは不明です。この製品は、脂質を減らしてカロリーを半分にしているとのことですが、その結果、増粘多糖類という余計なものが添加されてしまったわけです。

【日清 マヨドレ】に使われている増粘剤のキサンタンガムは、細菌のキサントモナス・キャンペストリスの培養液から得られた多糖類です。健康な男性5人に、1日に10・4～12・9g（3回にわけて）のキサンタンガムを23日間与えたところ、血液、尿、免疫、善玉コレステロールなどに影響は見られず、総コレステロールが10％減っていました。この結果とキサンタンガムが多糖類であることから、人間への悪影響はほとんどないと考えられます。

なお、この製品は鶏卵が使われていないため、コレステロールがふくまれておらず、それがウリになっています。しかし、悪者扱いされているコレステロールですが、実は細胞膜やホルモンの原料として不可欠なものなのです。とりすぎが良くないというだけなので、誤解しないでください。

日清 マヨドレ

（日清オイリオグループ）

ギリギリOK!

調味料（アミノ酸）やカロテン色素などが使われているが、危険性の高いものは使われていない。

食用植物油脂、醸造酢、還元水飴、食塩、加工でん粉、濃縮洋梨果汁、増粘剤（キサンタンガム）、調味料（アミノ酸）、濃縮にんじん汁、野菜エキス、酵母エキス、カロテン色素、香辛料

ドレッシング

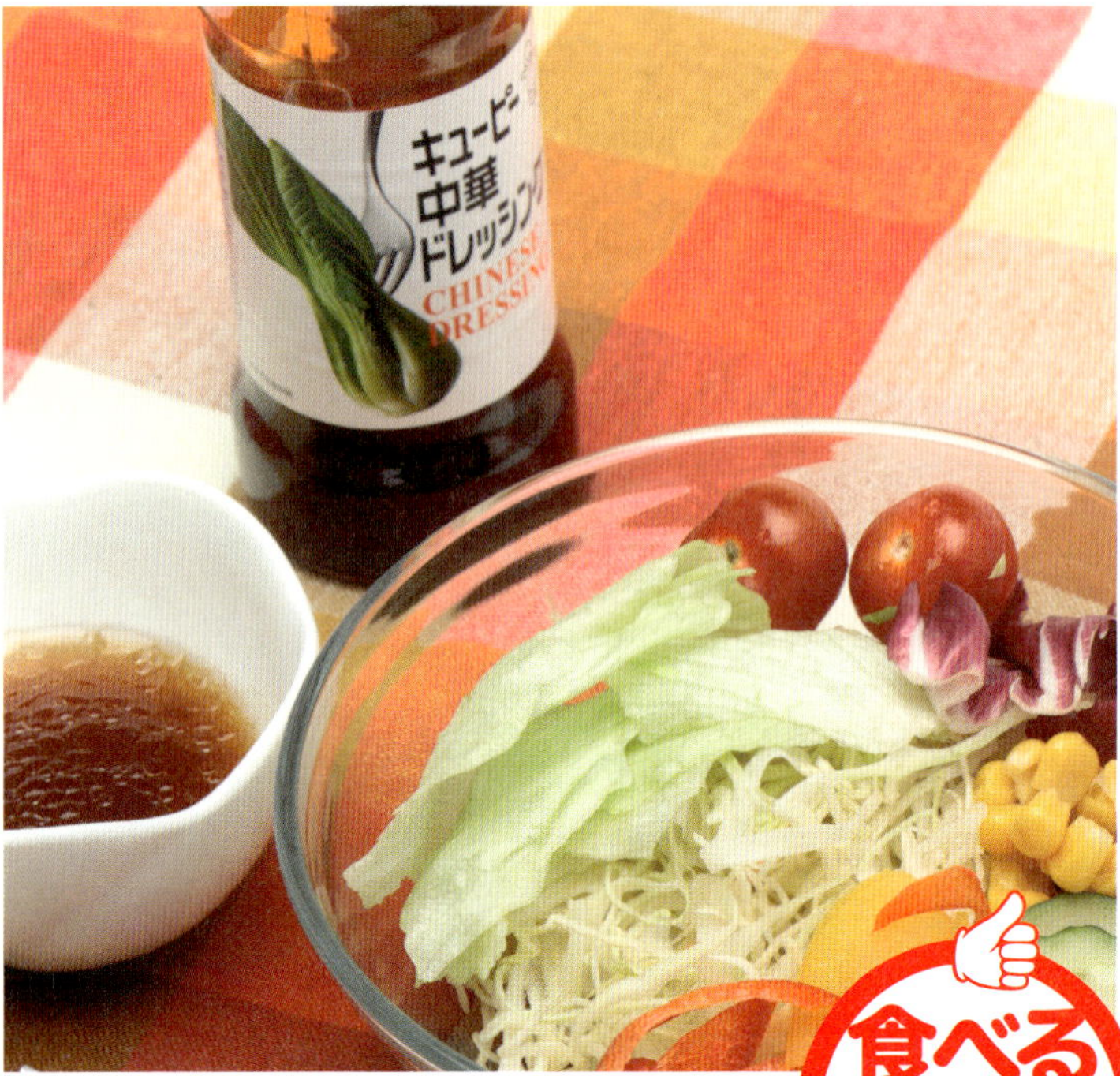

食べるならこっち

キユーピー 中華ドレッシング

（キユーピー）

食用植物油脂、しょうゆ、醸造酢、ぶどう糖果糖液糖、米発酵調味料、レモン果汁、食塩、チキンエキスパウダー、調味料（アミノ酸等）、ほたてエキスパウダー、香辛料抽出物、増粘剤（キサンタンガム）、チキンエキス、（原材料の一部に乳成分・小麦を含む）

一度に多くとると、人によっては、顔や肩、腕などに灼熱感を覚えたり、動悸を感じることがある

調味料（アミノ酸等）を使っているのが気にかかるところ。ただそれを除けば、心配な添加物は見当たらないので、食べるならこっち。

健康のためにサラダを作っても
ドレッシングがそれを台無しにしてしまうことも

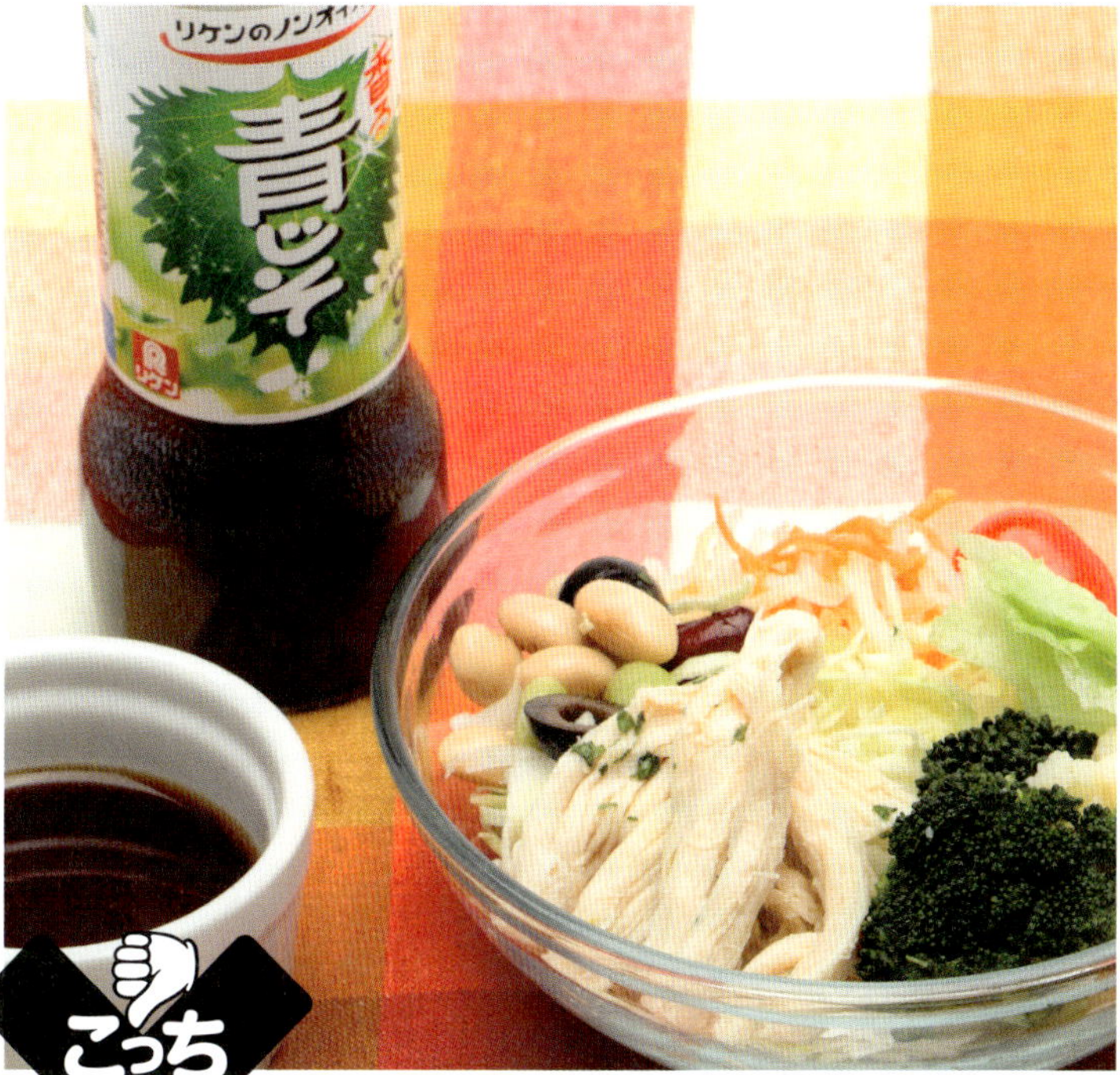

こっちは、ダメ

リケンのノンオイル 香る青じそ (理研ビタミン)

酸味料、香料、増粘多糖類、そして何よりも、合成甘味料のスクラロースを使っているのでNG。子どもの将来を考えると、摂取すべきでない。

しょうゆ、醸造酢、糖類(果糖ぶどう糖液糖、水あめ、砂糖)、酒精、たん白加水分解物、ほたてエキス、梅肉、調味料(アミノ酸等)、食塩、りんご、レモン果汁、酸味料、かつお節エキス、香料、増粘多糖類、青じそ、オニオンエキス、しそ水、香辛料抽出物、しそエキス、甘味料(スクラロース)、(原材料の一部に小麦、鶏、豚を含む)

有機塩素化合物の一種で、免疫力を低下させる心配がある

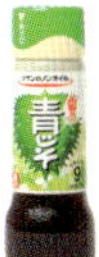

ドレッシング

サラダに必ずといっていいほど使われているドレッシングですが、オイルをふくんでいる製品が多いため、「カロリーが高い」と敬遠されがちです。

そこで、そのイメージを払拭しようと、低カロリーの甘味料が添加された製品が出回っています。

【リケンのノンオイル 香る青じそ】には、合成甘味料のスクラロースが使われています。これについては、すでに何度も指摘したように、有機塩素化合物《ゆうきえんそかごうぶつ》の一種で、免疫力を低下させる心配があるなどの問題があります。したがって、できるだけ摂取しないようにした方が賢明です。

【和風たまねぎドレッシング】には、天然甘味料のステビアが使われています。ステビアは、南米原産のキク科のステビアの葉から抽

青じそノンオイル

（イオン・トップバリュ）

ギリギリOK!

調味料（アミノ酸等）や香料を使っているけどギリギリOK。香料は穏やかなもので、刺激的なにおいはしない。

果糖ぶどう糖液糖、しょうゆ（大豆、小麦を含む）、醸造酢、食塩、調味料（アミノ酸等）、レモン果汁、発酵調味料、風味調味料（小麦、大豆、鶏肉を含む）、香料、増粘剤（キサンタンガム）、青じそ、赤唐辛子

出された甘味成分です。

しかし、1999年、EU（欧州連合）委員会は、ステビアが体内で代謝してできる物質（ステビオール）が、動物のオスの精巣に悪影響をおよぼすとの理由で、使用を承認できないという結論を下しました。その後、安全性について再検討が行われ、2011年12月からは、1日に体重1kg当たり4mg以下の摂取に抑えるという条件付きで、使用が認められました。したがって、食べすぎないように注意してください。

そもそもドレッシングは、それほど油のカロリーを気にしなくてもよい製品なのです。

オイルが使われているため、それが上の方に浮いてしまい、脂肪が多く見られがちですが、一回に使用する量（15g前後）にふくまれるエネルギーは、25～55kcal程度です。ですから、使いすぎないようにしていれば、カロリーをとりすぎることにはならないのです。くれぐれも見た目だけで判断しないようにしてください。

和風たまねぎドレッシング

（セブンプレミアム）

ギリギリOK!

キサンタンガムは問題ないが、甘味料のステビアが使われているので、食べすぎないように注意。

醸造酢、食用植物油脂、しょうゆ、たまねぎ、砂糖、食塩、かつお節だし、調味料（アミノ酸等）、香味食用油、香辛料、干ししいたけ、増粘剤（キサンタンガム）、甘味料（ステビア）、香辛料抽出物、（原材料の一部に小麦、りんごを含む）

ソース

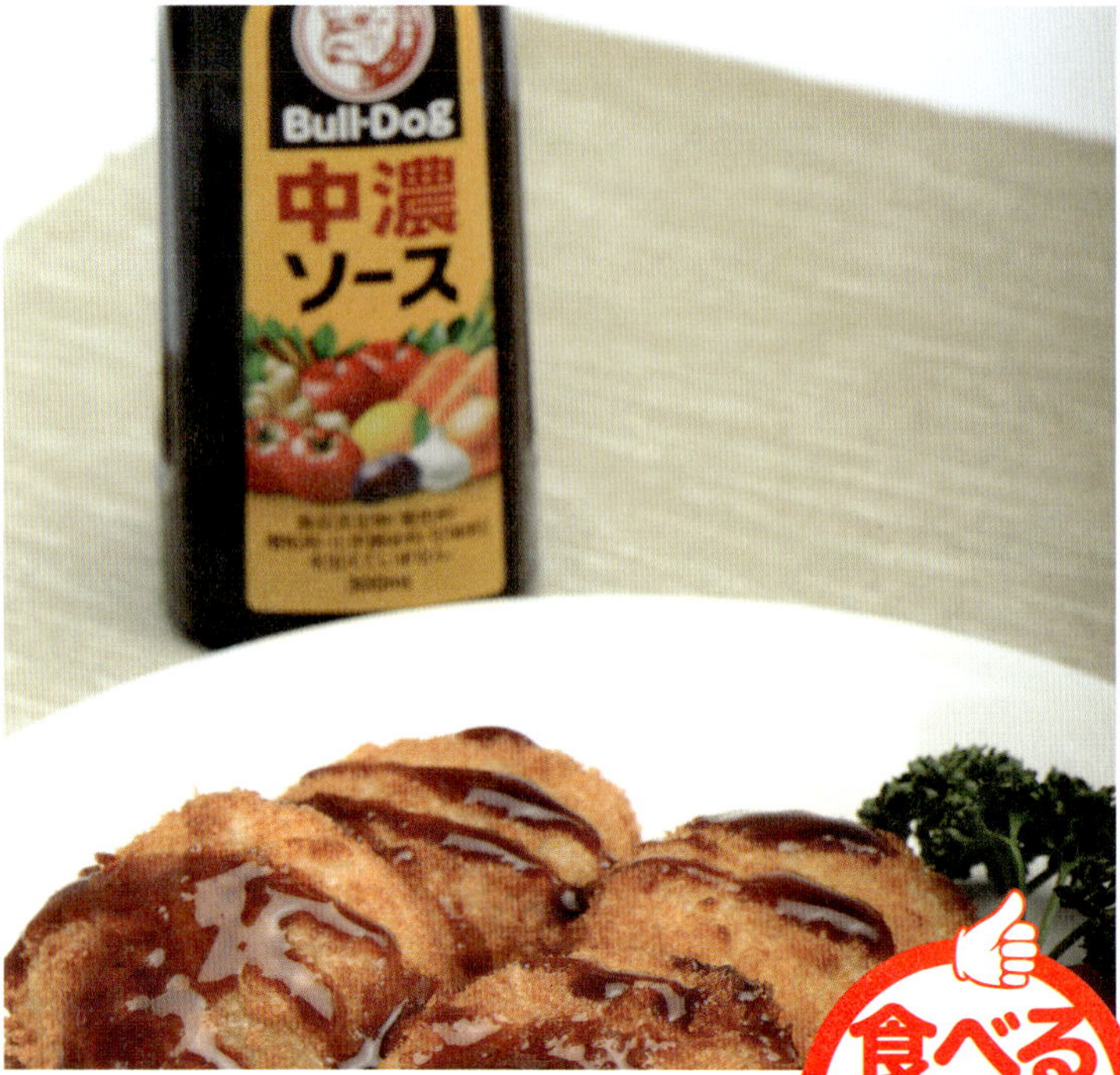

食べるなら、こっち

ブルドック 中濃ソース
（ブルドックソース）

野菜・果実（トマト、プルーン、りんご、レモン、にんじん、たまねぎ）、醸造酢、糖類（ぶどう糖果糖液糖、砂糖）、食塩、澱粉、香辛料、酵母エキス

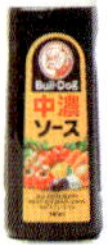

カラメル色素も調味料（アミノ酸等）も使っておらず◎。なお、同社の【ウスターソース】や【とんかつソース】も同様で、安心できる。

安全なソースの判断方法。それは、カラメル色素と調味料（アミノ酸等）のある・なし

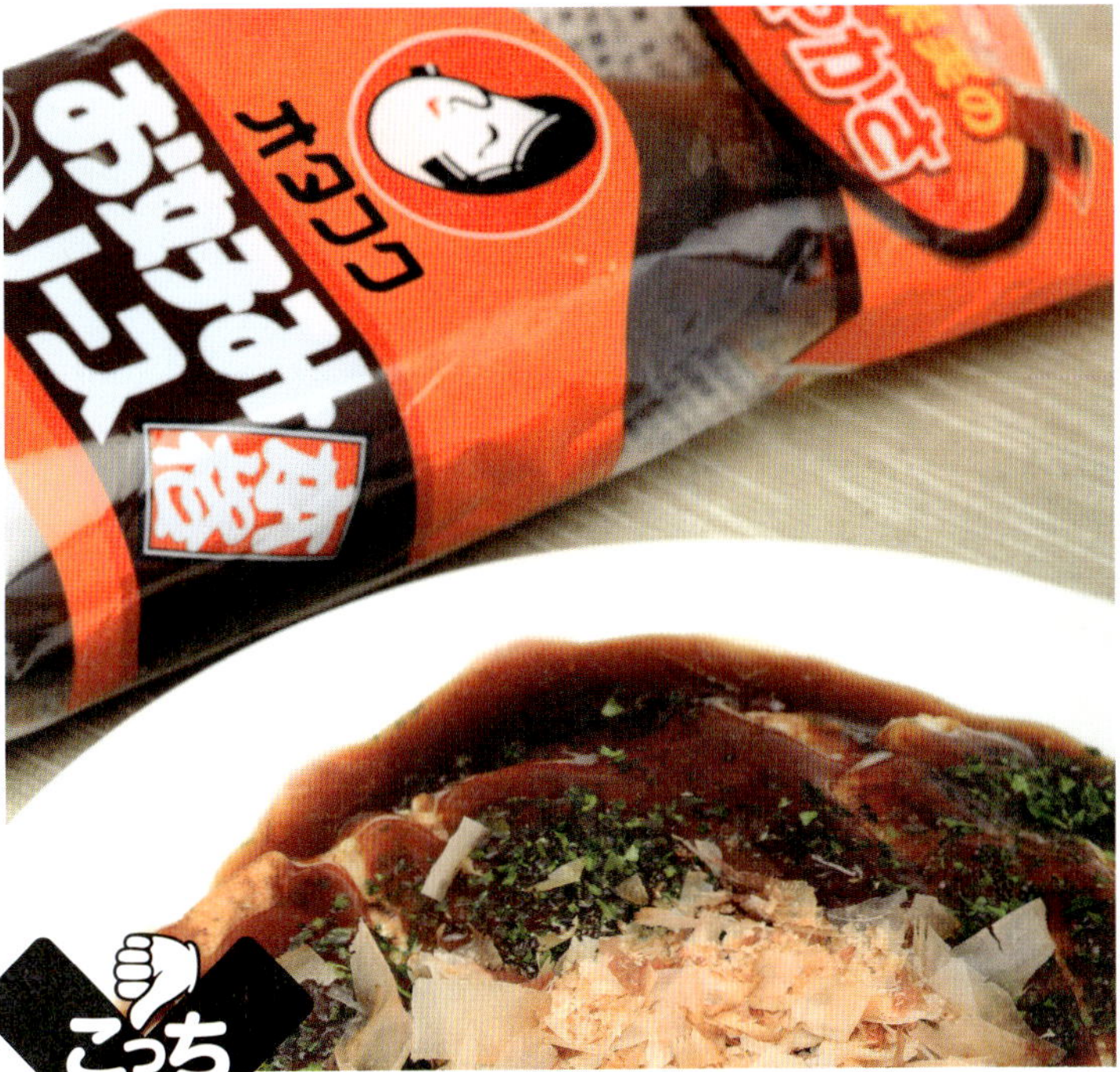

こっちは、ダメ

オタフク お好みソース

（オタフクソース）

カラメル色素を使っているので、食べない方が安心。また、調味料(アミノ酸等)によって、独特の刺激的な味になってしまっている。

野菜・果実（トマト、デーツ、たまねぎ、りんご、その他）、糖類（ぶどう糖果糖液糖、砂糖）、醸造酢、アミノ酸液、食塩、酒精、醤油、香辛料、オイスターエキス、肉エキス、酵母エキス、昆布、蛋白加水分解物、しいたけ、増粘剤（加工でんぷん、増粘多糖類）、調味料（アミノ酸等）、カラメル色素、（原材料の一部として小麦、大豆、鶏肉、豚肉、もも、りんごを含む）

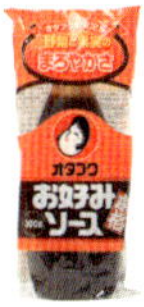

４種類あるうちの２種類には発がん性物質がふくまれている。でも、「カラメル色素」としか表示されず、どれが使われているかわからない

一度に多くとると、人によっては、灼熱感を覚えたり、動悸を感じることがある

ソース

食卓に欠かせない調味料の1つといえるソースですが、中には、オススメできない製品があります。

【オタフク お好みソース】もその1つ。なぜなら、カラメル色素によって、濃い茶色に着色されているからです。本来ソースは、リンゴやトマト、タマネギなどを発酵させることによって、独特のうま味と褐色の色が生み出されます。そこに、カラメル色素を安易に添加して、色を濃く見せることは、ソース作りの道からそれるものといえるでしょう。しかも、この製品には、調味料（アミノ酸等）も添加されていて、独特の刺激的な味になっています。なお、「デーツ」とは、ナツメヤシの果実のことです。

一方、【ブルドック 中濃ソース】には、カラメル色素も調味料（アミノ酸等）も使われていません。これは、同社の【ウスターソース】

これもOK!

キッコーマン デリシャスソース 中濃

（キッコーマン食品）

【ブルドック 中濃ソース】と同じく、これも食べてOK。よく使われるカラメル色素も調味料（アミノ酸等）も使われておらず安心できる。

野菜・果実（トマト、りんご、たまねぎ、その他）、醸造酢、砂糖、食塩、でん粉、香辛料、酵母エキスや【とんかつソース】も同様です。実は、以前はブルドックソースも、カラメル色素を製品に添加していたのです。それを中止したのは、2006年から。本来ソース作りは、カラメル色素を使うものではありませんし、安全性の問題もあります。それらを考慮して、方針を転換したのでしょう。なお、保存料を使っていないのに、長期間常温でも腐らないのは、醸造酢の働きによるものです。酢には、殺菌作用があるからです。

【キッコーマン デリシャスソース 中濃】も、カラメル色素や調味料（アミノ酸等）を添加していない点では、【ブルドック 中濃ソース】と同じだといえます。原材料も似ていて、安全性の点ではどちらも変わりがありません。あとは、味と値段を比べて、どちらを選ぶか決めてください。

なお、イオン・トップバリュの【お好みソース】の場合、カラメル色素は添加されていませんが、調味料（アミノ酸等）が添加されています。

お好みソース

（イオン・トップバリュ）

ギリギリOK!

調味料（アミノ酸等）や加工でん粉、増粘多糖類などを使っているが、危険性の高い添加物は表示されていないのでギリギリ OK。

野菜・果実（りんご、トマト、玉ねぎ、デーツ）、糖類（砂糖、ぶどう糖果糖液糖）、醸造酢、しょうゆ（大豆、小麦を含む）、食塩、コーンスターチ、発酵調味料、かつお節エキス、オイスターエキス、デキストリン、酵母エキス、香辛料、たん白加水分解物（大豆を含む）、しいたけエキス、魚醤、昆布エキス、野菜エキス、増粘剤（加工でん粉、増粘多糖類）、調味料（アミノ酸等）、香辛料抽出物

冷凍コロッケ

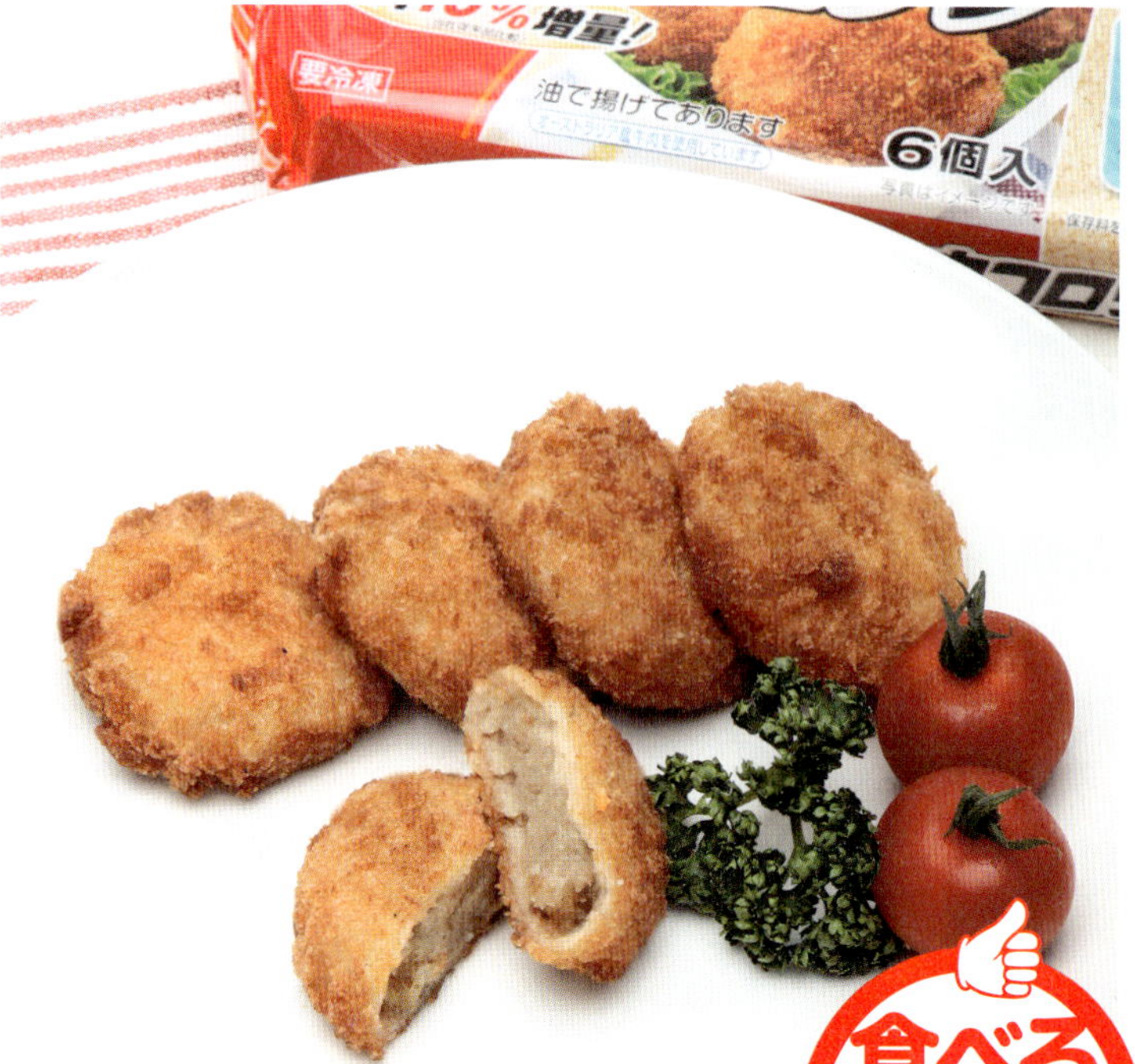

食べるなら、こっち

衣がサクサク牛肉コロッケ

（ニチレイフーズ）

野菜（ばれいしょ、たまねぎ）、牛肉、砂糖、しょうゆ、小麦粉加工品、粒状植物性たん白、パン粉、ビーフオイル、みりん、食塩、ビーフブイヨン、香辛料、しょうゆ加工品、衣（パン粉、植物油、粉末卵白）、揚げ油（大豆油、なたね油）、加工でん粉、増粘剤（キサンタンガム）

人間に投与したところ、血液、尿、免疫、善玉コレステロールなどに影響は見られず、総コレステロールが 10% 減っていた。人間への悪影響はほとんどない

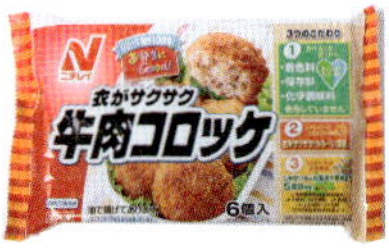

子どもに食べさせるならこっち。増粘剤のキサンタンガムも、人間への悪影響がないから安心できる。

お弁当のおかずの大定番。
何に気をつけて買えば、安全？

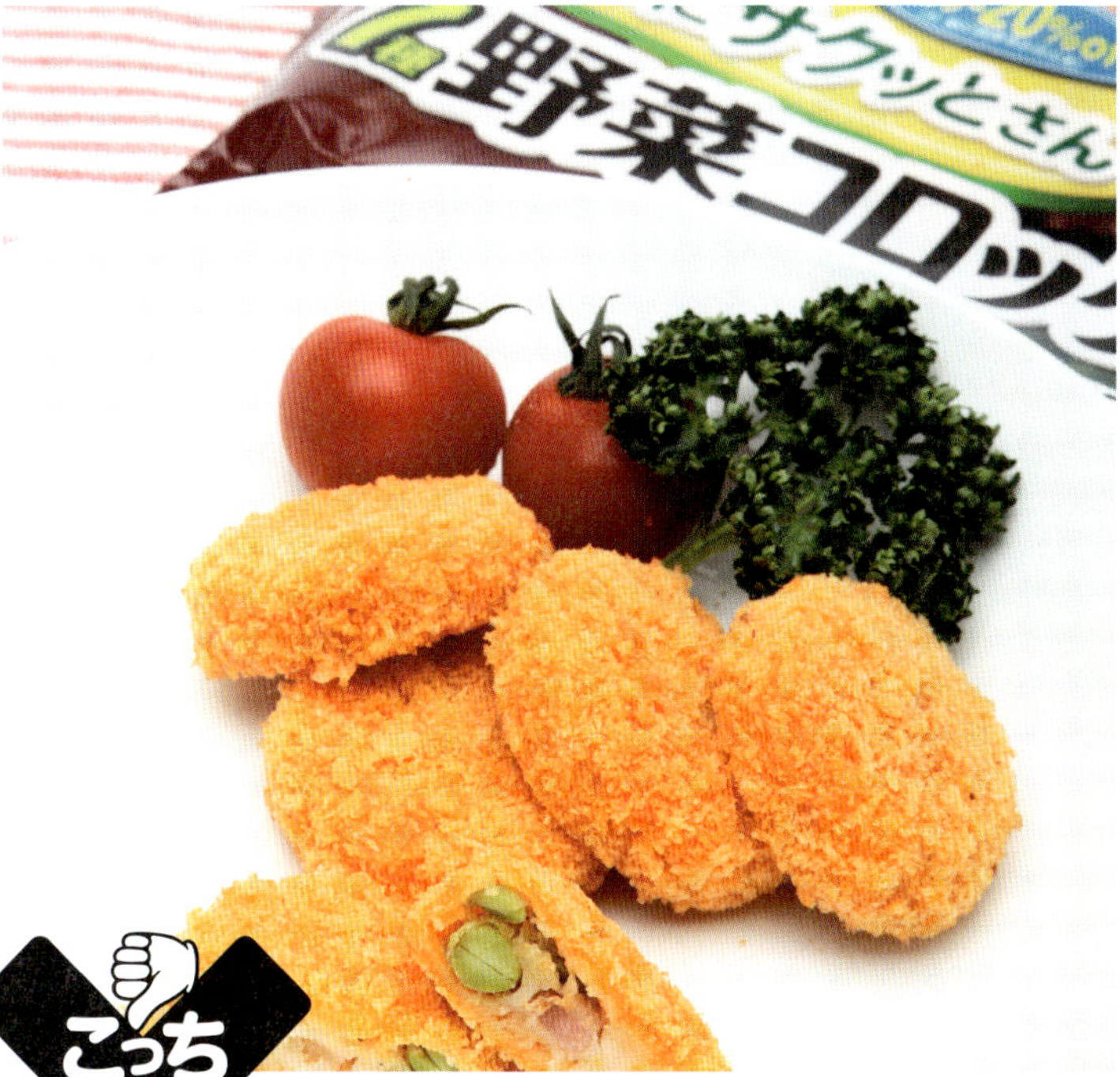

こっちは、ダメ

揚げずにサクッとさん 7種野菜コロッケ（味の素冷凍食品）

亜硝酸Naを使っているのでNG。ベーコンをおいしそうなピンク色にするために使われるのだが、危険性が高いのでできるだけ避けるように。

野菜（じゃがいも、たまねぎ、スイートコーン、れんこん、くわい、えだまめ、にんじん）、乾燥マッシュポテト、砂糖、ベーコン、パン粉、ラード、植物油脂、しょうゆ、食塩、たん白加水分解物、香辛料、卵白粉、衣（パン粉、植物油脂、風味油、ラード、小麦粉、米粉加工品、粉末状大豆たん白、食塩、乳等を主要原料とする食品、香辛料、大豆粉）、加工でん粉、トレハロース、調味料（アミノ酸等）、pH調整剤、カラメル色素、乳化剤、パプリカ色素、増粘剤（キサンタン）、リン酸塩（Na）、ビタミンB_1、発色剤（亜硝酸Na）、くん液、（その他　豚肉由来原材料を含む）

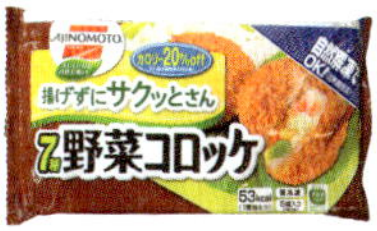

肉にふくまれるアミンという物質と反応すると、発がん性のあるニトロソアミン類が発生することがある

冷凍コロッケ

冷凍食品の中でも、人気のあるコロッケですが、発色剤の亜硝酸《あしょうさん》Naやカラメル色素が使われている製品があるので、注意する必要があります。

【揚げずにサクッとさん 7種野菜コロッケ】の場合、7種類の野菜が使われていて、いかにも体に良さそうに思えます。

ただ、ベーコンが入っていて、それに亜硝酸Naが添加されています。コロッケなのですから、素直にひき肉を使えばいいと思うのですが、メーカーの都合なのか、なぜかベーコンを使って、危険性を高めています。

一方、【衣がサクサク牛肉コロッケ】に使われている添加物は、加工でん粉と増粘剤のキサンタンガムです。

キサンタンガムは、細菌のキサントモナス・キャンペストリスの

ひとくちかぼちゃコロッケ

（テーブルマーク）

ギリギリOK!

香料に、具体的に何が使われているかわからないという不安点はあるが、危険性の高い添加物は表示されていない。

野菜（じゃがいも、蒸しかぼちゃ、かぼちゃ）、パン粉、砂糖、イソマルトオリゴ糖シロップ、乳加工品、ショートニング、植物油脂、牛乳、生クリーム、乾燥マッシュポテト、食塩、粉末しょうゆ、衣（パン粉、ごま、植物油脂、大豆粉末、粉末状植物性たん白、でん粉分解物、マルトオリゴ糖）、揚げ油（パーム油）、加工デンプン、炭酸カルシウム、環状オリゴ糖、香料、カロチノイド色素

培養液から得られた多糖類です。健康な男性5人に、1日に10・4～12・9g(3回にわけて)のキサンタンガムを23日間与えたところ、血液、尿、免疫、善玉コレステロールなどに影響は見られず、総コレステロールが10％減っていました。

この結果とキサンタンガムが多糖類であることを考え合わせると、人間への悪影響はほとんどないと考えられます。

【ひとくちかぼちゃコロッケ】や【広島呉海軍 肉じゃがカレーコロッケ】に使われているカロチノイド色素は、トマトや唐辛子、オレンジなどの植物にふくまれているだいだい色の色素で、安全性に問題はないと考えられます。

ただし、コロッケの場合、いずれの製品も油で揚げてあるので、どうしても有害性のある過酸化脂質《かさんかししつ》ができてしまいます。そして、過酸化脂質は、時間の経過とともに増えていきます。これは、油の宿命で、冷凍していても起こります。できれば、早く食べた方がいいでしょう。

広島呉海軍 肉じゃがカレーコロッケ

（マルハニチロ食品）

食べない方が安心!

いくつか気になる添加物があるが、中でもカラメルが使われていることが問題。カラメルには、発がん性物質がふくまれているおそれがある。

フレンチフライドポテト、野菜（じゃがいも、たまねぎ、にんじん）、つなぎ（パン粉、豚脂、やまいも）、砂糖、しょうゆ、植物油脂（コーン油、ごま油）、粒状植物性たん白、小麦粉、チャツネ、牛肉、カレー粉、オリゴ糖、食塩、カレー粉調味料、ビーフ風味調味料、香味油、衣（パン粉、小麦粉、なたね油、粉末状植物性たん白、大豆粉、異性化液糖、オリゴ糖、食塩）、揚げ油（パーム油、なたね油）、加工でん粉、甘味料（ソルビット）、調味料（アミノ酸等）、乳化剤、ベーキングパウダー、着色料（カラメル、カロチノイド）、酸味料、香料、安定剤（キサンタン）、（原材料の一部に乳成分、鶏肉、りんご、ゼラチンを含む）

冷凍餃子

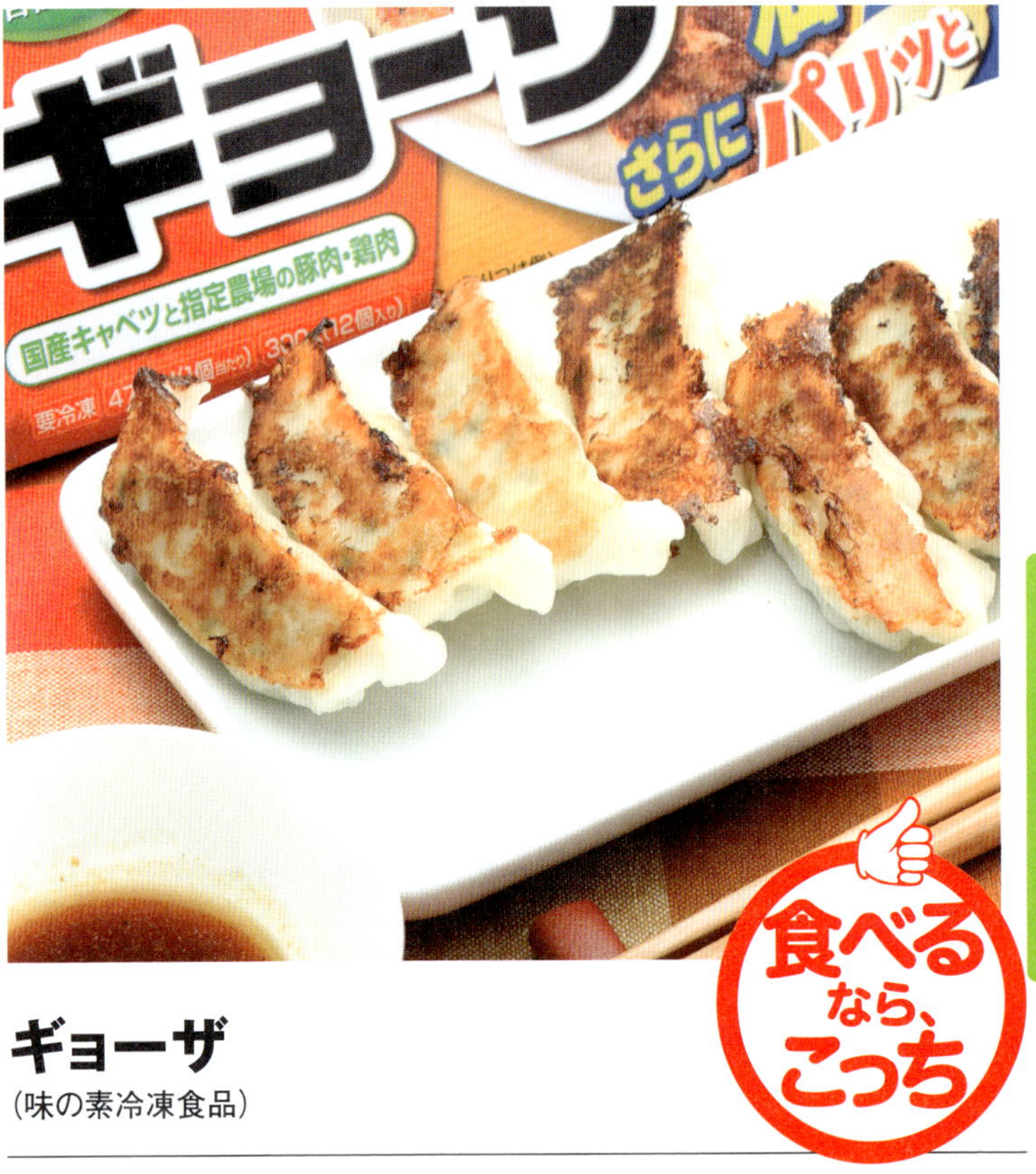

ギョーザ

（味の素冷凍食品）

野菜（キャベツ、たまねぎ、にら、にんにく）、食肉（豚肉、鶏肉）、豚脂、粒状大豆たん白、卵白、ごま油、食塩、清酒、砂糖、ゼラチン（豚）、オイスターソース、香辛料、皮（小麦粉、なたね油、米粉、食塩、でん粉、大豆粉、しょうゆ）、調味料（アミノ酸等）、カゼインNa、増粘剤（キサンタン）、レシチン、（その他　乳成分由来原材料を含む）

動物実験では、中毒を起こして死亡する例もあったが、それは大量のナトリウムが原因と考えられている。その由来から、添加物として微量使われている分には、ほとんど問題はないだろう

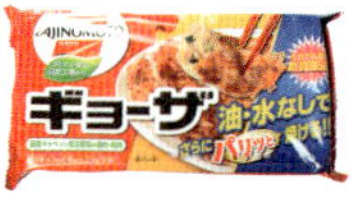

調味料（アミノ酸等）は、一度に多くとると、人によって灼熱感を覚えたり、動悸を感じることがある。ただ、気になるのはこれだけ。

冷凍食品

手間のかかる餃子が簡単に食べられる。お母さんには嬉しいけど、子どもの健康にはどう？

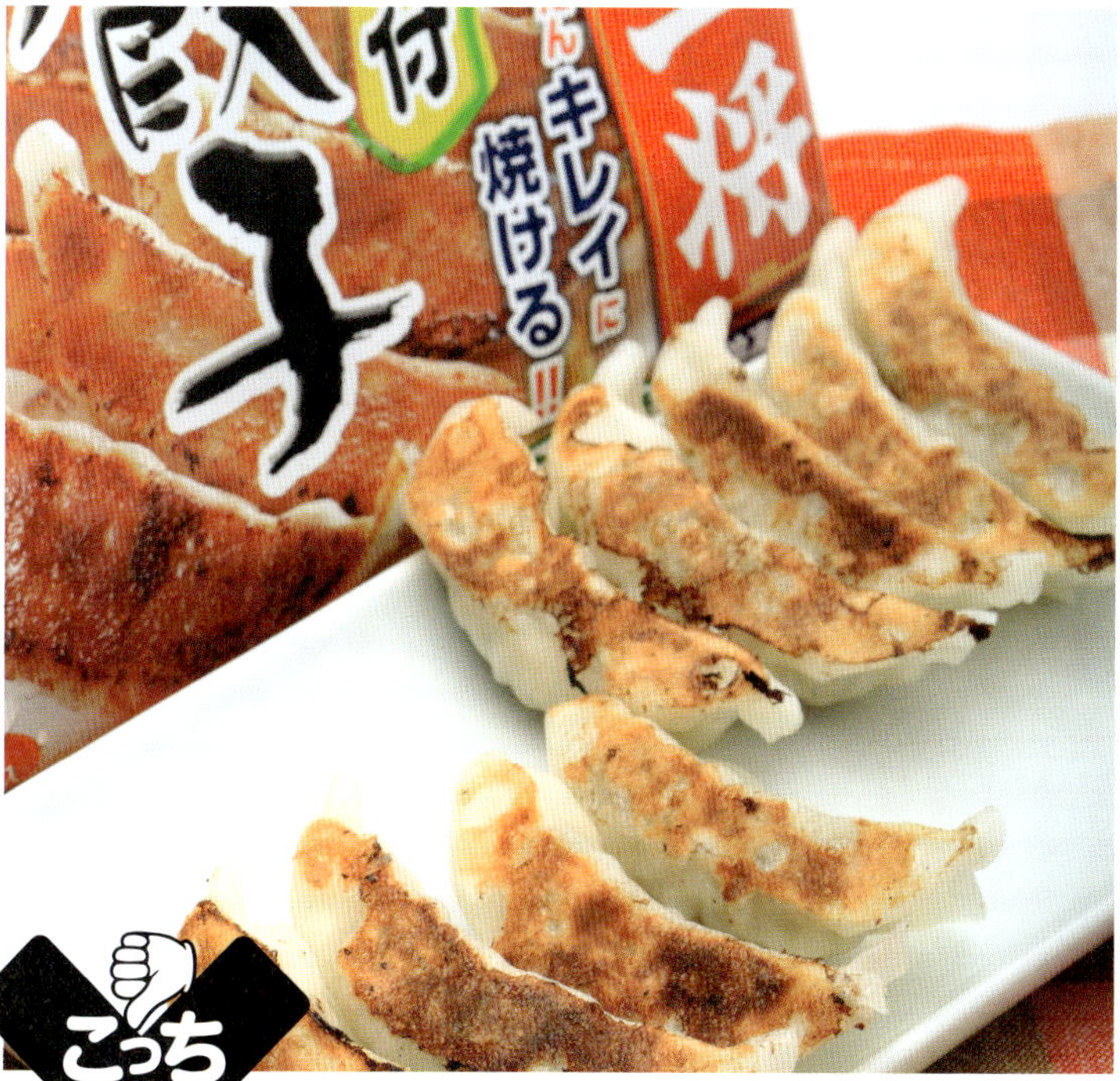

こっちは、ダメ

大阪王将 たれ付餃子

（イートアンド）

カラメル色素を使っているため、食べない方がよい。カラメル色素は全部で４種類あって、そのうち２種類には発がん性物質がふくまれている。

野菜（キャベツ、にんにく、しょうが）、食肉（鶏肉、豚肉）、豚脂、粒状植物性たん白（大豆）、しょうゆ、ごま油、中華風調味料、砂糖、豚ガラスープ、パン粉、食塩、こしょう、皮（小麦粉、食用油脂、植物油脂、小麦粉でん粉、大豆粉、食塩、水あめ混合異性化液糖）、加工でん粉、調味料（アミノ酸等）、キシロース、カゼイン Na、（原材料の一部に乳、米を含む） たれ［醸造酢、しょうゆ、たん白加水分解物、異性化液糖、食塩、ラー油、魚醤、唐辛子、カラメル色素、増粘剤（キサンタンガム）、香辛料、パプリカ色素、（原材料の一部に小麦、大豆、魚介類、米を含む）］

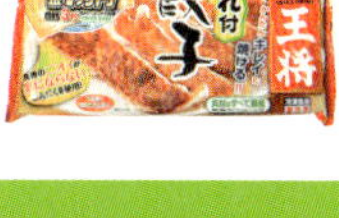

冷凍餃子

スーパーには、味の素冷凍食品の【ギョーザ】がたくさん並んでいますが、最近ではそれに対抗して、【大阪王将 たれ付餃子】などが売り出されています。

この製品は、たれが付いているのが特徴です。しかし、残念ながら、そのたれにカラメル色素が使われています。

カラメル色素には、発がん性のある4－メチルイミダゾールがふくまれている可能性があります。ですから、「カラメル色素」と表示された製品は、できるだけ買わない方が無難です。

なお、増粘剤のキサンタンガムは、前に書いたように細菌のキサントモナス・キャンペストリスの培養液から得られた多糖類です。その由来や人に食べさせた結果から、人間への悪影響はほとんどないと考えられます。

ギョーザ

（イオン・トップバリュ）

ギリギリOK!

調味料（アミノ酸等）や乳化剤が使われていることが気にかかる。なお、増粘剤のキサンタン（キサンタンガム）は問題なし。

野菜［キャベツ（国産）、玉ねぎ、にら、しょうが、にんにく］、食肉（豚肉、鶏肉）、豚脂（国産）、粒状大豆たん白、食塩、植物油脂、チキンスープ、清酒、砂糖、植物性たん白（小麦を含む）、オイスターソース、白こしょう、皮［小麦粉、植物油脂（大豆を含む）、粉末油脂、還元水あめ、食塩、ぶどう糖、粉末状大豆たん白］、加工でん粉、調味料（アミノ酸等）、増粘剤（キサンタン）、乳化剤

また、「粒状植物性たん白」とは、農林水産省が定めた日本農林規格に基づいた名称で、食品に分類されています。同規格によると、「植物性たん白」は、大豆などの採油用の種実、またはその脱脂物、または小麦などの穀類の粉末に加工処理を加えて、たん白含有率を高めたもので、それが50％を超えるものです。そして、それの粒状のものが、粒状植物性たん白なのです。

味の素冷凍食品の【ギョーザ】には、カラメル色素がふくまれていません。

カゼインNaは、牛乳にふくまれているたんぱく質の一種のカゼインに、Na（ナトリウム）を結合させたものです。糊料《こりょう》として、また成分を安定させるなどの目的で使われています。

動物に投与した実験では、中毒を起こして死亡する例もありましたが、それは大量のナトリウムが原因であると考えられています。その由来から、添加物として微量使われている分には、ほとんど問題はないと考えられます。

冷凍パスタ

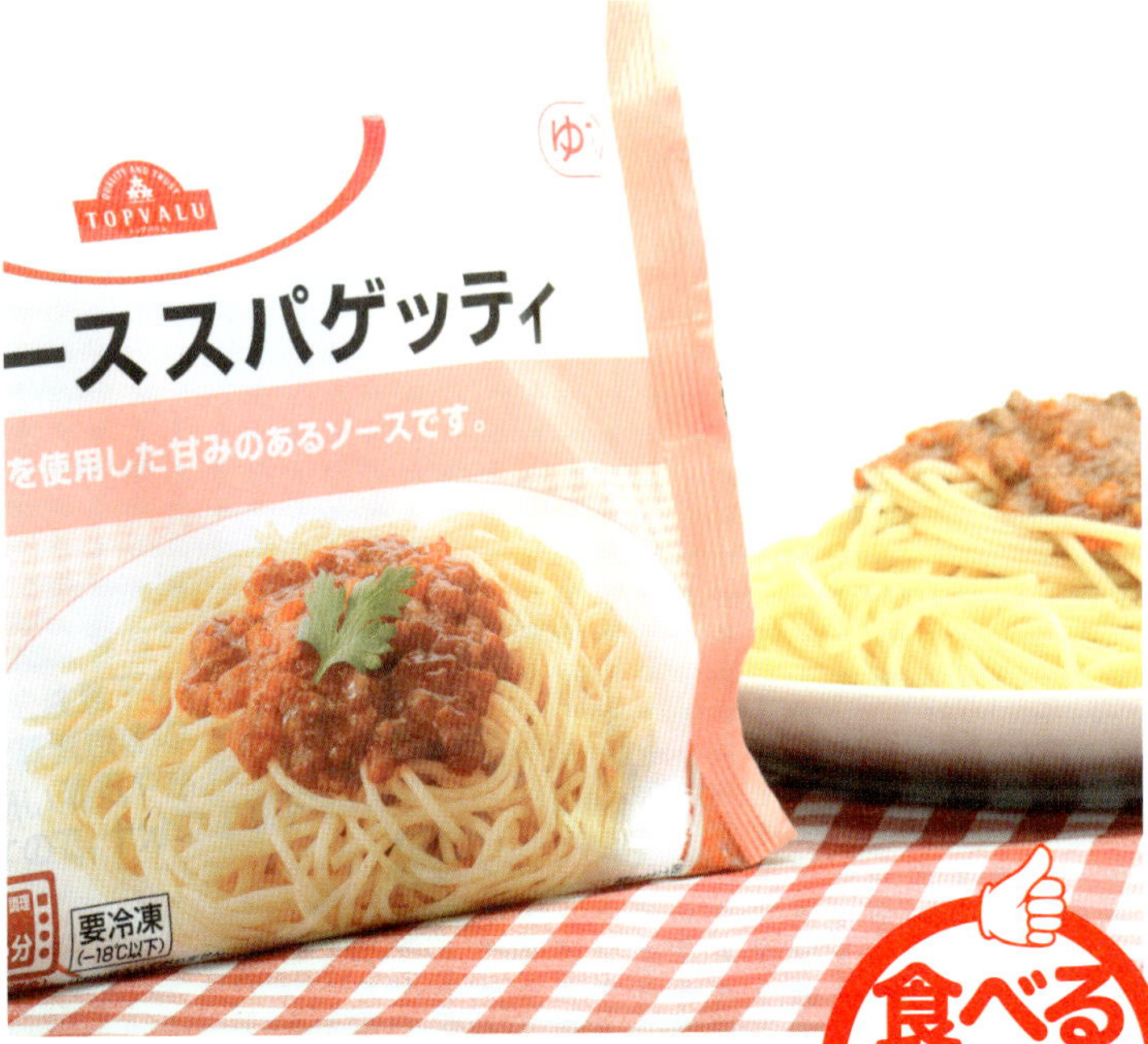

食べるなら、こっち

ミートソース スパゲッティ

(イオン・トップバリュ)

めん(デュラム小麦のセモリナ)、トマトペースト、玉ねぎ(国産)、砂糖混合ぶどう糖果糖液糖、牛肉(オーストラリア)、にんじん、食塩、豚脂、小麦粉、香辛料、チキンエキス(豚肉・小麦・乳成分・大豆・りんごを含む)、野菜調味油(豚肉・大豆・小麦を含む)、調味料(アミノ酸等:小麦・大豆を含む)、増粘剤(加工でん粉)、パプリカ色素、香料、酸化防止剤(ビタミンE、ローズマリー抽出物)

ローズマリーの葉、もしくは花から抽出されたもの。ローズマリーは、食用として利用されているので、安全性に問題なし

唐辛子から抽出された色素。安全性に問題なし

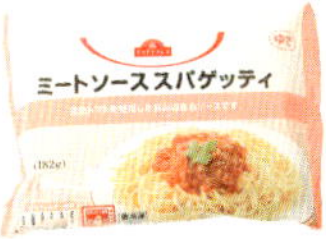

香料の中には危険性の高いものもあるが、何を使っているのかわからない。その点が気にかかるけど、食べるならこっち。

ナポリタンとミートソース、どっちが安全か知っていますか？

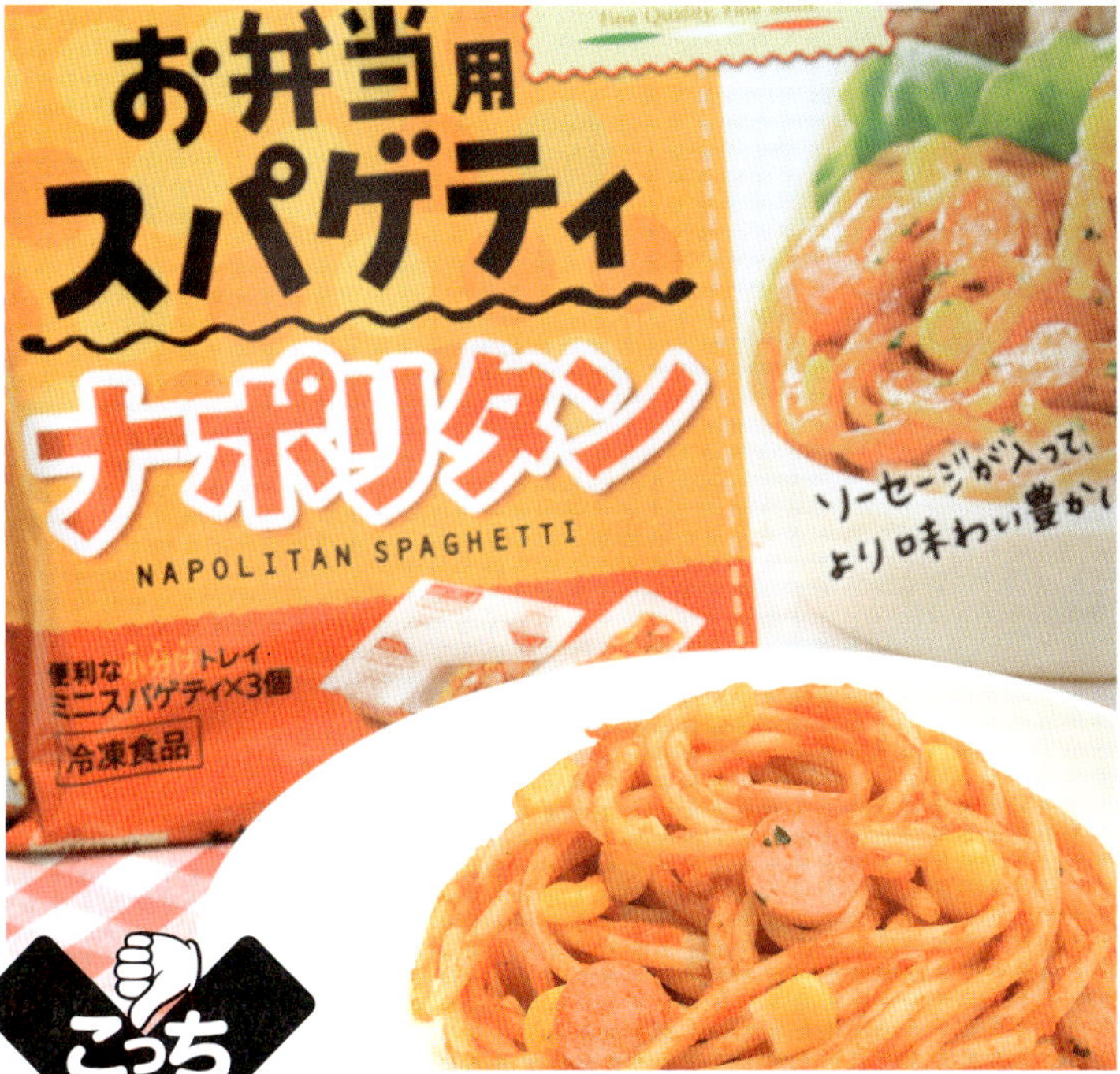

こっちは、ダメ

マ・マー お弁当用スパゲティナポリタン
（日清フーズ）

発色剤の亜硝酸 Na とカラメル色素が使われているので、食べてはダメ。亜硝酸 Na は発がん性物質に変化することがある。

スパゲッティ（デュラム小麦のセモリナ）、トマトケチャップ、野菜（たまねぎ、コーン、にんじん、にんにく）、植物油脂、トマトペースト、ソーセージ、砂糖、食塩、香味油、ウスターソース、小麦粉、香辛料、チキンブイヨン、調味料（アミノ酸等）、加工でん粉、増粘多糖類、リン酸塩（Na）、カラメル色素、発色剤（亜硝酸 Na）、（その他　卵、乳成分、大豆、豚肉　由来原材料を含む）

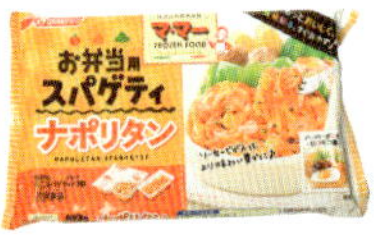

4種類あるうちの2種類には発がん性物質がふくまれている。でも、「カラメル色素」としか表示されないため、どれが使われているかわからない

ひじょうに毒性の強い化学物質で、発がん性のあるニトロソアミン類を発生させるおそれがある

冷凍パスタ

スパゲッティの定番といえば、ナポリタンとミートソースですが、ナポリタンの場合、ハムやソーセージが使われていて、それに発色剤の亜硝酸《あしょうさん》Naが添加されているという問題があります。

【マ・マー お弁当用スパゲティナポリタン】もそうです。入っているハムの量は多くないので、摂取することになる亜硝酸Naの量も少ないとは思いますが、発がん性のあるニトロソアミン類ができている可能性があります。発がん性物質には、しきい値（これ以下なら安全という値）がないので、できる限り摂取しないようにした方がいいでしょう。

また、この製品には、カラメル色素も使われています。これには、発がん性のある4－メチルイミダゾールがふくまれている可能性がありあます。そのため、これもできるだけ避けた方が無難だといえるでしょう。

一方、ミートソースの場合、ハムやソーセージなどが使われることはありませんから、亜硝酸Naがふくまれているということはありません。

イオン・トップバリュの【ミートソース スパゲッティ】に使われている酸化防止剤のローズマリー抽出物は、ローズマリー（マンネンロウ）の葉、または花から抽出されたものです。ローズマリーは、食用として利用されているので、安全性に問題はないと考えられます。

パプリカ色素（トウガラシ色素）は、唐辛子から抽出された色素で、これも問題なし。ただし、香料に何が使われているのかわからないのが、気になるところです。

なお、「チキンエキス」や「野菜調味油」などよくわからない原材料が使われているのも気になりますが、これらに添加物が使われていて、それが食品に残っている場合は、添加物名を表示することになっています。

揚げナスの入ったミートソース

（日清食品）

食べない方が安心！

酸味料や調味料（アミノ酸等）なども気になるが、もっとも心配なのはカラメル色素。発がん性物質をふくんでいるおそれがある。

めん（デュラム小麦のセモリナ）、たまねぎ、トマトペースト、牛肉、揚げなす、砂糖、植物油脂、食塩、豚脂、にんじん、ワイン、にんにく、香辛料、増粘剤（加工でん粉）、調味料（アミノ酸等）、カラメル色素、酸味料、（原材料の一部に大豆を含む）

巻末特典①
今まで知ることのできなかったハンバーガーの原材料

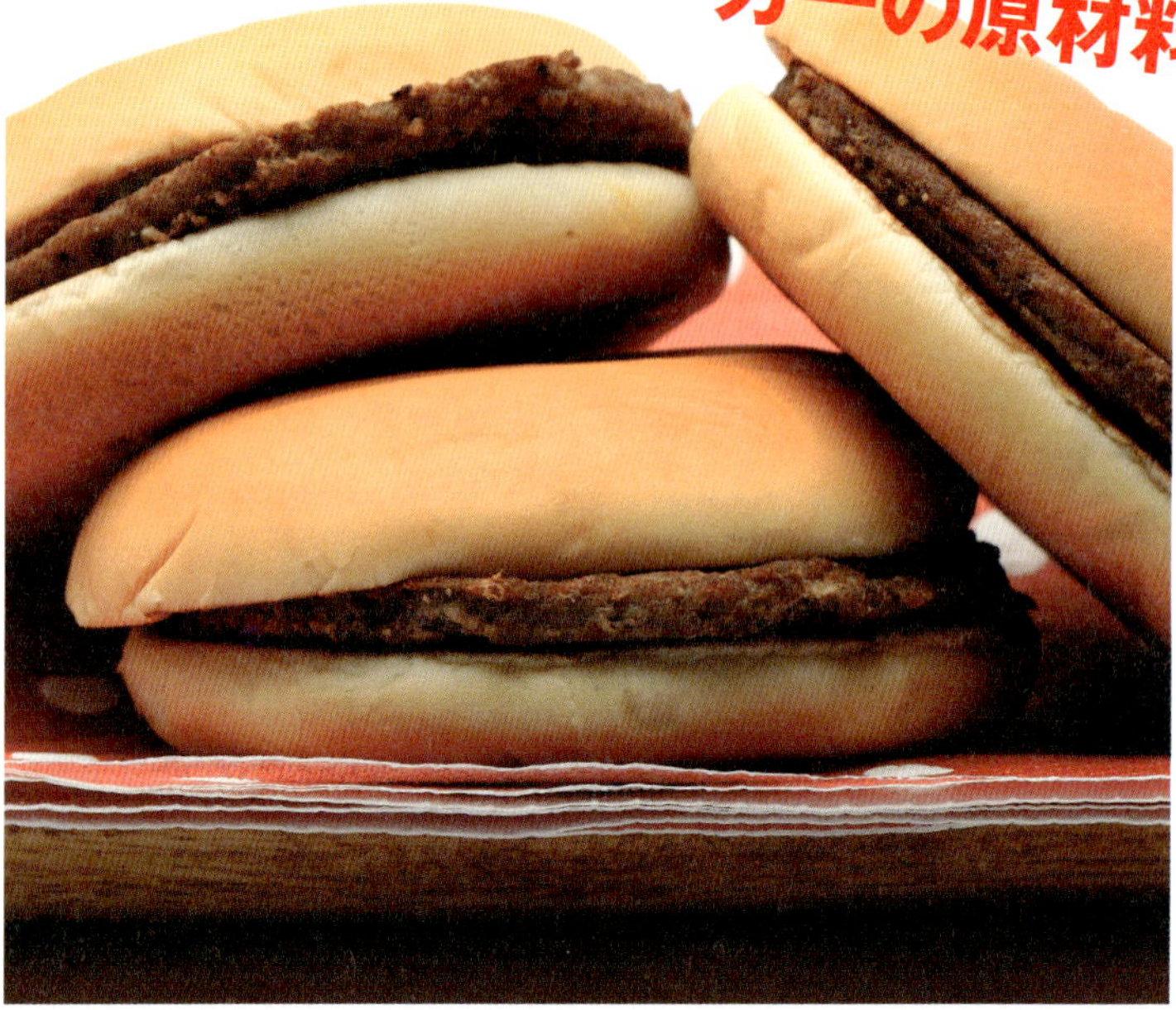

ハンバーガー
（日本マクドナルド）

<レギュラーバンズ>小麦粉、果糖ぶどう糖液糖、パン酵母、ショートニング、食塩、乳化剤、保存剤、イーストフード、ビタミンC、植物性たんぱく質　<マスタード>マスタード、醸造酢、食塩、砂糖、香辛料、着色料　<ケチャップ>トマト、糖類（果糖ぶどう糖、水飴）、醸造酢、食塩、たまねぎ、香辛料　<オニオン>たまねぎ　<ピクルス>きゅうり、漬け原材料（食塩、醸造酢）、香辛料、乳酸Ca、リン酸塩（Na）、保存料（ソルビン酸K）、ウコン色素、ミョウバン　<パティ>牛肉

ハンバーガー

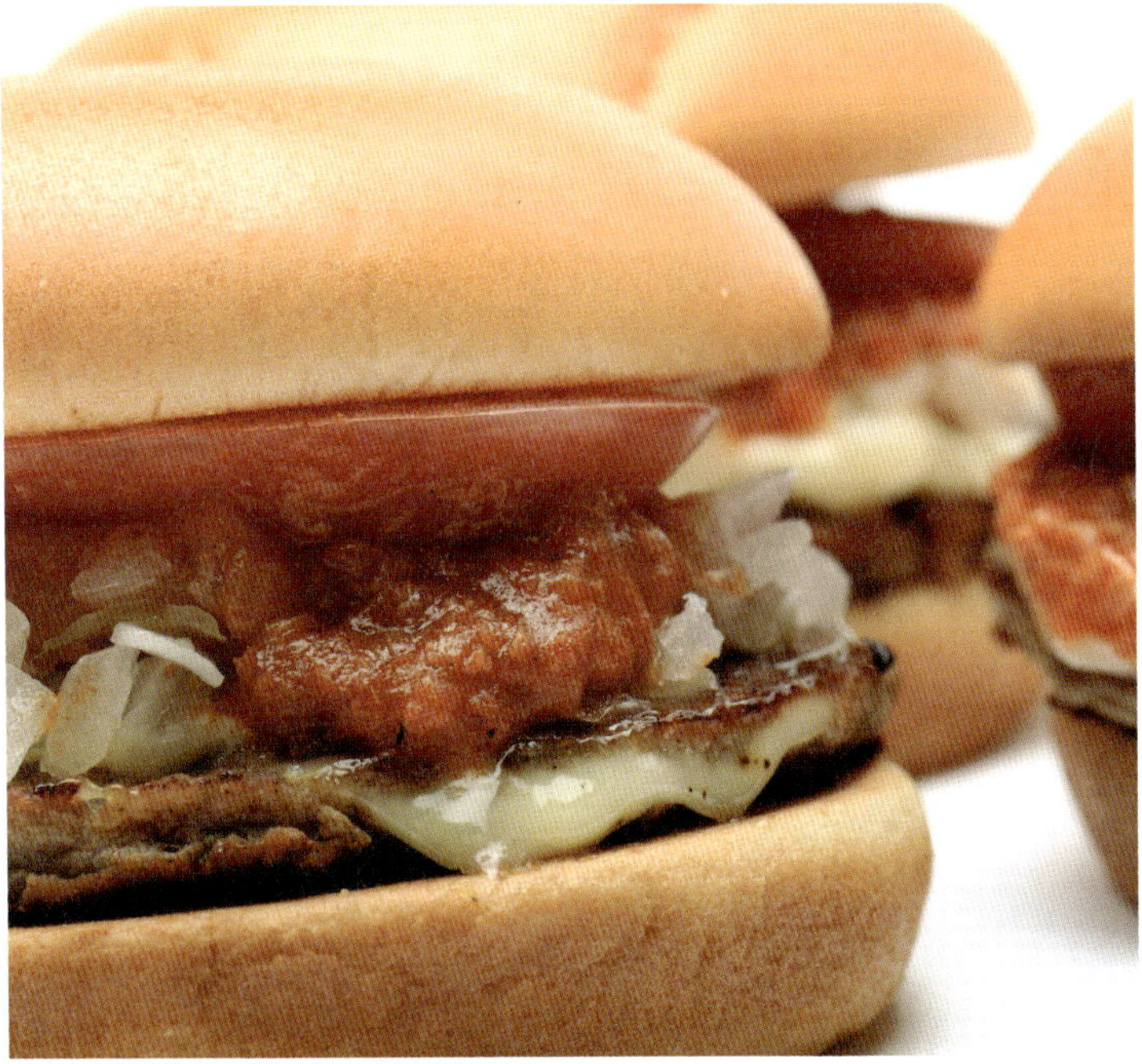

モスバーガー

（モスフードサービス）

<バンズ>小麦粉、砂糖混合異性化液糖、ショートニング、油脂加工品、パン酵母、植物性たん白、食塩、発酵風味料、麦芽エキス、乳化剤、イーストフード、香料、ビタミンC、（原材料の一部に乳成分、大豆を含む）　<ハンバーガーパティ>食肉（牛肉、豚肉）、粒状植物性たん白、たまねぎ、パン粉、牛脂、牛乳、食塩、香辛料、砂糖、野菜ブイヨンパウダー、加工でん粉、調味料（アミノ酸等）、カラメル色素、酸味料、（原材料の一部に大豆を含む）　<ミートソース>野菜（たまねぎ、トマト、にんじん、セロリ―）、トマトペースト、がらスープ、粒状植物性たん白、砂糖、醸造酢、植物油脂（なたね油、パーム油）、食塩、牛肉、豚肉、濃縮トマト、香辛料、小麦粉、バター、バターオイル、脱脂粉乳、赤ワイン、野菜加工品、ビーフ香味調味料、デキストリン、たん白加水分解物、酵母エキス、チキンエキス、増粘剤（加工でん粉）、調味料（アミノ酸等）、カラメル色素、香辛料抽出物、（原材料の一部に大豆、りんご、ゼラチンを含む）<アメリカンマスタード>醸造酢、マスタード、還元水あめ、食塩、ウコン色素、（原材料の一部として、りんごを含む）　<マヨネーズ>食用植物油脂（なたね油、大豆油、コーン油、パーム油）、鶏卵、糖類（水あめ、砂糖）、醸造酢、食塩、調味料（アミノ酸）、レモン果汁、香辛料抽出物

ハンバーガー

子どもたちが大好きなハンバーガーですが、買ってみると包み紙には原材料名が何も表示されていません。それは、店内で調理され、容器に入れられずに販売される食品は、原材料（添加物もふくめて）の表示が免除されているからです。「でも、何で作られているのか知りたい」という人も多いでしょう。

そこで、日本マクドナルド、モスフードサービス、ロッテリアに原材料名を問い合わせました。すると、日本マクドナルドとモスフードサービスは、原材料を教えてくれました。しかし、ロッテリアは、「全てをお知らせするには原材料メーカーも違うことから、回答が難しい」とのことで、教えてもらえませんでした。これは、消費者にきちんと情報公開をしないという点でひじょうに問題です。

そのため、ここでは日本マクドナルドとモスフードサービスの製品について見ていきましょう。

まず、日本マクドナルドの【ハンバーガー】。レギュラーバンズで気になるのは、「保存剤」です。具体名は書かれていませんが、保存性を高める効果のあるものということです。それは、カビや細菌の増殖を抑える働きがあるということですから、人体に悪影響がないのか心配です。ショートニングも多少気がかりで、通常なら平均で約14％のトランス脂肪酸がふくまれています。ハンバーガー1個にふくまれる量はわずかでしょうが、食べ続ければ、ある程度摂取することになります。

マスタードには着色料が使われていますが、黄色いウコン色素にまず間違いなく、マウスを使った実験では、肝臓がんの発生率を高めることを示すデータが得られています。

ピクルスには合成保存料のソルビン酸K（カリウム）が使われていて、これが一番の問題です。これは、細胞の染色体異常を引き起こし、遺伝子の修復能力を失わせることがわかっています。また、ソルビン酸（ソルビン酸Kは、ソルビン酸にK＝カリウムを結合させたもの）を1％、および2％ふくむエサをラットに80日間食べさせた実験では、肝臓が肥大しました。マウスにソルビン酸を体重1kgあたり0・04gを毎日17ヶ月間摂取させた実験では、体重の増加が抑制され、肝臓、腎臓、精巣の縮小が見られました。したがって、これらは、極力使うべきではないのです。

次に、モスフードサービスの【モスバーガー】ですが、バンズには、イーストフードやショートニングが使われていて、この点は日本マクドナルドと変わりません。パティで使われているカラメル色素は、色を良く見せるためだと考えられますが、あえて使う必要があるのか疑問を感じます。

ミートソースは、増粘剤（加工でんぷん）以降が添加物で、やはりカラメル色素が使われているのが気になるところです。アメリカンマスタードのウコン色素も気になります。

プリプリの食感が人気だけど、安全性に問題あり。じゃあ、中に入っている何がダメなの？

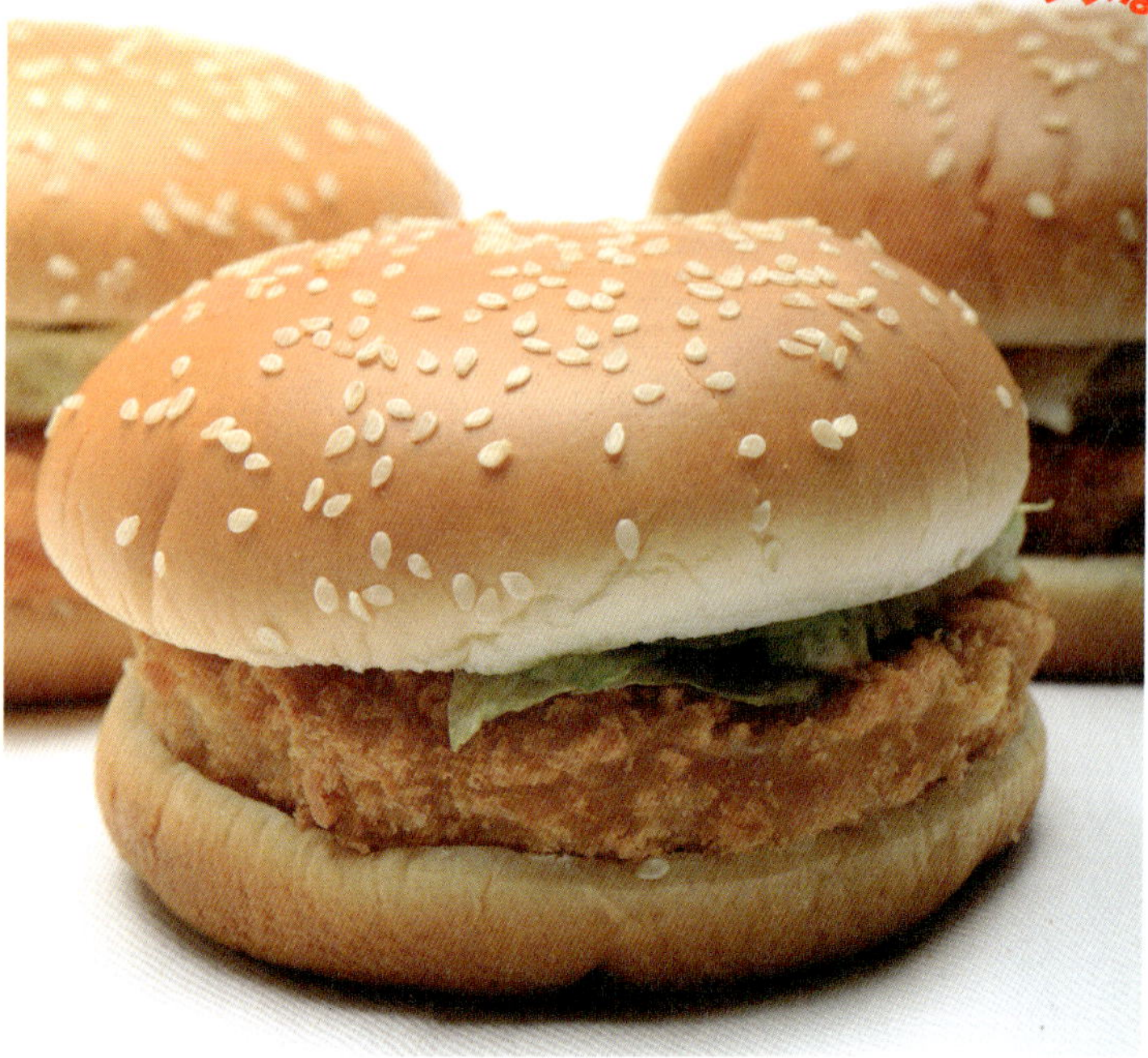

えびフィレオ

(日本マクドナルド)

<クォーターパウンダーバンズ>小麦粉、果糖ぶどう糖液糖、パン酵母、ショートニング、ゴマ、食塩、乳化剤、イーストフード、小麦たん白、保存料、ビタミンC　<スライスレタス>レタス　<サウザンフィリング>たまねぎ、マヨネーズ、ぶどう糖果糖液糖、トマトケチャップ、ピクルス、ピーマン、醸造酢、食塩、オリーブ、濃縮パインアップル果汁、濃縮レモン果汁、増粘剤、調味料、酢酸Na、グリシン、香辛料抽出物、ウコン色素、グルコン酸鉄　<マスタード>マスタード、醸造酢、食塩、砂糖、香辛料、着色料　<シュリンプポーション>えび、澱粉、砂糖、食塩、マルトデキストリン、卵白粉、エビパウダー、衣（小麦粉、卵白粉、とうもろこし粉、植物油脂、小麦粉、砂糖、大豆粉、食塩、植物性たんぱく質）、加工デンプン、調味料、pH調整剤、増粘多糖類、イーストフード、香料

エビバーガー

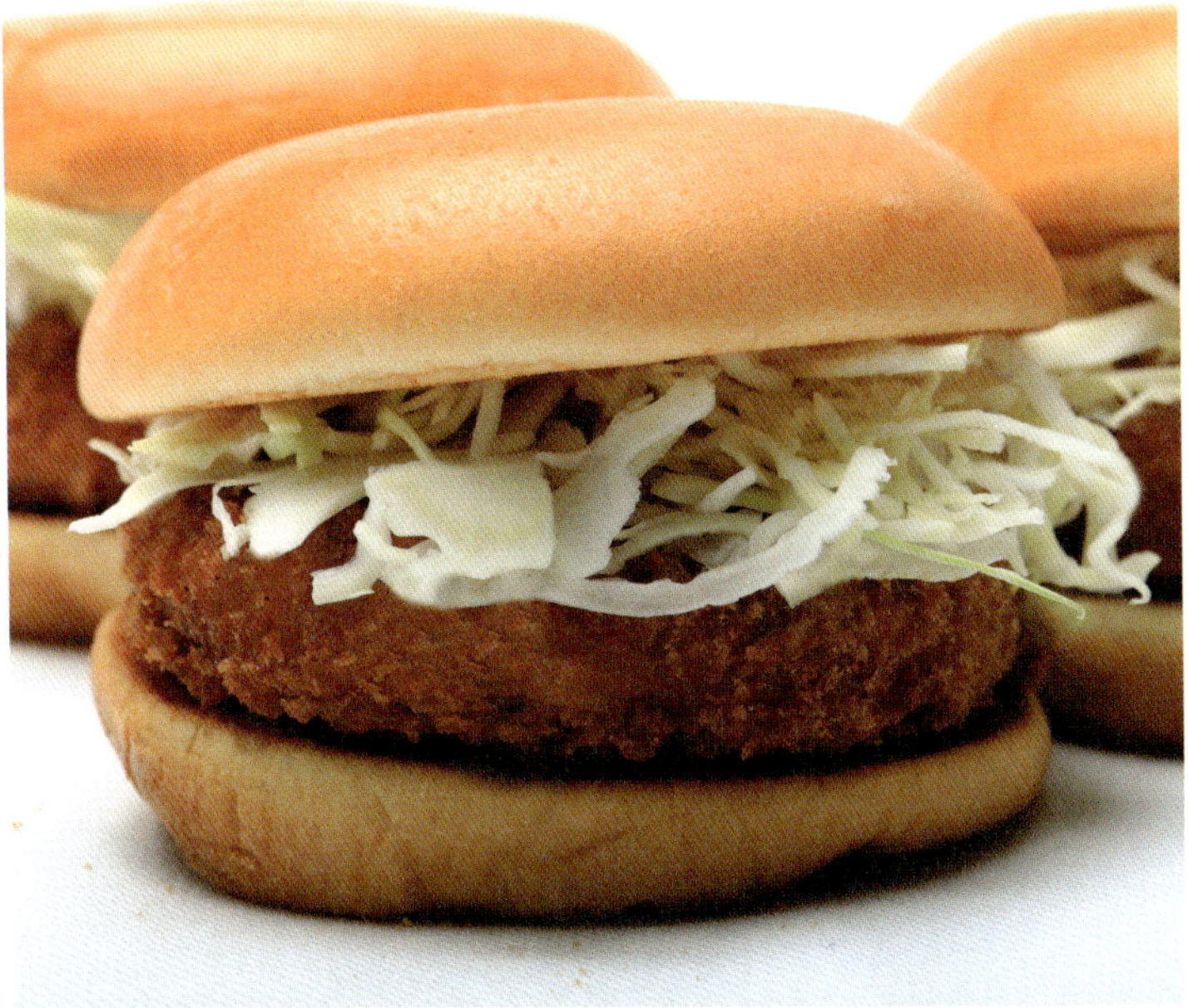

海老カツバーガー

（モスフードサービス）

<バンズ>小麦粉、砂糖混合異性化液糖、ショートニング、油脂加工品、パン酵母、植物性たん白、食塩、発酵風味料、麦芽エキス、乳化剤、イーストフード、香料、ビタミンC、（原材料の一部に乳成分、大豆を含む） <マスタード>醸造酢、マスタード、還元水あめ、食塩、ウコン色素、（原材料の一部として、りんごを含む） <エビカツ>えび、大豆たん白粉、乾燥卵白、えびエキス、砂糖、食塩、衣（パン粉、でん粉、小麦粉、コーンフラワー、食塩、ぶどう糖、植物油脂、砂糖、クラッカー、デキストリン、調味エキス、植物性たん白）、加工でん粉、調味料（アミノ酸等）、糊料（増粘多糖類）、トレハロース、（原材料の一部に乳成分、鶏肉、豚肉、ゼラチンを含む） <タルタルソース>マヨネーズ、乳等を主要原料とする食品、ぶどう糖果糖液糖、たまねぎ、きゅうりピクルス、醸造酢、卵白、食塩、ウスターソース、植物油脂、脱脂粉乳、還元水あめ、濃縮レモン果汁、チーズパウダー、卵黄粉、デキストリン、香辛料、乳たん白、糊料（加工でん粉、キサンタン）、調味料（アミノ酸）、酢酸Na、グリシン、香辛料抽出物、カラメル色素、香料、ウコン色素、ミョウバン、リン酸塩（Na）、（原材料の一部に大豆を含む）

エビバーガー

サクサクした衣とプリプリしたエビの食感が人気のエビバーガーですが、これにもハンバーガーと同じくいくつもの問題点があり、あまりオススメできません。

まず、日本マクドナルドの【えびフィレオ】ですが、クォーターパウンダーバンズの原材料は、ゴマを使っている以外は、レギュラーバンズとほぼ同じです。

サウザンフィリングに使われているグリシンは、アミノ酸の一種で、鶏やモルモットに大量に投与した実験では、中毒を起こして死亡する例も見られました。

しかし、グリシンを成分とした睡眠導入用のサプリメントが売られていて、多くの人がグリシンを大量に摂取しているにもかかわらず、害が現われたという話は聞かないので、人間にはほとんど害はないようです。

また、グルコン酸鉄は、栄養強化剤の1つで、動物実験ではほとんど毒性は認められていません。

なお、シュリンプポーションに使われているマルトデキストリンは、ぶどう糖がいくつか結合したもので、食品に分類されており、安全性に問題はありません。

次にモスフードサービスの【海老カツバーガー】ですが、バンズの原材料は、【モスバーガー】と同じです。

マスタードは、ウコン色素が使われていることが気がかりです。

タルタルソースは、カラメル色素やリン酸塩（Na）などが使われているのが気になるところです。ここでもウコン色素が使われています。

【海老カツバーガー】には保存料や発色剤、合成着色料、合成甘味料などの危険性の高い添加物は使われていません。ただし、カラメル色素が使われているのが気になるところですし、また添加物の数が多いことも、問題といえるでしょう。今後は、カラメル色素の使用を止めて、添加物の数もできる限り減らしてほしいと思います。

なお、「植物性たん白」とは、農林水産省が定めた日本農林規格に基づいた名称です。同規格によると、大豆などの採油用の種実、またはその脱脂物、または小麦などの穀類の粉末に加工処理を加えて、たん白含有率を高め、それが50％を超えるもので、食品に分類されています。「粒状植物性たん白」とは、それを粒状にしたものです。

また、タルタルソースに使われている「乳等を主要原料とする食品」とは、乳脂肪に植物性脂肪を加えて、乳化剤《にゅうかざい》や安定剤を添加して混ぜ合わせたものです。

巻末特典①

甘くておいしいから子どもに大人気。でも、飲ませるなら使われている添加物を確認しないと

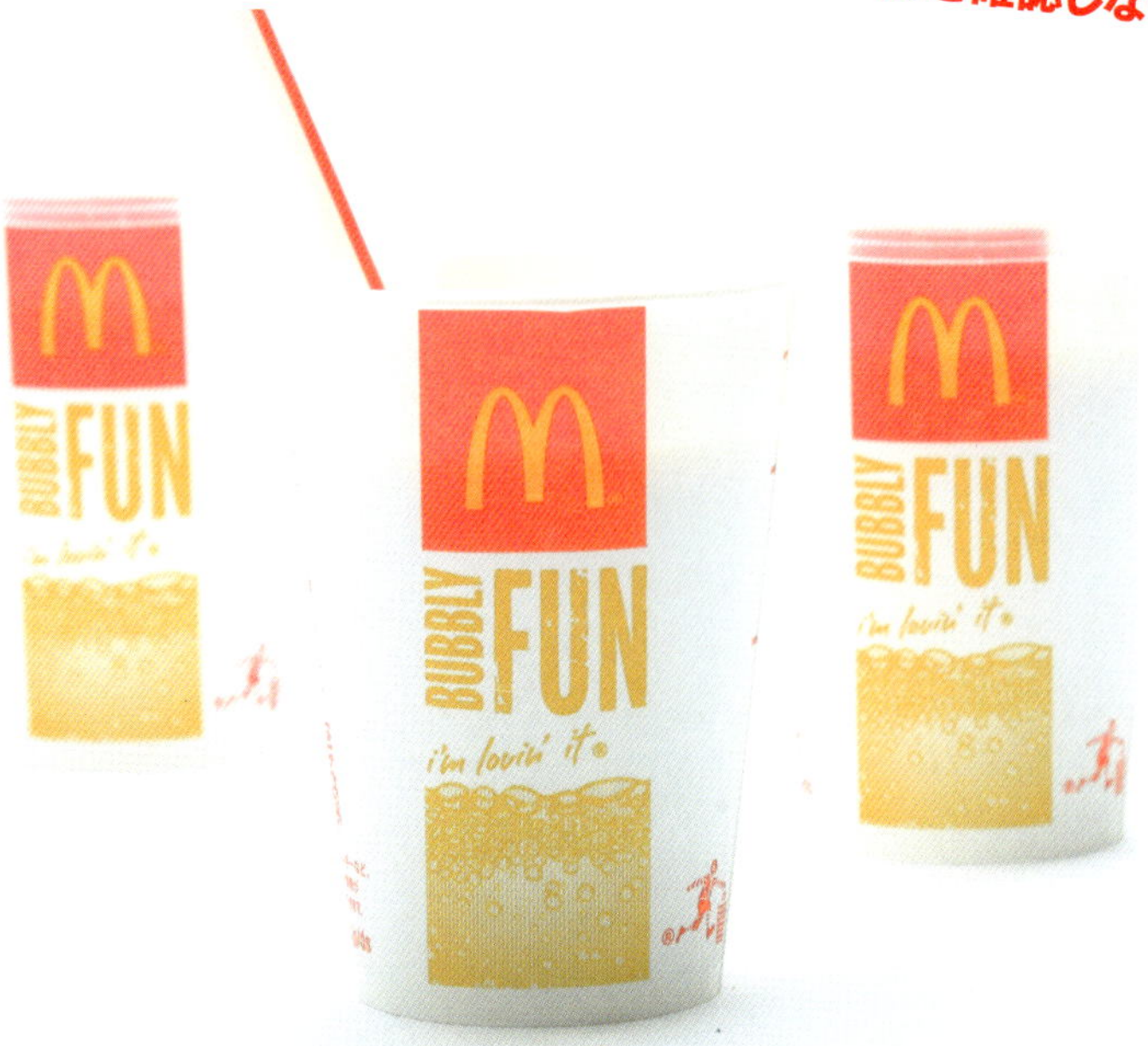

マックシェイク バニラ

（日本マクドナルド）

＜シェイクミックス＞乳製品、砂糖、水あめ、デキストリン、安定剤、香料　＜バニラシロップ＞異性化液糖、水あめ、砂糖、酸味料、プロピレングリコール、着色料、香料

シェイク バニラ

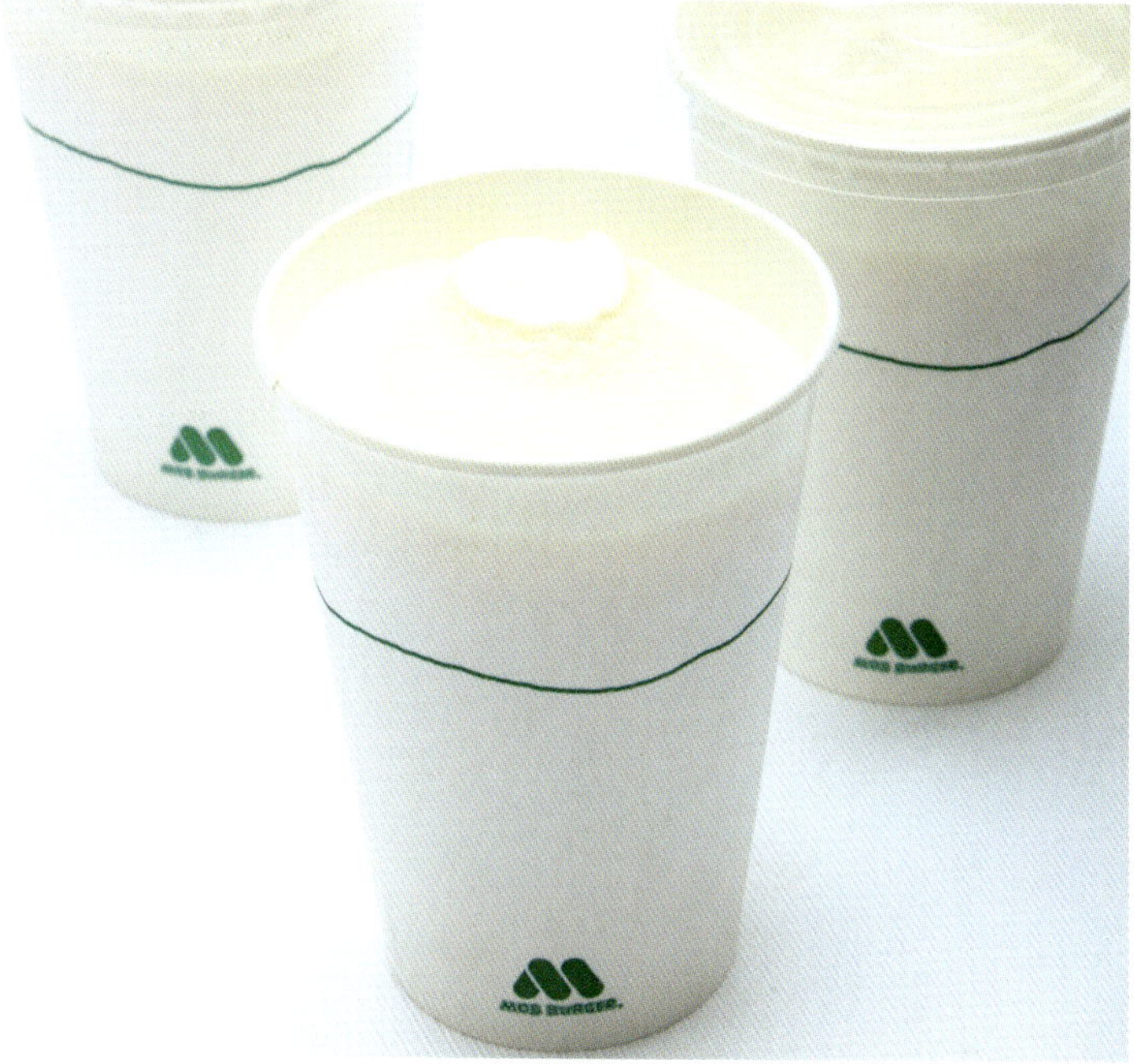

モスシェイク バニラ

（モスフードサービス）

糖類（水あめ、砂糖）、生乳、乳製品、デキストリン、乳等を主要原料とする食品、安定剤（セルロース、増粘多糖類）、香料、リン酸塩（Na、K）、乳化剤

シェイク バニラ

シェイクは、どこのハンバーガーショップに行っても必ず置いてあります。甘くておいしいからと、子どもにねだられることも多いのではないでしょうか。

しかし、ここではマクドナルドとモスバーガーのシェイクをとり上げましたが、どちらもオススメすることはできません。なぜかというと、使われている添加物を見てみたら、同じ程度の危険度のものが使われていて、「これなら飲んでも大丈夫」「こちらは飲んでダメ」という判断ができなかったのです（添加物の種類もほぼ一緒）。

それではまず、日本マクドナルドの【マックシェイク バニラ】を見ていきましょう。

一般に溶剤として使われているプロピレングリコールは、自然界には存在しない化学合成物質です。脂肪を構成するグリセリンに似た物質で、動物実験ではそれほど毒性は認められていません。

ただし、鶏の卵に注射した実験では、小肢症《しょうししょう》が見られました。

このほか、安定剤、酸味料、着色料、香料などが使われていますが、具体的に何が使われているのかまでは答えてもらえませんでした。中には危険性の高いものもあるので、気になるところです。

次に【モスシェイク バニラ】ですが、一般にアイスクリームに使われている安定剤、香料、乳化剤《にゅうかざい》が使われています。

リン酸塩（Na、K）は簡略名で、正しくはピロリン酸ナトリウム、およびメタリン酸カリウムです。どちらもリン酸塩の一種であり、たくさんとり続けると、血液中のカルシウムが減って、骨が弱くなる可能性があります。

また、動物実験では、腎臓に障害が見られています。そのため、毎日とり続けるのは良くないでしょう。

最後に、これは「ハンバーガー」や「シェイク」などすべての製品に対していえることですが、モスフードサービスは、減農薬の野菜を使うなど、ハンバーガーチェーンの中では、消費者の健康を考えた製品作りをしており、原材料についても問い合わせに詳しく答えてくれます。こうした真摯な姿勢は評価できます。

ただし、添加物の使用が多いという点では、日本マクドナルドとそれほど変わらないという印象を受けます。今後は、さらに消費者、とくに子どもの健康のことを考えて、添加物の使用を減らしてもらいたいものです。

子どもの健康のために知っておきたい食品添加物のこと

食品添加物の基礎と表示

食品添加物には、石油製品などから化学的に合成された合成添加物（指定添加物）と、自然界にある植物、海藻、昆虫、細菌、鉱物などから抽出された天然添加物（既存添加物）とがあります。合成添加物は年々増えており、２０１３年４月現在で４３２品目が認可（指定）されています。天然添加物は、３６５品目が認可されています。どちらも、認可されている以外のものは、使用することができません。

添加物は、「食品の製造の過程において又は食品の加工若しくは保存の目的で、食品に添加、混和、浸潤その他の方法によって使用する物」（食品衛生法第４条）と定義されています。つまり、食品を加工する際に添加するものであって、小麦や米、塩、砂糖などの食品原料とは明らかに別物ということなのです。ちなみに、食品衛生法は、１９４７年に定められた法律で、食品行政の要になっているものです。

なお、少しややこしい話になるのですが、これらの添加物のほかに、一般飲食物添加物と天然香料というものがあります。一般飲食物添加物は、一般に食品として利用されているものを添加物の目的で使用するというもので、約70品目がリストアップされています。また、天然香料は、自然界の植物や昆虫などから抽出された香り成分で、なんと約600品目がリストアップ。ただし、これらはリストアップされていないものでも使用することができます。その点が、前の合成添加物と天然添加物との大きな違いで、本来の意味で添加物といえるのは、合成添加物と天然添加物のみです。

物質名表示が原則

「添加物はわかりにくい」という声をよく耳にします。その理由の1つは、原材料名の欄に、小麦や砂糖などの食品原料と添加物が一緒に書かれているからです。本来は別々に書くべきで、そうすればどれが添加物かわかりやすいのですが、そうするとたくさんの添加物を使っていることが一目でわかってしまうため、業者が嫌がり、わけて表示していないのです。しかし、比較的簡単に見わける方法があります。

原材料の表示は、JAS法と食品衛生法によって義務付けられており、まず食品原料

原材料名 じゃがいも（遺伝子組換えでない）、植物油、脱脂粉乳、食塩、にんじん、水あめ、デキストリン、パセリ、香辛料、砂糖、乳化剤（大豆を含む）、カゼインNa、調味料（アミノ酸等）、酸化防止剤（V.C、V.E）、香料

を多い順に書き、次に添加物を多い順に書くことになっています。図は、【じゃがりこ サラダ】の原材料表示です。ここで、「じゃがいも（遺伝子組換えでない）」から「砂糖」までが食品原料です。じゃがいもが一番多く使われているので最初に書かれ、次に植物油、脱脂粉乳という順番になっています。そして、「乳化剤《にゅうかざい》（大豆を含む）」からが添加物で、「香料」で終りです。乳化剤が一番多いので、添加物の最初に書かれ、次にカゼインNa、調味料（アミノ酸等）という順になっているのです。つまり、どこからが添加物かを見きわめることができれば、一目で添加物がわかるというわけです。

また、一般的に、使われる量が多い添加物は、加工でん粉、調味料（アミノ酸等）、乳化剤などで、それが表示されていたら、そこからが添加物である可能性が高いのです。そのほかに、聞きなれた食品原料の後に、「○○剤」「○○料」などと聞きなれない表示が現われたら、そこからが添加物と判断することもできます。さらに最近では、お弁当などで、「原材料の一部に大豆を含む」というようなアレルギー表示が、食品原料と添加物

とのあいだに入っているケースも増えています。表示を見ることを習慣付けるようになると、どこまでが食品原料でどこからが添加物か、だいたいわかるようになるでしょう。

食品に使われている添加物は、原則としてすべて物質名を表示することになっています。前の図では、「カゼインNa」「V・C（ビタミンC）」「V・E（ビタミンE）」など、具体的な名称が物質名です。添加物の中には、物質名のほかに、甘味料や酸化防止剤などの用途名を併記することが義務付けられているものがあります。これを用途名併記といいます。V・CとV・Eについては、「酸化防止剤（V・C、V・E）」と表示されていますが、これがそうです。お菓子や飲料によく使われているスクラロースも、必ず「甘味料（スクラロース）」と用途名が併記されています。このように用途名併記が義務付けられている添加物は次の通りです。

- **酸化防止剤……酸化を防止する**
- **甘味料……甘味をつける**
- **着色料……着色する**
- **保存料……保存性を高める**

・**漂白剤……漂白する**

・**発色剤……黒ずみを防いで、色を鮮やかに保つ**

・**防カビ剤……カビの発生や腐敗を防ぐ**

・**糊料《こりょう》（増粘剤、ゲル化剤、安定剤）、および増粘安定剤……トロミや粘性を持たせたり、ゼリー状に固める**

なお、着色料の場合、添加物名に「色」の文字があれば、用途名を併記しなくてもよいことになっています。たとえば、「カラメル色素」は、「色素」の文字があるので、用途名は併記されていません。着色料と書かなくても、使用目的がわかるからです。

それから、これが重要なことなのですが、用途名併記の添加物は、毒性の強いものが多いのです。そのため、厚生労働省は、消費者がどんな添加物なのか自分で判断できるようにと物質名と用途名の併記を義務付けたのです。ただし、すべて毒性が強いというわけではなく、中には酸化防止剤の「ビタミンE」や「ビタミンC」、着色料の「β-カロチン」などのように毒性がほとんどないものもあります。

一括名表示という抜け穴

添加物は原則として物質名が表示されることになっていて、しかも甘味料や酸化防止剤、着色料などは用途名も併記されることになっています。ということは、表示を見ればどんな添加物が使われているのか、すべて具体的にわかるはずなのですが、実際には違うのです。「一括名表示」という大きな抜け穴があって、大半の添加物は物質名が表示されていないのです。

一括名とは、用途名とほぼ同じです。もう一度、前の図を見て下さい。ここでは「乳化剤」と「調味料」と「香料」が一括名です。乳化剤には、ショ糖脂肪酸エステルなど合成のものが9品目ありますが、どれをいくつ使っても、「乳化剤」という表示でいいのです。また、香料も合成のものが130品目程度ありますが、どれをいくつ使っても「香料」と表示すればいいのです。なお、「アミノ酸等」は、物質名ではなく、種別を表しています。

実は一括名表示が認められている添加物はとても多く、次のようなものがあります。

・乳化剤……油と水を混じりやすくする

・香料……香りをつける
・調味料……味付けをする
・酸味料……酸味をつける
・膨張剤……食品をふくらます
・pH調整剤……酸性度やアルカリ度を調節し、保存性を高める
・イーストフード……パンをふっくらさせる
・ガムベース……ガムの基材となる
・チューインガム軟化剤……ガムをやわらかくする
・豆腐用凝固剤……豆乳を固める
・かんすい……ラーメンの風味や色合いを出す
・苦味料……苦味をつける
・光沢剤……つやを出す
・酵素……タンパク質からできた酵素で、さまざまな働きがある

以上ですが、それぞれの一括名に当てはまる添加物は、だいだい数十品目あり、香料だ

と130品目程度もあります（ただし、天然香料は除く）。したがって、添加物の多くは、いずれかの一括名に当てはまることになり、結局のところ、多くは物質名が表示されないということになってしまうのです。なお、一括名表示が認められている添加物の場合、多くはそれほど毒性の強いものではありません。そのため、厚生労働省も、物質名ではなく一括名を認めているという面がなくはありません。

なお、このほかキャリーオーバーといって、添加物の表示が免除されるケースがあります。これは、原材料にふくまれる添加物のことで、たとえばせんべいの製造に使われるしょう油に、保存料の安息香酸《あんそくこうさん》Naが使われていた場合、安息香酸Naがキャリーオーバーとして、表示が免除されるのです。ただし、こうしたケースであっても、原材料にふくまれていた添加物が最終食品にも残って効果を発揮する場合は、その添加物名を表示しなければなりません。しかし、それが守られず、表示されないケースもあるようです。

おわりに

　時々電車の中で、子どもたちが噛んでいるガムの強烈なにおいが、こちらまで漂ってくることがあります。果物に似ていますが、それとは違う人工的で刺激的、かつ不快なにおいです。子どもたちは何も気にしていないようですが、「こんなにおいがするものを食べて大丈夫なの？」と思わずにはいられません。香料には毒性の強いものがあり、それが使われている可能性があるからです。

　食品を製造する企業の最大の目的は「利益を上げる」ということですが、その目的を達成するためなら、手段を選ばないという印象を受けます。こうした香料のほか、安全性の疑わしい合成甘味料や合成着色料を平気で使いますし、発がん性物質をふくむカラメル色素もやたらと使います。また、十数種類もの添加物を使ったカップラーメンや添加物だけでできたコーラなども平気で販売しています。どうひいき目に見ても、子どもたちの体に良いものとはいえません。しかし、こんな食品がコンビニやスーパーなどにはあふれかえっているのです。

以前、愛知県のある菓子メーカーの経営者を取材したときに、「自分たちの子どもにも安心して食べさせられる製品作りをするために、タール色素や保存料は使っていない」という回答を得たことがあります。過去にはタール色素などを使っていたといいますが、安全性に不安な点があるため、止めたとのことでした。これが本来の食品メーカーの姿ではないでしょうか。しかし、実際には危険性の高いタール色素や保存料、合成甘味料などを安易に使っているメーカーがとても多いのです。

企業がそういう姿勢であるならば、消費者はそれに対抗していかなければなりません。そうしないと、子どもたちの体に障害が現われる可能性があるからです。つまり、安全性の疑わしい添加物をふくんでいたり、あまりにも添加物の多い食品は買わないようにすることです。本書はそれを具体的に示したものです。スーパーやコンビニなどで製品を選ぶ際にお役に立てていただければ幸いです。

なお、本書の企画・編集にあたっては、サンクチュアリ出版・編集部の新関拓さんにたいへんお世話になりました。この場を借りて、お礼を申し上げたいと思います。

2013年4月　渡辺雄二

とくに危険な添加物一覧

本文中でとり上げた添加物を中心に、危険性の高い添加物をまとめました。買い物の際には、これらの添加物をふくむ製品は避けるようにしてください。

肝臓や免疫などに障害をもたらす可能性のあるもの

「甘味料」アセスルファムK、スクラロース

発がん性またはその疑いがあるもの

「着色料」タール色素（赤色2号、赤色3号、赤色40号、赤色102号、赤色104号、赤色105号、赤色106号、黄色4号、黄色5号、青色1号、青色2号、緑色3号）、二酸化チタン、カラメルⅢ、カラメルⅣ

「甘味料」アスパルテーム・L-フェニルアラニン化合物、ネオテーム、サッカリン、サッカリンNa（ナトリウム）

「発色剤」亜硝酸Na（ナトリウム）

※亜硝酸Naそのものではなく、それが化学変化したニトロソアミン類に強い発がん性が認められている。

「防カビ剤」OPP（オルトフェニルフェノール）、OPP-Na（オルトフェニルフェノールナトリウム）

「漂白剤」過酸化水素

「乳化剤」ポリソルベート60、ポリソルベート80

「酸化防止剤」BHA（ブチルヒドロキシアニソール）、BHT（ジブチルヒドロキシトルエン）

「小麦粉改良剤」臭素酸カリウム

急性毒性が強く、臓器などに障害をもたらす可能性のあるもの

「防カビ剤」イマザリル、ジフェニル

「漂白剤」亜硫酸Na（ナトリウム）、次亜硫酸Na（ナトリウム）、ピロ亜硫酸Na（ナトリウム）、ピロ亜硫酸K（カリウム）、二酸化硫黄

「保存料」安息香酸、安息香酸Na（ナトリウム）、パラベン（パラオキシ安息香酸エステル類）

※安息香酸と安息香酸NaはビタミンCと化学反応を起こして、人間に白血病を起こすベンゼンに変化することがある。

催奇形性またはその疑いがあるもの

「防カビ剤」TBZ（チアベンダゾール）

「酸化防止剤」EDTA-Na（エチレンジアミン四酢酸ナトリウム）

主な参考文献

「スクラロースの指定について」（厚生労働省行政情報）
「アセスルファムカリウムの指定について」（厚生労働省行政情報）
『第7版　食品添加物公定書解説書』（谷村顕雄ほか監修、廣川書店刊）
『食品添加物の実際知識　第3版および第4版』（谷村顕雄著、東洋経済新報社刊）
『既存天然添加物の安全性評価に関する調査研究―平成8年度厚生科学研究報告書―』（厚生省生活衛生局食品化学課監修、日本食品添加物協会発行）
『天然添加物の安全性に関する文献調査　平成3年3月』（東京都生活文化局発行）
『平成9年度委託調査報告書　天然添加物の安全性に関する文献調査　平成10年5月』（東京都生活文化局消費者部発行）

渡辺雄二
Yuji Watanabe

1954年生まれ。栃木県出身。千葉大学工学部合成化学科卒業。消費生活問題紙の記者をへて、1982年にフリーの科学ジャーナリストとなる。食品・環境・医療・バイオテクノロジーなどの諸問題を消費者の視点で提起し続け、雑誌や新聞に精力的に執筆し、現在にいたる。とりわけ食品添加物、合成洗剤、遺伝子組み換え食品に造詣が深い。
著書に『買ってはいけない』『新・買ってはいけない』(共著、金曜日)、『食べてはいけない添加物　食べてもいい添加物』『食べてはいけないお弁当　食べてもいいお弁当』(だいわ文庫)、『食べて悪い油　食べてもよい油』(静山社文庫)、『ファブリーズはいらない』(緑風出版)、『加工食品の危険度調べました』(三才ブックス)、『体を壊す10大食品添加物』(幻冬舎新書) など多数。

食べるなら、どっち!?

2013年6月1日　初版発行

著者　渡辺雄二

撮影　榊智朗
デザイン　井上新八
DTP　永野久美
編集　新関拓

印刷・製本　日経印刷
発行者　鶴巻謙介
発行所　サンクチュアリ出版

〒151-0051　東京都渋谷区千駄ヶ谷2-38-1
TEL 03-5775-5192　FAX 03-5775-5193
http://www.sanctuarybooks.jp
info@sanctuarybooks.jp

※本書に掲載されている会社名・商品名・成分データは2013年4月当時のものです。